FORMULAIRE

DES EAUX MINÉRALES

DU MÊME AUTEUR

La Suisse balnéaire et climatérique, ses eaux minérales, bains, stations climatériques d'été et d'hiver, établissements hydrothérapiques, etc., 1891.

Louèche-les-Bains, ses eaux thermales, son climat d'altitude, in-8, 48 p. J.-B. Baillière et Fils, 1893.

6711-94. — Corbeil. Imprimerie Ed. Crété.

FORMULAIRE
DES EAUX MINÉRALES
DE LA BALNÉOTHÉRAPIE
ET DE L'HYDROTHÉRAPIE

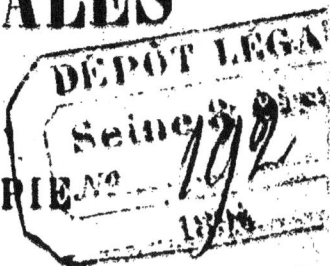
PAR

Le Dr DE LA HARPE

Privat-docent de balnéologie à l'Université de Lausanne,
Membre correspondant de la Société d'hydrologie médicale de Paris,
de la Société française d'hygiène,
Médecin-consultant à Louèche-les-Bains.

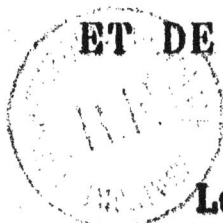

Introduction par le Dr DUJARDIN-BEAUMETZ

Médecin de l'Hôpital Cochin
Membre de l'Académie de médecine
et du Conseil de salubrité.

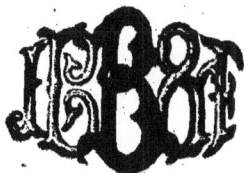

PARIS
LIBRAIRIE J.-B. BAILLIÈRE et FILS
19, RUE HAUTEFEUILLE, 19

1894

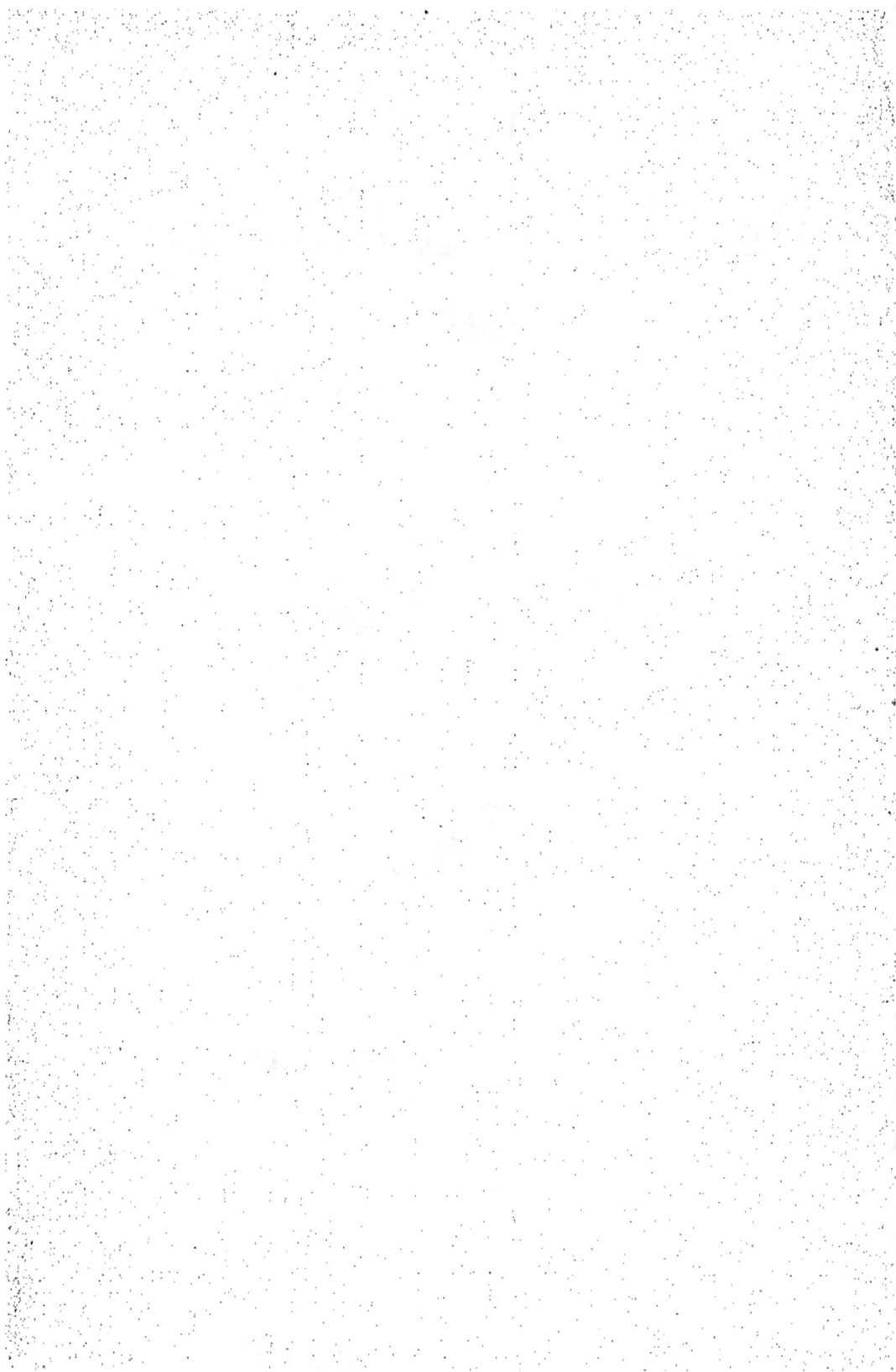

INTRODUCTION

On me prie de présenter au public médical ce nouveau *Formulaire des eaux minérales.* Je le fais d'autant plus volontiers que je crois qu'on ne saurait trop multiplier de semblables publications.

Si, en France, dans nos études médicales, la thérapeutique n'occupe malheureusement qu'une place secondaire et est le plus ordinairement négligée par les élèves, il en est une partie qui est absolument abandonnée, c'est celle qui a trait aux eaux minérales.

Sans aller jusqu'à réclamer qu'une chaire spéciale soit consacrée à ce sujet, ce qui a lieu dans les pays voisins, je crois cependant qu'il serait bon que l'on pût montrer à la jeunesse médicale tous les avantages que la médecine tire de l'emploi des eaux minérales.

Aussi lorsque l'étudiant est devenu docteur et qu'il entre dans la pratique de son art, il se trouve bien embarrassé lorsque son client lui pose la question de savoir quelles sont les eaux qui lui seraient favorables.

Aujourd'hui, grâce aux communications rapides par les voies ferrées, grâce à l'habitude que l'on a de se déplacer chaque année pendant l'été, cette question du choix des eaux minérales est devenue pour ainsi dire banale dans la bouche des clients. Il faut donc que le médecin soit au courant des effets des eaux les plus connues, pour répondre avec compétence à la demande qui lui est posée.

Je ne crois pas l'action des eaux indifférente ; d'une action fort utile et très réelle dans un grand nombre de cas, à peu près inefficace dans d'autres, elle est quelquefois très dangereuse, et il suffit de causer avec nos confrères pratiquant dans nos stations thermales, et particulièrement à Vichy, pour savoir que, dans bien des cas, ils se voient obligés de renvoyer au plus vite certains malades qui leur ont été adressés.

D'ailleurs, si le malade se hâte de vanter les bons effets des eaux qui ont été favorables à son état de santé, il n'est pas moins disposé à leur rapporter tous les effets désastreux qu'il attribue, à tort ou à raison, à ces eaux thermales, et il s'empresse, comme toujours, d'accuser son médecin d'ignorance et de faire retomber sur lui l'aggravation de son état de santé.

Il faut donc que, de bonne heure, le médecin soit habitué à la pratique des eaux thermales. Je crois que l'un des meilleurs moyens est de se transporter dans les stations les plus connues et d'observer *de visu* ce qui s'y passe. Aujourd'hui les excursions hydrologiques ont rendu facile ce voyage à travers les eaux thermales. Le client, en effet, non seulement réclame du médecin une indication de la station qui lui est le plus favorable, mais aussi des détails qui ne peuvent être fournis que lorsqu'on a vu par soi-même la station et les ressources qu'elle possède.

Je ne saurais donc trop recommander aux étudiants comme aux jeunes médecins de prendre comme but de leurs voyages la visite de ces stations thermales; elles sont d'ailleurs ordinairement placées dans des pays pittoresques et intéressants à visiter.

Quant à l'étude même de ces eaux, le livre que je présente au public sera fort utile. M. le Dr de La Harpe est *privat-docent* de balnéologie à l'Université de Lausanne; la division qu'il a adoptée est fort méthodique; j'ajoute que les eaux de France et surtout celles de Suisse y sont décrites avec grand soin; c'est donc une œuvre utile, bien comprise, et c'est pourquoi j'ai cru devoir la faire connaître.

DUJARDIN-BEAUMETZ.

Mars 1894.

PRÉFACE

En rédigeant ce *Formulaire*, je me suis placé à un point de vue pratique, estimant que l'essentiel c'est de connaître les éléments de la balnéothérapie et, en second lieu, la composition et les indications des eaux minérales. J'ai donc écarté les détails purement scientifiques, les hypothèses et les théories.

La première partie de ce volume comprend un résumé de balnéothérapie générale, suivi d'une description succincte des caractères et des indications des diverses classes d'eaux minérales, et de deux courts chapitres consacrés l'un au bain de mer, l'autre à l'hydrothérapie. Ces notions préliminaires sont indispensables pour prescrire les eaux minérales d'une façon rationnelle.

La deuxième partie contient des notices sur les principales stations balnéaires, dont les caractères et les indications sont énumérés dans un ordre systématique.

La troisième partie enfin est constituée par l'exposé des applications des eaux minérales dans les maladies les plus importantes.

Je me suis efforcé d'apporter autant d'exactitude que possible dans les renseignements concernant les stations balnéaires ; malheureusement, les indications puisées aux meilleures sources diffèrent souvent beaucoup entre elles, ce qui est une cause d'erreurs involontaires. Aussi accueillerai-je avec reconnaissance toutes les rectifications qu'on voudra bien m'adresser.

DE LA HARPE.

3, Avenue du Théâtre,
Lausanne.

FORMULAIRE
DES EAUX MINÉRALES
DE LA BALNÉOTHÉRAPIE

PREMIÈRE PARTIE
BALNÉOTHÉRAPIE GÉNÉRALE

CHAPITRE PREMIER
LA CURE BALNÉAIRE
ET SES FACTEURS HYGIÉNIQUES

Faire une cure dans une station balnéaire, ce n'est pas seulement se soumettre à l'action de l'eau minérale employée sous forme de bains, d'inhalation, de boisson ; c'est aussi éprouver l'influence moins évidente, mais importante et profonde, des facteurs hygiéniques, dont les plus actifs sont : le repos, le climat, le régime, l'exercice.

Repos du corps. — Il est indispensable pour une bonne cure, et l'insuccès de plus d'un traitement balnéaire est dû aux fatigues immodérées qu'éprouve le malade à la suite de promenades ou courses excessives, de bals, de soirées passées en divertissements ou au jeu.

Repos d'esprit. — Il n'est pas moins nécessaire aux nombreux surmenés de l'intelligence, employés, professeurs, élèves, fonctionnaires, etc., qui profitent doublement d'un traitement entrepris en renonçant à tout travail cérébral.

Climat. — C'est un facteur de premier ordre pour le malade qui abandonne l'air malsain de la ville pour l'atmosphère pure de la campagne. Il faudrait savoir résister aux entraînements de la mode, et parmi plusieurs eaux semblables, choisir celle que recommandent ses qualités climatiques, latitude, altitude, voisinage ou éloignement de la mer, présence ou absence de forêts, etc.

Changement de régime. — Il a une valeur capitale pour certaines catégories de malades, par exemple pour ceux qui souffrent d'affections du tube digestif et de ses annexes, d'obésité, de goutte, de pléthore abdominale, etc. Malheureusement, il est très rare que l'on trouve dans les hôtels des stations balnéaires une nourriture rationnelle. En général, le désir d'attirer les malades par une bonne chère, stimulé par la concurrence, fait oublier les principes d'une hygiène encore plus nécessaire au malade qu'à celui qui est bien portant. La table d'hôte est l'ennemie du malade aux eaux.

Exercice. — Il fait partie d'une cure : tantôt c'est la promenade réglementaire que le buveur doit faire entre chaque verrée d'eau minérale, tantôt ce sont des courses, des excursions plus lointaines. Un travail musculaire de ce genre est excellent et favorise dans la plupart des cas l'action de l'eau minérale, si l'on n'en abuse pas.

CHAPITRE II

DU BAIN

On reconnaît trois catégories de bains, caractérisées par la nature du milieu dans lequel le corps est plongé : *milieu liquide* (eau, eau minérale), *milieu solide ou demi-solide* (sable, boue, tourbe), *milieu gazeux* (air chaud, vapeur, gaz).

I. — BAINS D'EAU

Le bain d'eau est le plus fréquent. Il agit par plusieurs facteurs, savoir : *température, durée, action mécanique, éléments chimiques, vapeurs, propriétés électriques, forme.*

Température du bain. — Les bains donnés à une température voisine de celle du corps, 34° à 36°, sont qualifiés de bains *indifférents*. Ils sont *chauds* au-dessus de 36-37°, *froids* au-dessous de 34°. Ces qualifications trop larges ont été subdivisées à leur tour : ainsi les bains sont dits *très froids* de 0 à 10°; *froids* de 10 à 20°; *frais* de 20 à 25; *rafraîchis* de 25 à 30°; *tièdes* de 30 à 35°; *chauds* de 35 à 38°; *très chauds* au-dessus de ce point. Les températures des deux extrémités de cette gamme sont peu employées, la température de 34 à 37° étant la plus usuelle. Certaines eaux minérales sont administrées en bains d'une température au-dessous de cette moyenne. Ainsi les bains d'eau chargée d'acide carbonique ou eau carbo-gazeuse (improprement appelés *bains ferrugineux*) sont donnés à une température basse, entre 30° et 25° (pour éviter le départ de l'acide carbonique en chauffant trop l'eau). En revanche, les bains sont très chauds dans certaines stations, comme Néris, le Mont-Dore, etc.

D'une façon générale, dans nos contrées, le bain paraît chaud et plus ou moins difficile à supporter au-dessus de 35 à 36°, c'est-à-dire quand il s'approche de la température du corps, surtout si l'air du local où le bain est pris est lui-même chaud ou chargé de vapeur.

Bains froids. — En entrant dans un bain froid, le baigneur a un léger sentiment de frisson; sa peau blanchit, par contraction des vaisseaux superficiels; la respiration est souvent entrecoupée et rapide. Au bout d'un moment, le nombre des pulsations diminue. On note de la céphalalgie, de l'anxiété, des douleurs à l'épigastre ou dans les muscles. Après un certain temps, variable suivant les sujets, le tableau change : la peau rougit, on éprouve une sensation de chaleur ; c'est la réaction. L'action primitive est d'autant plus forte que le sujet est plus excitable, la réaction d'autant plus rapide que le bain est plus froid.

L'action des bains froids sur la chaleur du corps varie suivant leur type (Liebermeister) : les bains ni trop froids (jusqu'à 20,5°), ni trop longs (20 minutes au maximum), n'abaissent pas la température du corps sur le moment même et l'élèvent même un peu.

Après le bain seulement, il se produit un léger abaissement de la température, suivi d'un léger réchauffement. En revanche les bains très froids (9-11°), ou prolongés au delà de vingt-cinq minutes, produisent un abaissement notable de la chaleur centrale.

Cependant, quels qu'ils soient, les bains froids sont la cause d'une perte énorme de chaleur du corps. Liebermeister a établi que, pour un bain de 15 à 25 minutes de durée, la perte de calorique est dans un bain à 34° égale à la perte de chaleur normale pour le corps à l'air libre, à 30° plus du double de celle-ci, à 20° plus du quintuple. On comprend quelle quantité considérable de chaleur doit produire un sujet qui maintient dans l'eau froide sa température au même niveau tout en perdant sans cesse du calorique. Il faut donc veiller à ne pas dépasser certaines températures chez les sujets faibles et délicats. Ils souffrent souvent de bains de rivière ou de mer trop souvent répétés ou trop prolongés, leur organisme n'étant pas en état de répondre par une surproduction de calorique à cette réfrigération importante.

Les vaisseaux de la peau jouent un grand rôle dans le bain froid. Plus ils se contractent, moins la peau reçoit de sang et plus elle se refroidit, mais aussi moins le corps abandonne de calorique à l'eau.

Le bain froid, ayant une action excitante sur la circulation, agit puissamment sur les échanges nutritifs au sein des tissus de l'organisme. On constate pendant le bain froid que l'absorption de l'oxygène et l'évacuation de l'acide carbonique augmentent. Les éléments hydrocarbonés, dont l'oxydation donne de la chaleur, sont consumés en plus grande abondance.

Le bain froid agit sur la circulation. D'abord, sur la circulation périphérique, les petits vaisseaux de la surface se vidant au profit des vaisseaux profonds. Il s'ensuit une augmentation de la pression du sang ; le cœur bat plus lentement.

A cette augmentation de pression est dû sans doute le fait que le bain froid est souvent suivi d'une légère augmentation de la quantité d'urine, sans que l'urine totale des vingt-quatre heures augmente d'ailleurs.

Le bain froid agit aussi sur les phénomènes de la respiration ; les inspirations sont tantôt plus fréquentes, tantôt plus profondes, mais le volume de l'air paraît être en tous cas augmenté. Chez un lapin plongé dans un bain froid à 25°, Leichtenstern a constaté une augmentation de 25 p. 100 de l'air expiré.

Le bain froid agit sur le système nerveux ; une action réflexe évidente a lieu sur les mouvements péristaltiques de l'intestin, les muscles de la vessie, les contractions de l'utérus, les éléments musculaires des voies biliaires et des uretères, etc.

Quant aux centres nerveux, il se produit pendant le bain froid une dilatation des vaisseaux de la pie-mère, qui persiste pendant le bain pour faire place plus tard à leur contraction (Schuller). Cet état congestif peut expliquer les effets graves de bains froids subits (chute dans l'eau froide, etc.).

EFFETS GÉNÉRAUX. — Judicieusement appliqué, le bain froid relève et vivifie l'organisme, augmente les forces, tonifie le système nerveux. Si l'on en fait abus, il épuise, fatigue, porte au sommeil ; abus veut dire soustraction de trop de calorique, action trop énergique sur le système nerveux. Aussi les bains froids doivent-ils être courts. On ne saurait trop le dire, car il se commet journellement des fautes dans ce domaine.

EMPLOI THÉRAPEUTIQUE. — Le bain froid est employé comme antipyrétique (méthode de Brandt), excitant du système nerveux, dérivatif et révulsif dans les états congestifs internes, tonique et stimulant de la nutrition dans les dystrophies. Il joue un plus grand rôle en hydrothérapie que dans les stations d'eaux minérales.

CONTRE-INDICATIONS. — Affections du poumon et du cœur,
athérome, disposition à l'apoplexie; menstruation, grossesse. Faiblesse cardiaque des nombreux obèses chez
lesquels le cœur est surchargé de graisse; vieillards,
jeunes enfants; convalescence, faiblesse, grande anémie.
Système nerveux trop excitable. En revanche, un système nerveux simplement affaibli peut répondre d'une
manière suffisante à l'incitation du bain froid.

Bains chauds. — Le bain chaud ne possède pas le choc
initial qui caractérise le bain froid. Au contraire, les
vaisseaux cutanés se dilatent d'emblée, le sang se porte
à la peau, le pouls est plus rapide. La température du
corps s'élève d'autant plus que le bain est plus chaud,
dès qu'il égale ou dépasse la température du corps; dans
ce dernier cas, il donne à celui-ci de la chaleur; dans
les deux cas, la perte normale de calorique par le rayonnement et par la sudorification n'existe plus. La température centrale s'élève rapidement (par exemple, d'après
Mosler, jusqu'à 38,6° dans un bain à 40-44°). Le tégument se réchauffe d'ailleurs d'abord davantage que l'intérieur du corps, l'égalisation de ces deux températures
se fait peu à peu.

Dans un bain à la température du corps, il suffit du
défaut de perte de chaleur par rayonnement pour amener l'élévation de la température centrale. Liebermeister
a vu en pareil cas la température axillaire s'élever de
37,5° à 38,8° en 55 minutes.

Les fonctions de la peau, irriguée par une quantité plus
grande de sang, se font avec plus d'énergie. Roehrig a
constaté le double de la perspiration insensible sur un
bras, après un bain de 36° d'une demi-heure (action diaphorétique). Il faut donc faire attention aux conditions
dans lesquelles un malade se trouve après un bain chaud.
Il doit se vêtir avec soin, éviter les variations brusques
de température, les courants d'air, etc. Aussi, dans nombre de stations balnéaires, est-il d'usage de faire après
le bain un court séjour au lit, pratique assurément sage
et rationnelle.

Il se produit dans le bain chaud une ischémie centrale

plus ou moins forte, corollaire de la congestion de la surface. Cette ischémie entraîne à son tour la diminution des échanges nutritifs dans les tissus, ainsi qu'en témoigne la diminution de l'oxygène inspiré et de l'acide carbonique exhalé. L'urée n'augmente qu'à la suite de bains assez chauds ou assez longs pour élever la température du corps jusqu'aux degrés de la fièvre.

Le bain très chaud agit sur le système circulatoire en augmentant le nombre des battements cardiaques, en diminuant la pression mesurée à l'artère radiale. Les pulsations s'accélèrent à mesure que la température du corps s'élève. Le sang se portant vers la périphérie, le volume des extrémités augmente aussi. Cet afflux du sang persiste plusieurs heures après le bain, en diminuant graduellement. On admet que la nutrition de la peau et des régions périphériques est améliorée à la suite de cette forte irrigation sanguine.

Une conséquence de cette irrigation, c'est la turgescence de la peau, et l'exaltation de certains sens dont elle est le siège : le sens de la pression, de la localisation des impressions tactiles, la sensibilité à la douleur par l'électrisation, toutes ces diverses modalités du toucher s'affinent. (Les bains froids, au contraire, les émoussent.) En revanche, les bains chauds diminuent le sens de la température et le sens musculaire. L'excitabilité électrique des muscles et des nerfs est affaiblie aussi, mais, d'après Groedel, seulement pendant une demi-heure, après laquelle l'état normal reparaît. En résumé, le bain chaud a une action excitante sur les nerfs sensitifs.

Le bain chaud a sur les centres nerveux une action inverse de celle que produit le bain froid ; il amène l'anémie de la pie-mère. Si le bain se prolonge, l'excitation des mouvements cardiaques produit une hyperémie qui la remplace. Aussi, dans certaines stations balnéaires où l'eau est très chaude, se borne-t-on à donner des demi-bains, pour lutter autant que possible contre cet effet congestionnant des centres nerveux.

Le bain chaud exerce sur le système urinaire une action moins régulière que celle du bain froid : on a même parfois constaté une diminution de la quantité d'urine après le bain très chaud, fait qu'il faudrait peut-être mettre au compte de l'exagération de la transpiration après le bain.

Le bain chaud est pénible à supporter, s'il dure longtemps. L'organisme est dans la position d'un fébricitant à qui l'on aurait enlevé son moyen de réfrigération par la peau. Seules, la surface pulmonaire et la tête peuvent lutter contre l'élévation de la température centrale. Aussi la limite supérieure de la température des bains chauds est-elle rapidement atteinte, et leur durée est-elle courte en général.

EMPLOI THÉRAPEUTIQUE. — Le bain chaud est employé comme excitant des nerfs sensitifs et moteurs dans certaines paralysies, dérivatif et révulsif (stase veineuse des organes internes), résolutif (exsudats rhumatismaux, goutteux), diaphorétique (hydropisie).

Il demande à être surveillé attentivement. Sa température ne doit pas baisser pendant la durée du bain; il vaut mieux même qu'elle soit plus élevée à la fin qu'au commencement, si l'on veut éviter une sensation très désagréable de froid, sensation qui peut troubler l'action normale du bain.

CONTRE-INDICATIONS. — On le déconseillera partout où l'excitation cardiaque peut-être fâcheuse, et où l'on craint l'hyperémie, conséquence de sa température élevée : affections cardiaques et vasculaires, dégénérescence graisseuse du cœur, artério-sclérose, épuisement, tendance à la congestion cérébrale et aux hémorragies, grossesse, affections fébriles, maladies de l'encéphale, etc.

Bains tièdes ou indifférents. — On désigne sous ce nom les bains à 34 ou 35° environ. Le sujet qui s'y trouve plongé est dans les mêmes conditions de thermalité que s'il était à l'air libre. Dans un bain de cette température, de la durée d'un quart d'heure à une demi-heure, le corps ne perd pas plus de chaleur qu'à l'état normal; il ne perd et ne reçoit rien (Liebermeister). L'action du bain tiède est surtout sédative sur le système nerveux, qu'il calme par son influence sur les extrémités nerveuses de la peau, puis sur les centres. Dans le bain tiède, en effet, les vaisseaux de la pie-mère se dilatent d'abord, puis se contractent fortement; le volume du cerveau diminue (Schuller). Les extrémités nerveuses tactiles disséminées dans la peau sont moins sensibles, par suite de leur gonflement par imbibition.

Le bain tiède ne paraît pas avoir d'action bien notable sur la respiration, la circulation, la nutrition, etc.

Le bain tiède tourne facilement au bain rafraîchi, par la perte de quelques degrés de chaleur pendant le bain. Il doit donc être maintenu avec soin à sa température initiale.

EMPLOI THÉRAPEUTIQUE. — La température neutre du bain tiède est excellente pour certains malades faibles et délicats qui ne pourraient pas faire la réaction qu'exige le bain froid et ne supporteraient pas la température élevée d'un bain plus chaud que leur propre corps.

Il a une action calmante sur le système nerveux (hyper-esthésie, hyperkinésie, excitation nerveuse), sur les éléments musculaires en état de spasme ou de contraction douloureuse (colique; coliques hépatique, rénale; hernie, tétanos, etc.).

Le bain est très utile au point de vue hygiénique. Il est d'un usage journalier et banal. Dans les stations minérales, son efficacité non douteuse est due aux sels et aux gaz contenus dans l'eau, et en outre aux facteurs hygiéniques de la cure balnéaire.

Durée du bain. — La durée du bain varie de quelques minutes (bain froid, bain chaud) à plusieurs heures. Les bains froids sont courts d'abord pour diminuer la perte de chaleur du sujet, ensuite pour profiter des phénomènes de réaction qui se produisent au bout d'un moment. Le bain chaud ne peut être prolongé au delà d'une certaine limite sans risques sérieux. Le bain tiède en revanche peut avoir une durée quelconque.

BAINS PROLONGÉS. — Ils se donnent à une température variant entre 34 et 36°; ils durent deux, trois, quatre, six heures et plus. Hebra a maintenu pendant des mois des malades dans un bain, nuit et jour. Dans le bain

1.

prolongé, la peau gonfle par imbibition, et l'on suppose que cette tuméfaction va jusqu'à la région sous-épidermique où se trouvent les terminaisons des nerfs. Celles-ci se gonfleraient aussi, ce qui expliquerait, d'après Heyman, l'action calmante de ces bains. Cette sédation est souvent très marquée, et se manifeste par de l'abattement, de la tendance au sommeil, de la fatigue, de la dépression psychique. Le bain prolongé dans certaines eaux minérales (*eaux sulfureuses*, *Louèche*) entretient la peau dans un état d'hyperémie qui peut s'exalter jusqu'aux phénomènes de la *poussée*, exanthème cutané plus ou moins important et durable. Il augmente aussi la diurèse.

EMPLOI THÉRAPEUTIQUE DU BAIN PROLONGÉ. — Comme sédatif efficace dans tous les états d'excitation du système nerveux, hyperesthésies et hyperkinésies, névralgies, chorée; comme résolutif dans les exsudats rhumatismaux des muscles ou des articulations, goutteux, phlébitiques; comme moyen curatif dans certaines affections de la peau, eczéma, lichen, psoriasis (macération prolongée, action sur les nerfs cutanés).

Action mécanique du bain. — Il faut faire une profonde différence entre les bains d'eau et les bains demi-solides, de sable, de boue, etc.

Dans le bain d'eau, le poids de l'eau a peu d'importance, car le corps y est soumis à des pressions en tous sens qui s'annulent; vu sa faible densité, il flotte sans trop de peine, et même dans les eaux minérales de densité élevée (Salies), il ne peut s'enfoncer sous l'eau.

En revanche, la *résistance* que l'eau offre aux mouvements, beaucoup plus grande que celle de l'air, explique comment on a parfois dans le bain un sentiment de malaise et de dyspnée dû à l'effort inaccoutumé que doivent faire les muscles du thorax pour l'élargir. Ces sensations peuvent être assez fortes, chez les personnes atteintes d'affections chroniques des voies respiratoires ou des organes circulatoires, pour les obliger à suspendre leur bain.

Dans les bains demi-solides, le poids du milieu ambiant est considérable, surtout lorsqu'ils sont composés de substances sèches, par exemple de sable. Dans les bains de boue, de tourbe, etc., il y a toujours une grande quantité d'eau.

AGITATION DE L'EAU. — L'agitation de l'eau du bain renouvelle sans cesse les excitations partant de la surface ; elle augmente d'une façon générale l'action excitante du bain, tandis que l'eau tranquille exerce le maximum d'effet calmant. Il y a donc une grande différence entre le bain de baignoire et celui d'eau courante, entre les bains froids d'étang ou de lac et ceux de rivière ou de mer. On a cherché à imiter l'action énergique des vagues de la mer en produisant artificiellement des vagues dans les piscines.

Éléments chimiques du bain. — Leur action est en réalité celle des eaux minérales. Ils renforcent l'action du bain et rendent un bain d'eau minérale plus actif qu'un bain d'eau simple. L'eau chargée de sels minéraux et de gaz fait rougir la peau par dilatation des capillaires plus que ne le fait l'eau ordinaire à la même température. L'eau minérale froide agit aussi plus énergiquement sur la peau que l'eau ordinaire froide. Les bains salés ou contenant de l'acide carbonique augmentent la sensibilité tactile de la peau plus que ne le font des bains d'eau commune, etc.

L'action des sels dissous dans l'eau sur le tégument amène parfois l'apparition d'éruptions cutanées ou exanthèmes balnéaires, de *poussées* qui affectent tantôt la forme d'un érythème, tantôt celle d'un eczéma ou d'une éruption furonculeuse. Ces poussées sont recherchées parfois comme moyen thérapeutique efficace. Ailleurs, on leur accorde la valeur d'éruptions critiques heureuses.

RÉSORPTION DES ÉLÉMENTS DISSOUS DANS LE BAIN. — La peau subit dans le bain une modification sensible par suite de l'*imbibition* ; elle absorbe de l'eau dans ses couches superficielles (plissement de l'épiderme des doigts), et avec celle-ci les sels qu'elle tient en dissolution. D'après certains expérimentateurs, le liquide dépasse l'épiderme et pénètre jusque dans le derme sous-jacent.

Pour les autres, il reste dans les cellules épidermiques de la surface, et les sels imbibés dans ces cellules suivent leur sort quand elles se détachent par usure.

Une conséquence de l'imbibition, c'est qu'après le bain, l'eau contenue dans les couches superficielles de la peau s'évapore et refroidit la surface du corps. Ce refroidissement est d'autant plus sensible que le bain a été plus long et plus chaud ; il ajoute son action à celle de l'augmentation de la transpiration cutanée.

La question de la résorption des éléments du bain dans le courant lymphatique ou sanguin, semble résolue, après beaucoup de controverses, dans un sens négatif, du moins pour les *solides en solution* dans l'eau. Le corps n'absorbe pas les sels en solution dans l'eau ou, s'il le fait, c'est dans des proportions infiniment petites et qui, pour la pratique, peuvent être considérées comme nulles.

Il en est autrement pour les solutions aqueuses projetées à la surface du corps avec une certaine force, pulvérisées, par exemple. L'action mécanique, si faible soit-elle, est suffisante pour faire pénétrer réellement ces sels dans l'économie.

La résorption *des gaz* n'est en revanche pas douteuse. Ce sont principalement l'hydrogène sulfuré et l'acide carbonique qui ont de l'importance. Pour le premier, qui n'existe pas dans le sang, sa résorption se fait en proportion de la finesse de la peau du sujet. Pour que l'acide carbonique soit résorbé, il faut qu'il existe en notable quantité dans l'eau du bain et qu'il ait une pression supérieure à celle de l'acide carbonique contenu dans le sang lui-même.

Mais, en outre, ces gaz peuvent entrer dans la peau et venir baigner les terminaisons nerveuses, sur lesquelles ils ont une action très nette ; par exemple, le bain de gaz acide carbonique donne d'abord de l'hyperesthésie cutanée, suivie d'anesthésie, s'il est suffisamment prolongé.

Vapeurs dégagées par le bain. — L'eau abandonne pendant le bain ses gaz qui sont absorbés par les poumons ; aussi faut-il prendre des dispositions spéciales dans certains bains pour se mettre à l'abri d'une intoxi-

cation par l'acide carbonique ou l'hydrogène sulfuré
(baignoires à couvercle laissant passer la tête, ventilation
des cabinets de bain, etc.).

Aux bains de mer, l'air de la plage est chargé d'éléments
salins qu'il abandonne dans les poumons. Enfin certains
bains de tourbe, de bourgeons de sapin, de plantes mé-
dicinales émettent des vapeurs résineuses ou aromatiques.

Réserve faite des gaz toxiques, il semble que l'action
de ces agents gazeux est minime et qu'elle doit se confondre avec l'action hygiénique du bain.

Propriétés électriques du bain. — On a prêté une
grande importance aux facteurs électriques des bains
d'eau minérale (Scoutetten). Des recherches plus modernes (Heyman et Krebs) tendent à établir au contraire
que leur rôle est secondaire.

Pour l'étudier, on isole la baignoire, et l'on établit
un circuit entre l'eau du bain et une partie du corps du
baigneur située hors de l'eau, circuit qui traverse un
galvanomètre très sensible. On voit alors que l'eau
chargée de gaz est positive vis-à-vis du corps (sauf
pour l'hydrogène sulfuré qui est négatif); que les solutions de sels neutres et basiques sont négatives aussi, et
que l'élévation de la température de l'eau augmente sa
conductibilité électrique. Il s'agit dans tous les cas de
courants très minimes. Dans les conditions ordinaires
où se prennent les bains, on peut douter de leur existence; en tous cas, leur extrême faiblesse permet de
croire qu'ils n'ont pas d'importance pour l'organisme.

Forme du bain. — Le bain entier, le plus ordinaire,
est pris dans une baignoire ou dans une piscine, dans
la mer, etc.

Parmi les bains locaux, mentionnons le *demi-bain*, que
l'on donne dans une baignoire remplie jusqu'à la hauteur
du nombril du baigneur, le *bain de siège*, le *bain de pieds*.
Ces bains ont chacun leurs particularités et leurs indications (1).

(1) Voir chapitre vii, *Hydrothérapie.*

II. — BAINS DANS UN MILIEU AUTRE QUE L'EAU

Bains de boue. — Les bains de boue (Saint-Amand, Balaruc, Barbotan, Dax, Acqui, etc.), se préparent avec le limon déposé par les eaux minérales elles-mêmes, ou par les fleuves, la mer, limon plus ou moins imprégné de sels minéraux. En général, ces boues sont traversées par des filets d'eau minérale. Parfois, elles sont sulfureuses et semblent avoir en pareil cas une efficacité spéciale. Elles offrent une grande variété de composition, température, consistance. Leur mode d'application est tout aussi varié : tantôt dans une baignoire, tantôt dans une piscine, tantôt enfin en couche plus ou moins épaisse sur une région ou sur la totalité du corps.

Bains de tourbe ou de terre tourbeuse (Spa, Franzensbad, Marienbad). — Il se fait avec de la terre empruntée à de vastes prairies tourbeuses, exposée à l'air pendant un certain temps, puis mélangée avec de l'eau minérale et chauffée à la vapeur. Il se prépare à divers degrés de consistance et de température.

Les bains de boue, de tourbe ont une action excitante, révulsive, diaphorétique, énergique. Ils agissent par le frottement de leur masse qui permet la résorption des éléments solubles; par leur chaleur élevée (jusqu'à 46°); par les éléments chimiques irritants qu'ils renferment (acide formique, sulfurique (tourbe), hydrogène sulfuré, chlorures (boues). Pour leurs indications, voir, dans la IIe partie, les stations mentionnées plus haut.

Contre-indications générales (Kisch). — Affections cardiaques, artério-sclérose, tuberculose, emphysème pulmonaire, tendance à l'hémoptysie, grossesse; partout enfin où l'on craint le développement de congestions.

Bains de sable. — Ils ont été pratiqués de tout temps au bord de la mer ou des fleuves, en couvrant un malade de sable chauffé par le soleil.

Une méthode plus scientifique consiste à porter artificiellement du sable bien sec à 45-60°, et à en couvrir à la pelle le corps du malade ou le membre affecté, dans une baignoire de forme appropriée. La température du corps ne tarde pas à s'élever à 37,5°, 38°; le pouls et la respiration s'accélèrent, la peau se congestionne et il s'établit une transpiration fort abondante (jusqu'à un kiloge., Flemming). La rougeur de la peau persiste plus longtemps même que dans le bain d'air chaud. Le bain dure 25 à 45 minutes. Un grand avantage de ces bains, c'est de pouvoir mettre sur une région du sable plus chaud que celui qui couvre le reste du corps, ainsi que la facilité avec laquelle on donne des bains limités à une articulation, à un membre.

Les bains de sable ont été installés dans plusieurs stations allemandes et à Lavey (Suisse).

INDICATIONS (Suchard). — Rhumatisme (excepté le rhumatisme déformant), affections articulaires chroniques, synovites fongueuses, tumeurs blanches, raideurs articulaires; paralysies, atrophies; exsudats pleurétiques, articulaires; scrofule. Le bain de sable s'associe fort avantageusement avec le massage.

III. — BAINS DE GAZ

Acide carbonique (Vichy, Saint-Alban, Saint-Nectaire, Royat, Marienbad, etc.). — On prend ces bains dans une baignoire ou dans un bassin contenant le gaz jusqu'à un certain niveau. Ils durent 10 à 20 minutes. D'après Kisch, le gaz donne un sentiment de chaleur, un bain à 12° fait l'impression d'avoir 45°; il augmente la sensibilité tactile, augmentation qui fait place au bout de trois quarts d'heure à l'anesthésie; ralentit, puis accélère les battements cardiaques, augmente la diurèse. En résumé, s'il n'est pas trop prolongé, ce bain est fortement excitant pour le système nerveux, la circulation capillaire et les fonctions de la peau.

INDICATIONS (Kisch). — Névralgies, paralysies périphériques, ulcères atoniques; rhumatisme musculaire chronique: impuissance, incontinence d'urine; aménorrhée, dysménorrhée. Des bains locaux ou douches d'acide carbonique sont employés dans les névralgies, le catarrhe de la trompe d'Eustache, les affections de l'oreille moyenne, dans celle des yeux, du vagin et de l'utérus.

Hydrogène sulfuré. — S'administre en bain comme l'acide carbonique, mais ses propriétés toxiques obligent à prendre des précautions spéciales. Tel qu'il se dégage des eaux minérales, il est d'ailleurs rarement pur ; en général, il est mélangé à de l'acide carbonique, souvent en plus grande quantité que lui-même, et à de la vapeur d'eau. Dans ce dernier cas, la température élevée de celle-ci doit aussi entrer en ligne de compte dans les résultats obtenus. Les bains de gaz hydrogène sulfuré ont une action sédative sur le système nerveux ; ils ralentissent les battements cardiaques et les mouvements respiratoires.

INDICATIONS. — Névralgies, hystérie, hyperesthésie.

CHAPITRE III

INHALATIONS

Les inhalations, procédé très important pour certaines eaux minérales, se font soit avec les gaz qui se dégagent des sources, purs ou mélangés de vapeur d'eau, soit avec l'eau minérale pulvérisée mécaniquement ou entraînée par la vapeur d'eau.

L'absorption des gaz et des vapeurs a lieu par la muqueuse des bronches. Quant aux liquides pulvérisés, ils pénètrent plus ou moins loin suivant la force et la profondeur des inspirations, mais, d'une façon générale, ils ne dépassent guère les régions supérieures des voies aériennes. A Royat, au Mont-Dore, etc., on a démontré l'existence des sels minéraux des eaux dans les vapeurs des salles d'inhalation.

Hydrogène sulfuré. — Fréquemment accompagné dans les eaux minérales par l'acide carbonique et l'azote. On le fait inhaler pur ou mélangé de vapeur d'eau dans de vastes salles (Allevard, Schinznach, etc.). Il donne lieu d'abord à de légers symptômes d'empoisonnement (céphalalgie, ralentissement du pouls), auxquels le malade s'habitue vite. Les inhalations ont une action sédative générale, substitutive et curative sur les muqueuses de l'appareil respiratoire.

Dans les stations des Pyrénées, l'inhalation a lieu par pulvérisation d'eaux contenant des sulfures instables qui se décomposent plus ou moins pendant l'inhalation (Eaux-Bonnes, Cauterets, Luchon, etc.).

Indications. — Catarrhe chronique des muqueuses du nez, du pharynx, du larynx, des bronches, asthme. Mais cette médication ne s'est pas montrée bacillicide dans la tuberculose pulmonaire, malgré les grandes espérances qu'elle avait données à une certaine époque.

Acide carbonique (Vichy, Saint-Alban, Saint-Nectaire, etc.). — Mélangé à l'air en faible quantité (2 à 5 p. 100), il est inhalé dans les affections de la muqueuse des voies respiratoires chez les sujets lymphatiques et mous. Action excitante locale.

Azote. — Les inhalations d'un mélange d'azote et d'air ont un effet sédatif (Lippspringe, Penticosa).

Indications. — Affections pulmonaires à forme éréthique, bronchite purulente, pleurésie; affections nerveuses à forme hyperesthésique.

Chlorure de sodium. — Les inhalations chlorurées se font en séjournant auprès des bâtiments de graduation de l'eau salée, ou dans les salles où on la pulvérise (parfois chaude), ou enfin en aspirant les vapeurs provenant des appareils d'évaporation de cette eau. Action sédative et expectorante.

Indications. — Catarrhe chronique du pharynx et du larynx, bronchite, emphysème, asthme, affection cardiaques, phtisie pulmonaire au début.

Eaux alcalines. (Mont-Dore, Royat, Saint-Nectaire, Vichy, etc.). — Les principes minéraux de l'eau sont répandus dans l'air par pulvérisation directe ou par entraînement au moyen de la vapeur. Dans ce dernier cas, les salles d'inhalation sont de véritables étuves humides, dont la température (et la densité de la vapeur) est d'autant plus élevée que le malade se place plus haut sur les gradins dont elles sont pourvues. Ce bain de vapeur amène l'accélération du pouls et de la respiration, la congestion de la peau, une sudation abondante, etc.. Ces vapeurs contiennent les sels minéraux de l'eau.

INDICATIONS. — Affections catarrhales du naso-pharynx, du larynx, des bronches, greffées sur les diathèses arthritique, rhumatismale ; asthme.

CHAPITRE IV

ADMINISTRATION INTERNE DE L'EAU

Si les sels et les gaz en solution dans les eaux minérales ont une importance primordiale, l'absorption de leur véhicule même, de l'eau, en a une qui, pour être souvent méconnue, n'en est pas moins considérable.

Eau froide. — Introduite dans l'estomac, elle possède, à l'inverse du bain froid, une action antithermique immédiate ; elle abaisse la température centrale, ralentit les battements du cœur et relève la pression sanguine. Elle est absorbée très rapidement, surtout si elle est bue à jeun. Cette absorption a lieu dans l'intestin. L'estomac, en revanche, absorbe l'acide carbonique des liquides. L'eau est absorbée d'autant plus vite qu'elle contient moins de sels (endosmose à travers les membranes animales). Le sang subit sous l'influence de l'eau absorbée une dilution, une diminution de densité; mais elle est faible, et le retour à l'état normal se fait vite (action diurétique).

La quantité de l'urine augmente, mais en outre, on note une augmentation absolue des éléments en dissolution dans l'urine, urée, chlorure de sodium, acides phosphorique et sulfurique. En buvant de 2 à 4 litres par jour, l'augmentation absolue de l'urée est de un cinquième environ, c'est-à-dire que l'urée atteint 36-48 grammes au lieu de 30-40, chiffre normal. C'est un fait important pour tous ceux qui doivent chercher à produire beaucoup d'urée.

On note aussi l'augmentation de la transpiration sensible ou insensible.

Enfin, l'eau froide agit sur le mouvement péristaltique des intestins, et amène chez certains sujets l'évacuation des matières fécales.

Bien des gens, d'ailleurs, ne supportent pas l'eau froide, pure seule et surtout dans la matinée. Aussi est-ce l'usage dans certaines stations balnéaires où l'eau est très froide de la réchauffer, soit par addition d'un liquide chaud, soit par immersion du verre dans un bain-marie disposé dans la buvette.

Eau chaude. — L'ingestion de l'eau à 36-37° n'a aucun effet antithermique. L'eau plus chaude élève la température et excite la transpiration. Elle agit (du moins pour l'eau à 46°, d'après Kisch) encore plus énergiquement que l'eau froide sur la circulation, et élève la pression vasculaire plus encore que celle-ci. D'après Winternitz cependant, l'eau tiède à 32° abaisse la pression du sang. La première opinion semble d'accord avec les symptômes que l'on observe ordinairement après l'ingestion de l'eau chaude, battement des artères, coloration de la face, transpiration, etc.

L'eau chaude est encore plus diurétique et plus diaphorétique que l'eau froide. Elle congestionne la peau sur laquelle apparaît une abondante transpiration. En combinant, comme on le fait souvent, la boisson de l'eau chaude avec les bains chauds, on obtient le maximum de transpiration.

L'eau chaude a aussi une action calmante sur certaines névralgies de l'estomac et de l'intestin (gastralgies, coliques, etc.).

EMPLOI THÉRAPEUTIQUE DE L'EAU A L'INTÉRIEUR. — On l'administre pour évacuer certains produits ou poisons (acide urique, urée, mercure, etc.), pour favoriser le cours de la bile ; déboucher les canalicules du rein obstrués ; entraîner les sables et graviers de la gravelle. L'eau froide excite les mouvements de l'intestin, l'eau chaude calme les névralgies gastriques et intestinales, vésicales.

CHAPITRE V

PROPRIÉTÉS ET INDICATIONS DES EAUX MINÉRALES

CLASSIFICATION DES EAUX MINÉRALES. — Nous répartissons les eaux minérales en huit classes, d'après le principe chimique le plus saillant de leur composition. Certaines eaux ayant deux ou plusieurs sels en quantité égale, pourraient être attribuées à plusieurs classes différentes. En ce cas, leur action dominante, constatée par l'expérience, détermine leur place définitive.

Les classes se divisent à leur tour en familles, tantôt d'après un principe chimique, tantôt d'après une qualité physique.

1re CLASSE. — **Eaux oligo-métalliques** (Campardon) ou faiblement minéralisées (Durand-Fardel), 2 familles :
   1re FAMILLE : **Chaudes, ou eaux thermales simples** (Plombières).
   2e FAMILLE : **Froides** (Évian).

2e CLASSE. — **Eaux sulfatées calciques.** 2 familles :
   1re FAMILLE : **Froides** (Contrexéville).
   2e FAMILLE : **Chaudes** (Louèche).

3e CLASSE : **Eaux acidules gazeuses** ou **carbo-gazeuses** (Saint-Pardoux).

4e CLASSE : **Eaux alcalines.** 4 familles :
   1re FAMILLE : **Alcalines pures ou bicarbonatées sodiques** (Vichy, Vals).
   2e FAMILLE : **Alcalines bicarbonatées calciques et mixtes** (Pougues).
   3e FAMILLE : **Bicarbonatées chlorurées sodiques** (Royat).
   4e FAMILLE : **Bicarbonatées chlorurées sulfatées sodiques** (Carlsbad).

5ᵉ CLASSE : **Eaux sulfatées magnésiennes** ou **eaux purgatives** ou **amères** (Montmirail).

6ᵉ CLASSE : **Eaux chlorurées sodiques.** 4 familles :
1ʳᵉ FAMILLE : **Chlorurées sodiques pures** (Balaruc).
2ᵉ FAMILLE : **Chlorurées sodiques carbo-gazeuses** (Salins-Moutiers).
3ᵉ FAMILLE : **Chlorurées sodiques bicarbonatées** (La Bourboule).
4ᵉ FAMILLE : **Chlorurées sodiques sulfatées** (Brides).

7ᵉ CLASSE : **Eaux sulfureuses.** 2 familles :
1ʳᵉ FAMILLE : **Eaux sulfurées sodiques** (Eaux des Pyrénées).
2ᵉ FAMILLE : **Eaux hydrosulfurées.** — Deux sous-familles :

1ʳᵉ SOUS-FAMILLE : **Eaux hydrosulfurées calciques** (Allevard).
2ᵉ SOUS-FAMILLE : **Eaux hydrosulfurées chlorurées** (Uriage).

8ᵉ CLASSE : **Eaux ferrugineuses.** 2 familles :
1ʳᵉ FAMILLE : **Eaux bicarbonatées** (Spa).
2ᵉ FAMILLE : **Eaux sulfatées** (Auteuil).

PREMIÈRE CLASSE

Eaux oligo-métalliques.

Ces eaux ont été aussi appelées faiblement minéralisées, indéterminées, indifférentes, amétalliques, inermes, etc. Caractérisées par la faiblesse de leur minéralisation et l'absence d'un caractère chimique prononcé qui permette de les rattacher à une classe déterminée. Le total des sels dissous dans un litre d'eau s'abaisse jusqu'à quelques centigrammes (Bagnoles-de-l'Orne, 13 centigr.). La limite supérieure est arbitraire (Mont-Dore, 1ᵍʳ,7). Les sels les plus fréquemment représentés sont le sulfate de soude, le carbonate de soude, le chlorure de sodium ; en général, il y a peu de sels de chaux. En fait de gaz, de l'oxygène et de l'azote, pas d'acide carbonique, quelquefois un peu d'hydrogène sulfuré. On signale la présence de l'arsenic dans les eaux du Mont-Dore 0ᵐᵍʳ,96, et dans celles de Plombières, 0ᵐᵍʳ,6 (arséniate de soude). Quelques-unes de ces eaux renferment de la glairine, matière organique onctueuse, des conferves (Néris, Evaux, etc.). Elles sont limpides, inodores, sans goût bien marqué; en bains, elles sont douces et agréables. 2 familles.

1re FAMILLE. — Eaux thermales simples.

Aix (Provence), Alet, Bagnoles, Bains, Bormio, Buxton, Chaudes-aigues, Dax, Évaux, Gastein, Luxeuil, Mont-Dore, Néris, Pfæfers, Plombières, Ragatz, Sail-les-Bains, Schlangenbad, Teplitz, Ussat, Wildbad.

Ces eaux, peu minéralisées, sont efficaces par leur thermalité et par les conditions hygiéniques de la cure balnéaire. Les thermes très chauds congestionnent et irritent la peau et y font naître parfois un érythème plus ou moins durable (Plombières).

Les propriétés électriques de ces eaux thermales ont été aussi évoquées pour rendre compte de leur action favorable. L'eau de Gastein, par exemple, a une conductibilité électrique six fois plus considérable que l'eau distillée et cinq fois plus que l'eau de pluie à température égale (Kisch).

L'*altitude* de ces thermes joue un rôle plus important. Beaucoup d'entre eux sont des stations de montagne. Voici l'altitude de quelques-uns d'entre eux : Luxeuil, 404 mètres, Plombières, 421, Ussat, 428, Wildbad, 430, Ragatz, 521, Gastein, 1011, Mont-Dore, 1046, Bormio, 1435. Ce fait est important, surtout pour les malades venant d'un pays de faible altitude. Le climat est d'autant plus tonique et excitant que l'altitude est plus grande. Certaines eaux sulfatées calciques très élevées, ont la valeur d'eaux thermales simples (ainsi Louèche, 1411 mètres), et on peut y faire une heureuse combinaison thérapeutique des bains plus ou moins prolongés et du climat d'altitude.

On divise les eaux thermales simples en deux groupes : *eaux à température voisine de celle du corps, eaux à température plus élevée que celle-ci*. Cette division correspond aux principes de la balnéothérapie générale. Les premières ont un effet *calmant, sédatif, hygiénique*; les secondes, un effet *révulsif, excitant, diaphorétique*. Un sujet atonique, à constitution indolente, se trouvera bien des eaux les plus chaudes de ce groupe, à une altitude élevée; un sujet irritable, nerveux, névralgique, éréthique, devra être dirigé sur des bains tièdes à une altitude plus basse.

INDICATIONS DES EAUX THERMALES A TEMPÉRATURE VOISINE DE CELLE DU CORPS HUMAIN. — Elles calment le système nerveux et en même temps fortifient l'organisme par les facteurs hygiéniques du traitement balnéaire.

Convalescence, faiblesse.

Affections du système nerveux ayant un caractère d'éréthisme : hyperesthésie, névralgie, hystérie, agrypnie hyperkinésie, chorée, spasmes. Congestion et irritation spinales. Périodes douloureuses de l'ataxie locomotrice. Nervosisme, neurasthénie. Paralysies rhumatismales, réflexes, hystériques.

Affections de l'utérus et de ses annexes avec caractère névralgique.

Affections de la peau : prurigo, urticaire (action sédative), eczéma, psoriasis, ichtyose (macération par le bain prolongé).

Rhumatisme et goutte chez des sujets excitables ou à la période de cachexie.

Névroses cardiaques avec palpitations ; affections valvulaires au début.

INDICATIONS DES EAUX THERMALES A TEMPÉRATURE ÉLEVÉE. — Action excitante, révulsive et résolutive.

Exsudats rhumatismaux et goutteux chez des sujets forts et peu excitables.

Reliquats d'inflammations exsudatives externes (peau, tissu conjonctif, phlébite, plaies), ou internes (péritonite, pérityphlite, accidents puerpéraux).

Paralysies périphériques. (Traitement à déconseiller pour les paralysies d'origine centrale.)

Affections chirurgicales, anciennes plaies, fistules, raideurs articulaires, plaies osseuses.

CONTRE-INDICATIONS. — Pléthore, tendance aux coagestions, aux hémorragies.

D'une façon générale, ces deux catégories d'eaux ont des qualités reconstituantes et fortifiantes ; par exemple, Plombières, Wildbad, Gastein (pour cette dernière station, influence de l'altitude). En Allemagne, on les emploie pour des cures secondaires (*Nachkuren*) ou cures de bain faites pour reposer le malade après un traitement éprouvant auprès d'eaux à propriétés énergiques, comme Marienbad, Carlsbad, etc.

USAGE INTERNE DES EAUX THERMALES. — On les administre parfois comme adjuvant du traitement balnéaire à titre de diurétique et de diaphorétique (rhumatisme, goutte). Quelques-unes sont efficaces dans la gastralgie, l'entéralgie (Plombières), ou guérissent les catarrhes de l'intestin (Plombières, Teplitz, Wildbad).

2ᵉ FAMILLE. — Eau oligo-métalliques froides.

Evian, Saint-Christau, Thonon.

Eaux froides, 9-15°, très faiblement minéralisées, 30-60 centigrammes, par le carbonate de chaux principalement. Eaux diurétiques et sédatives. Voir ces stations pour leurs indications.

DEUXIÈME CLASSE

Eaux sulfatées calciques.

Les eaux sulfatées calciques, ou eaux *calcaires*, contiennent principalement du sulfate de chaux, parfois aussi du sulfate de magnésie en faible quantité, et des carbonates de chaux et de magnésie. Pour plusieurs d'entre elles, le carbonate de chaux a une importance capitale. En général, peu de gaz, parfois de l'acide carbonique. Le sulfate de chaux n'atteint jamais, vu sa faible solubilité (maximum, 2 parties pour 1000 parties d'eau à 100°), un chiffre très élevé. Ces eaux ont un goût faible, fade, rarement acidule ou astringent; elles n'ont ni odeur ni couleur.

1ʳᵉ FAMILLE. — Eaux sulfatées calciques chaudes.

Bagnères-de-Bigorre, Bath, Capvern, Cransac, Hammam Meskoutin, Hammam R'ihra, Louèche.

Température fort élevée parfois : Bagnères-de-Bigorre, 50°, Bath, 48°, Louèche, 51°. Ces eaux doivent être assimilées, *pour les bains*, aux eaux thermales simples. L'eau est cependant dure et moins agréable.

En bains prolongés, ces eaux sont administrées à Louèche d'une façon méthodique jusqu'à production d'un érythème balnéaire ou *poussée*, qui a des effets substitutifs (dermatoses) ou révulsifs (rhumatismes, exsudats, affections internes).

2ᵉ FAMILLE. — Eaux sulfatées calciques froides.

Aulus, Contrexéville, Lippspringe, Martigny, Saint-Amand, Sermaize, Siradan, Vittel, Weissenbourg (tiède).

Employées surtout à l'intérieur, quelques-unes aussi en bains. Eaux faiblement alcalines. Le sulfate de chaux est un sel inerte qui n'éprouve guère de changement dans l'estomac et l'intestin. A petite dose, il a une action astringente sur la muqueuse intestinale. En grande quantité, il trouble parfois les fonctions de l'estomac et de l'intestin, et donne de la diarrhée (eaux séléniteuses). Le bicarbonate de chaux a des propriétés alcalines et anti-acides faibles; il est diurétique. Il dissout l'acide urique, de même que le bicarbonate de magnésie. Eaux diurétiques avant tout ; agissent aussi sur la production de la bile.

INDICATIONS. — Affections des voies urinaires, la spécialité de ces eaux. Inflammation des voies urinaires, du rein à l'urèthre, cystite chronique. Gravelle oxalique, urique ou phosphatique (Contrexéville).

Affections du foie, lithiase biliaire.

Goutte atonique. Diabète, diabète goutteux (Contrexéville).

Bronchite chronique, phtisie, épanchements pleurétiques (Weissenbourg).

Catarrhe intestinal, diarrhée chronique.

TROISIÈME CLASSE

Eaux carbo-gazeuses (eaux acidules gazeuses).

Châteauneuf, Châteldon, Condillac, Giesshubl, Lamalou, Pougues, Renaison, Sail-sous-Couzau, Saint-Alban, Saint-Galmier, Saint-Pardoux, Schwalheim, Soultzmatt, Vic-sur-Cère.

Ces eaux, qui sont pour la plupart bicarbonatées calciques ou mixtes, sont pauvres en sels et riches en acide
carbonique. Ce gaz atteint et même dépasse pour
quelques-unes d'entre elles 1500 centimètres cubes. La
minéralisation s'élève au maximum à 3 grammes, constituée principalement par les bicarbonates de chaux, de
soude, de fer; parfois on trouve aussi du sulfate ou du
chlorure de sodium en faible quantité. Ce sont des eaux
de table, claires, fraîches, piquantes et agréables à boire.
Les sources sont souvent d'une grande abondance.

A l'intérieur, l'acide carbonique excite les mouvements
de l'estomac et de l'intestin et la sécrétion du suc gastrique. Il augmente l'appétit. Une grande partie de ce gaz
est évacuée sous la forme d'éructations ou de gaz intestinaux. Une plus faible portion est résorbée dans l'estomac par le système circulatoire et a une action
excitante, enivrante, se manifestant par un étourdisse-
ment passager (*ivresse carbonique*).

L'eau carbo-gazeuse a un effet diurétique marqué, soit
que le gaz résorbé excite les fonctions urinaires, soit
que l'eau chargée de ce gaz soit plus vite résorbée que
l'eau ordinaire (Quincke).

L'acide carbonique a sur le pouls et la respiration une
action variable, tantôt excitante, tantôt ralentissante;
mais d'une façon générale, c'est un excitant circulatoire
et nerveux.

INDICATIONS. — On administre les eaux chargées d'acide
carbonique dans les dyspepsies; atonie de l'estomac;
vomissements (nerveux, de la grossesse); affections des
organes urinaires. Ces eaux ont pris une importance
considérable comme eaux de table; elles sont assurément
préférables aux eaux saturées artificiellement d'acide
carbonique; mais il est nuisible d'en abuser, surtout de
celles qui sont très gazeuses (Durand-Fardel).

CONTRE-INDICATIONS. — États congestifs, hémorragies.

BAINS. — Préparés en élevant la température des eaux
gazeuses, au moyen de la vapeur, jusqu'à un maximum
de 20 à 30°, pour conserver le plus de gaz possible dans
l'eau (d'après Husemann, il en reste dans un bain à 30°,
encore 39 p. 100 du volume primitif). Le bain dure géné-

ralement de 10 à 20 minutes. Il existe aussi des eaux
gazeuses chaudes, Lamalou, Châteauneuf, Nauheim,
Salins-Moutiers (ces deux dernières sont chlorurées sodiques). On fait aussi usage de ces bains à Saint-Alban,
Sail-sous-Couzan, Royat, Vals, Châtel-Guyon, etc. Les
bains dits ferrugineux ne sont pas autre chose que des
bains d'eau carbo-gazeuse.

Ces bains ont une action toute spéciale et des plus
remarquables. Le corps s'y recouvre d'un nombre infini
de petites bulles d'acide carbonique dont chacune pique
et irrite la peau, surtout aux régions les plus sensibles,
scrotum, cuisses, etc. Les fibres lisses de la peau se
contractent; elle pâlit. Les capillaires réagissent bientôt
en se dilatant et la peau se congestionne et rougit. Cette
congestion de la peau a un effet révulsif énergique sur
les organes internes. Le baigneur ressent au bout de 2 à
3 minutes une agréable chaleur : d'une part, à la suite de
cette hyperémie elle-même, de l'autre, parce qu'il est
couvert en quelque sorte d'un manteau gazeux qui l'isole
au milieu du liquide. Le gaz agit sur les terminaisons
nerveuses de la peau, excitation qui retentit par voie
réflexe sur tout le système nerveux et qui donne un
sentiment de force nouvelle. Le cœur affaibli reprend de
l'énergie. Les phénomènes de nutrition deviennent plus
actifs, la quantité d'acide carbonique exhalé par les poumons augmente, l'urée diminue. Kisch a constaté que
la diurèse augmente aussi et que la peau absorbe réellement de l'acide carbonique dans ces bains.

En résumé, action tonique et fortifiante, encore aug-
mentée par la température basse à laquelle ces bains
sont administrés, excitante même, suivant la quantité
de gaz de l'eau.

INDICATIONS. — Faiblesse, anémie, convalescence.

Neurasthénie, migraine; affections nerveuses liées aux
anomalies de l'appareil sexuel, impuissance, spermatorrhée, hypocondrie. Paralysies, anesthésies, myélites
chroniques, congestion chronique de la moelle. Dans tous
ces cas, la maladie ne doit pas avoir un caractère aigu
ou irritable qui ne ferait qu'empirer sous l'influence de ces
bains excitants. Rhumatismes, névralgies (eaux chaudes).

Névroses cardiaques, palpitations sans lésions organiques. Maladie de Basedow. Dilatations passives du
cœur par suite de dégénérescence graisseuse ou de surmenage. Affections valvulaires au début.

Affections des femmes avec un caractère plutôt torpide et négatif, troubles de la menstruation, aménorrhée,
ménorragie; métrite chronique; leucorrhée; stérilité.

Contre-indications. — Tempérament excitable, éro-
thique; en pareil cas, ces bains donnent de la céphalalgie, de l'insomnie. États fébriles et subfébriles.

L'acide carbonique est employé aussi en bains, douches (Voir p. 15).

QUATRIÈME CLASSE

Eaux alcalines.

Appelées aussi *eaux bicarbonatées* à cause de l'importance de leurs bicarbonates alcalins sodiques, calciques
ou magnésiens. Elles contiennent en général beaucoup
d'acide carbonique; c'est lui qui tient en dissolution ces
carbonates et celui de fer, sels qui se précipitent ou s'al-
tèrent à mesure que le gaz s'échappe.

Les eaux alcalines sont claires et inodores. Celles qui
ont beaucoup d'acide carbonique ont le goût piquant
propre aux eaux gazeuses. D'autres, renfermant des sulfates ou des chlorures, ont un goût plus ou moins salin.
Elles sont tantôt froides (Vals), tantôt chaudes (Vichy,
Royat) ou même hyperthermales (Carlsbad). 4 familles.

Ire famille. — **Eaux bicarbonatées sodiques ou alcalines
pures.**

Andabre, Apollinaris, Bilin, Cusset, Le Boulou, Montrond, Neuenahr, Obersalzbrunn, Passugg, Vals, Vichy.

Ces eaux, dont Vichy et Vals sont les types par excellence, contiennent du bicarbonate de soude (de 1 à 8 grammes), et de l'acide carbonique libre (de 300 à 1500 cent.
cubes). Les autres bicarbonates sont ceux de chaux, de
potasse, de magnésie, tous en faible quantité (par exem-

ple, 1gr,08 à Vichy Grande-Grille contre 5 gr. de bicarbonate de soude). En outre, de faibles quantités de sels de fer, de lithine et parfois d'arsenic (Vichy). Ces eaux sont froides, sauf celles de Vichy et de Neuenahr. On les emploie en boisson surtout. Les bains alcalins doivent être considérés comme des bains d'eau ordinaire rendue agréable et douce par les sels alcalins de l'eau, ou comme des bains d'eau carbo-gazeuse (page 26), quand l'eau contient beaucoup d'acide carbonique.

À l'intérieur, ces eaux agissent surtout sur le tube digestif et ses annexes, sur l'appareil urinaire et sur les bronches. Elles ont en outre, et surtout, une action altérante et modificatrice sur les phénomènes intimes de la nutrition.

Leur acide carbonique a des propriétés excitantes, parfois enivrantes; il stimule les mouvements de l'estomac et de l'intestin. Le bicarbonate de soude est décomposé par l'acide du suc gastrique et transformé en lactate de soude ou en chlorure de sodium; l'acide carbonique se dégage. Sous l'influence de fortes doses de carbonate de soude, l'alcalinité du sang augmente temporairement; preuve en soit l'urine, qui devient neutre ou alcaline en même temps qu'elle augmente de quantité. Cette alcalinisation du sang paraît avoir une action très favorable sur les métamorphoses régressives des substances albumineuses, et favoriser la transformation de l'acide urique en urée. On observe parfois, après un usage immodéré ou trop prolongé des eaux alcalines, une diminution du poids du corps, de sa graisse surtout (cachexie alcaline). Toutefois, cet effet ne se produit pas quand les doses de sels alcalins ne sont pas exagérées. Au contraire, d'après Durand-Fardel, les bicarbonatées sodiques sont reconstituantes par leurs propriétés assimilatrices, surtout pour les anémiques et les atoniques, moins pour les lymphatiques et les scrofuleux.

Les eaux alcalines ont une action excellente sur la digestion en provoquant la sécrétion du suc gastrique, et sur les bronches, dont elles modifient et fluidifient les sécrétions.

Elles dissolvent l'acide urique en excès. attaquent les

2.

graviers composés de cet acide. L'alcalinisation de l'urine se produit avec le maximum de vitesse en buvant ces eaux à jeun. Cette alcalinisation a une action utile sur le mucus sécrété par les muqueuses malades de l'appareil urinaire, et sur les dépôts d'acide urique et oxalique. Si elle est trop forte, elle favorise la précipitation des sels calcaires, phosphate calcique ou magnésien, triple phosphate.

En résumé, on peut qualifier avec Durand-Fardel ces eaux de digestives; elles ont une action désobstruante sur l'obésité abdominale, très directement résolutive ou fondante; elles améliorent l'assimilation défectueuse, cause primordiale des maladies par ralentissement de la nutrition, goutte, obésité, diabète, etc. C'est là que gît le secret de leur action reconstituante et tonique; le carbonate de soude a dans les tissus une action aussi importante qu'elle est intime et silencieuse.

INDICATIONS. — Ces eaux sont spécialisées dans les affections des viscères abdominaux et dans celles où la nutrition se fait d'une manière anormale (arthritisme). Dyspepsie acide; atonie gastrique; gastralgie avec hyperchlorhydrie, ulcère rond. Catarrhe aigu de l'estomac; embarras gastrique. Dans le catarrhe chronique avec atrophie des glandes de l'estomac, ces eaux sont moins utiles, car elles neutralisent le peu de suc gastrique produit. Dans la dilatation de l'estomac, les eaux alcalines sont fort employées en lavage stomacal. Les eaux alcalines chaudes ont une action plus douce que les froides et sont mieux tolérées par les estomacs délicats.

Dysenterie chronique, affections des intestins et du foie, engorgement du foie, de la rate, lithiase biliaire. Cachexie consécutive aux affections abdominales des pays chauds, et au paludisme.

Affections catarrhales des voies respiratoires, laryngite, bronchite.

Pyélite, cystites, sauf les cas où l'urine est ammoniacale et dépose du triple phosphate. Gravelle urique et oxalique.

Goutte, goutte franche chez des sujets encore robustes.

Dans la cachexie goutteuse, ces eaux sont contre-indiquées.

Diabète gras, sans autophagie ; le sucre disparaît souvent pendant la cure.

D'une façon générale, arthritisme et affections qui en découlent, dermatoses, rhumatisme.

CONTRE-INDICATIONS. — Périodes tardives de la goutte et du diabète ; affections abdominales arrivées à la période de la cachexie et de l'hydropisie; en revanche, ces eaux conviennent à la cachexie paludéenne et tropicale.

2e FAMILLE. — Eaux bicarbonatéés calciques et mixtes.

Châteauneuf, Châteldon, Condillac, Giesshubl, Lamalou, Pougues, Renaison, Sail-sur-Couzan, Saint-Alban, Saint-Galmier, Saint-Pardoux, Salvator, Saxon, Soultzmatt.

Eaux agréables à boire ; plusieurs d'entre elles sont exportées comme eaux de table. Elles sont en général faiblement minéralisées (de quelques décigr. à 5gr,5), et contiennent principalement des bicarbonates de chaux, de magnésie, parfois de lithine ; le bicarbonate de soude, prépondérant dans la famille précédente, est représenté par de faibles quantités. En revanche, le bicarbonate de fer prend souvent une réelle importance. L'eau contient parfois du sulfate de soude, des silicates. L'acide carbonique s'y trouve en général en grande abondance. Ces eaux sont froides, à peu d'exceptions près (Lamalou, Châteauneuf).

D'après Durand-Fardel, ces eaux sont peu altérantes, faiblement reconstituantes (sauf celles qui contiennent du fer en quantité notable', d'action plus superficielle et plus localisée que les bicarbonatéés sodiques, avec tendance sédative (inhérente aux bases calciques'. Elles sont diurétiques, quelquefois laxatives. Elles sont indiquées dans les dyspepsies et gastralgies, les affections des organes digestifs, les calculs biliaires, la gravelle, les affections des voies urinaires.

Celles de ces eaux qui sont fortement chargées d'acide carbonique, sont administrées en bains d'eau carbogazeuse (page 26); d'autres, non gazeuses, sont utilisées

en bains simples dans le rhumatisme, les affections nerveuses.

3e FAMILLE. — Eaux bicarbonatées chlorurées sodiques.

Ems, Royat, Seltz, Vic-le-Comte, Vic-sur-Cère.

Ces eaux contiennent du bicarbonate de soude, de
l'acide carbonique, et en outre, du chlorure de sodium
en quantité notable (près de 5 gr. au maximum). Elles
sont tantôt chaudes, tantôt froides ; plusieurs d'entre elles
sont fort gazeuses. Elles ont un goût particulier, à la fois
alcalin et salé. Royat contient de l'arsenic.

Le chlorure de sodium de ces eaux a une action tonique, favorise les processus de la digestion et la résorption du chyle, le développement des tissus, la multipli-
cation cellulaire. Il donne à ces eaux des qualités toniques
et fortifiantes spéciale.On essayera ces eaux dans les cas où
l'on ne réussit pas avec les bicarbonatées sodiques pures.

Les eaux chaudes sont destinées aux sujets délicats
dont les voies digestives sont irritées ou en état d'inflammation subaiguë. Les eaux froides, plus riches en
acide carbonique, sont plus excitantes et stimulent l'intestin paresseux.

INDICATIONS. — Ces eaux conviennent aux lymphatiques,
aux scrofuleux dont elles améliorent l'assimilation défectueuse.

Affections catarrhales de diverses muqueuses. Dans le
catarrhe chronique de l'estomac, elles valent mieux que
les alcalines pures, parce qu'elles favorisent par leur
chlorure de sodium la formation du suc gastrique. Affections catarrhales des voies respiratoires, laryngite et
bronchite chroniques, asthme.

Tuberculose pulmonaire au début, dans les cas où il
n'y a ni congestion ni hyperémie.

Exsudats à résorber, plèvre, péritoine, petit bassin chez
la femme (effet du chlorure de sodium).

4e FAMILLE. — Eaux bicarbonatées, chlorurées, sul-
fatées sodiques.

Carlsbad, Franzensbad, Marienbad. Tarasp.

Trois sels de sodium, le bicarbonate, le chlorure et le sulfate constituent la minéralisation remarquable de ces eaux, dont les plus connues jaillissent sur le sol autrichien ou suisse. Ces eaux sont claires, pures, souvent très chargées d'acide carbonique, tantôt chaudes et même hyperthermales, tantôt très froides. Elles ont un goût salin souvent déguisé par l'acide carbonique. Elles contiennent aussi du fer (3-7 centigr.). Le bicarbonate et le chlorure sodiques assurent à ces eaux des qualités altérantes et toniques ; le sulfate de soude les rend purgatives, d'autant plus que l'eau est plus froide et plus chargée d'acide carbonique. Il stimule la circulation veineuse abdominale.

INDICATIONS. — Obésité, cœur gras (surcharge graisseuse). Pléthore abdominale, stase veineuse dans le domaine de la veine porte, conséquence de la constipation. Hémorroïdes.

Affections du foie : hyperémie, engorgement, foie gras. Calculs biliaires.

CONTRE-INDICATIONS. — Sujets faibles et amaigris. Cirrhose, cancer du foie, foie cardiaque. Tuberculose. Affections cardiaques, artério-sclérose. Tendance à la congestion et à l'apoplexie (dans ce cas, on choisit les eaux froides de ce groupe, débarrassées au besoin de leur acide carbonique). Les eaux chaudes conviennent aux sujets faibles, à muqueuse délicate, aux diabétiques.

L'eau de Carlsbad est administrée aussi en Allemagne pour remplir les indications des eaux bicarbonatées sodiques simples.

CINQUIÈME CLASSE

Eaux sulfatées magnésiennes.

Birmenstorf, Carabaña, François-Joseph, Friedrichshall. Huniady Janos, Miers, Montmirail, Pullna, Rakoczy, Rubinat, Sedlitz. Victoria, Villacabras.

Eaux amères, eaux purgatives. Sulfates de magnésie et de soude en fortes quantités (jusqu'à 32 grammes premier, 122 du second); chlorures de sodium et de magnésium; peu de gaz, en particulier point d'acide carbonique. Le bicarbonate de soude manque complètement; ce fait, ainsi que la présence du sulfate de magnésie, les sépare nettement des eaux de la dernière famille de la classe précédente. Ces eaux sont surtout exportées. Ce sont pour la plupart des eaux de surface qui ont filtré à travers des terrains magnésifères et sont rassemblées dans des citernes. Elles sont en conséquence toutes froides. Leur saveur est particulièrement amère, parfois le chlorure de sodium y joint un goût salé. Elles sont claires, parfois un peu jaunâtre. Leur distribution géographique est assez limitée (Bohême et Hongrie surtout).

Les eaux sulfatées magnésiennes sont devenues des purgatifs d'un usage journalier et banal. On en abuse parfois; l'abus des eaux très chargées de sel, qui purgent sous un petit volume, est, d'après Kisch, encore plus fâcheux que celui des eaux faibles.

Contre-indications. — Ces eaux ne conviennent pas aux sujets dont l'intestin est facilement irrité, enflammé, qui ont aisément de l'entérite chronique avec diarrhée.

SIXIÈME CLASSE

Eaux chlorurées sodiques.

Groupe fort important, sources nombreuses; eau de mer. Les eaux chlorurées contiennent, à côté du chlorure de sodium, des chlorures de calcium (lequel est très actif), de magnésium, de potassium, parfois de lithium et d'aluminium en petites quantités; de l'iode et du brome combinés aux sodium, magnésium et calcium; enfin, du sulfate de soude et de magnésie (eau de mer). Eaux froides en général. De nombreuses sources sont chargées d'acide carbonique, les unes froides (Kissingen, Soden, Hombourg), les autres chaudes (Salins-Moutiers, Nauheim); d'autres renferment de l'hydrogène sulfuré (Uriage, Aix-la-Chapelle). Goût salin parfois amer (chlorure de magnésium) ou piquant (acide carbonique); eaux claires, incolores, sans odeur.

1re FAMILLE. — Eaux chlorurées sodiques pures.

Abano, Baden-Baden, Balaruc, Battaglia, Bex, Bourbon-Lancy, Bourbon-l'Archambault, Bourbonne, Heilbrunn, Ischl, Krankenheil, Kreuznach, Lamotte, La Mouillère, Lons-le-Saunier, Monte-Catini, Niederbronn, Reichenhall, Rheinfelden, Roncas-Blanc, Salies-de-Béarn, Salins-Jura, Santenay, Wiesbaden, Wildegg. — Bains de mer.

Le titre de chlorure s'élève jusqu'à 311 grammes, la température, jusqu'à 70°. On distingue des eaux faibles avec un titre de sel inférieur à 1,5 p. 100, fortes au-dessus de ce point. Ce sont les eaux par excellence pour la balnéation.

Dans les stations où l'eau est utilisée par l'industrie du sel, on se sert aussi pour les bains d'*eau mère* ou liquide restant après cristallisation du sel de cuisine. Elle est transparente, jaunâtre, âcre, contient 30 à 40 p. 100 de sels, savoir divers chlorures, des sulfates de potasse, de chaux, de magnésie et souvent des bromures et des iodures. Elle a une action plus énergique que celle de l'eau salée ordinaire.

Les eaux chlorurées sodiques ne se trouvent guère à une altitude élevée : les plus élevées sont Salins-Jura, 330 mètres, Bex, 435, Ischl, 468, Salins-Moutiers, 492, Hall (Tyrol) 553.

ADMINISTRATION INTERNE. — Les eaux chlorurées sodiques faibles servent à la boisson, principalement celles qui renferment de l'acide carbonique. Le chlorure de sodium excite la sécrétion du suc gastrique et les mouvements péristaltiques, favorise la digestion et la formation des peptones et augmente l'urine et l'urée. Il active la sécrétion de la muqueuse intestinale, des glandes salivaires et rénales, la cytogenèse, l'accroissement, l'engraissement du corps. Enfin, il accélère la circulation lymphatique. Bues en grande quantité, les eaux salées ont un effet purgatif plus intense pour les eaux froides que pour les eaux chaudes, pour les carbo-gazeuses que pour les eaux sans gaz. On combine d'ailleurs le plus souvent la boisson de ces eaux avec leur emploi en bains.

INDICATIONS. — Affections catarrhales des muqueuses, espace naso-pharyngien, estomac, intestin, bronches. Dyspepsie.

Scrofule, scrofule profonde, scrofule de l'enfance.

Exsudats du petit bassin et affections utérines chroniques.

Affections des organes de l'abdomen, constipation chronique, pléthore abdominale, obésité (action purgative, action sur les muqueuses).

BALNÉATION CHLORURÉE. — Le titre habituel des bains chlorurés est de 2 à 6 p. 100 ; ils sont dits faibles jusqu'à 1 et 2, moyens de 2-4, forts de 4 à 6 p. 100. Certains malades ne supportent pas les bains concentrés ; d'autres au contraire, peuvent aller jusqu'à 10, 20 p. 100. Les eaux très concentrées (salines) peuvent être plus facilement diluées qu'on ne relève le titre d'une eau faible.

Le bain chloruré est une des meilleures médications balnéaires ; il est tonique, excitant, altérant. Le chlorure de sodium n'est pas résorbé, mais il imbibe la peau et exerce une action stimulante sur les terminaisons nerveuses du derme. La sensibilité cutanée est exaltée après le bain. L'appétit augmente, la digestion, les fonctions glandulaires, la nutrition sont meilleures ; la thermogenèse est accrue, la peau travaille mieux, les forces sont plus considérables. L'amélioration porte aussi sur la circulation, la circulation lymphatique surtout. Cependant, d'après Keller, le poids du corps diminue aux dépens de ses constituants non azotés (graisse). Il se produit enfin un effet révulsif, fondant sur les exsudats et les glandes engorgées de la scrofule.

On constate sous l'influence du bain chloruré, l'augmentation de l'oxygène inspiré (de 15 p. 100) et de l'acide carbonique expiré (de 25 p. 100), ce qui indique une augmentation des échanges nutritifs portant sur les hydrocarbonés. Keller, Robin ont montré que le bain salé concentré (6 p. 100 et plus) augmente l'expulsion des produits azotés ainsi que l'urée aux dépens de l'acide urique ; les chlorures, l'acide phosphorique de l'urine augmentent aussi. En résumé, le bain chloruré donne lieu à une profonde modification des échanges moléculaires dans le tissus. D'ailleurs, sa température plus ou moins élevée entre aussi en ligne de compte dans ses effets thérapeutiques.

Le bain de mer représentant une balnéation chlorurée d'un genre tout particulier, intimement liée à l'action du climat maritime, sera traité plus loin (chap. vi).

INDICATIONS. — *Lymphatisme et scrofule*, chez les enfants et les jeunes gens. Manifestations superficielles et profondes de la diathèse scrofuleuse. Excellente médication, qui demande seulement à être dosée avec soin, les bains forts étant réservés aux sujets mous, peu excitables. On administre aussi à l'intérieur comme adjuvant l'eau salée ou chlorurée iodurée.

Anémie, paresse vaso-motrice de la peau; rachitisme. Surmenage, neurasthénie. Hypoazoturie, uricémie, arthritisme; goutte atonique, chronique; obésité (Robin).

Rhumatisme chez les scrofuleux et lymphatiques, exsudats rhumatismaux.

Exsudats divers, notamment les reliquats d'épanchements pleurétiques, à caractère torpide et indolents (contre-indications : sujets excitables, fièvre).

Affections chroniques de l'utérus et de ses annexes; métrites, exsudats, fibromes. Dans ce dernier cas, on obtient la diminution ou l'arrêt de la tumeur et l'atténuation des symptômes, hémorragies, douleurs. Augmentation du volume et de la forme de l'utérus par des inflammations chroniques; déplacements; période post-inflammatoire des exsudats péri-utérins.

Affections cardiaques, savoir : les névroses du cœur (palpitations) et les premières périodes des affections valvulaires.

Affections chirurgicales, spécialement celles du tissu osseux.

Dermatoses, notamment l'urticaire.

CONTRE-INDICATIONS. — Affections aiguës ou poussées aiguës d'une affection chronique. Affections cardiaques avancées, artério-sclérose. Cachexie diabétique, néphritique. Eczéma. Anémie pernicieuse. Neurasthénie irritable.

2ᵉ FAMILLE. — **Eaux chlorurées carbo-gazeuses.**

Hombourg, Kissingen, Nauheim, Salins-Moutiers, Soden.

Eaux très efficaces par l'action combinée des chlorures et de l'acide carbonique. Les unes froides (Kissingen), d'autres chaudes (Salins, Nauheim). Salins-Moutiers représente en France cette catégorie d'eaux. Elles sont fort employées pour l'administration interne du chlorure de sodium, l'acide carbonique les rendant spécialement agréables et faciles à digérer. Les *bains* pris dans ces eaux réunissent les propriétés de la balnéation chlorurée et de la balnéation carbo-gazeuse (voir p. 26). Ils sont plus excitants que les chlorurées sodiques simples et s'adressent plus spécialement au système nerveux et circulatoire. Ils sont donnés, comme les bains d'eau carbo-gazeuse, à une température plus basse que les bains salés simples.

INDICATIONS. — Convalescence, faiblesse. Paresse vasculaire de la peau. Affections de l'utérus et annexes. Rhumatismes chez les scrofuleux. Affections nerveuses, neurasthénie, névroses, paralysies traumatiques, hystériques. Enfin, affections cardiaques (Nauheim) ; dans ce dernier cas, ces bains sont administrés avec une grande prudence, en atténuant, suivant les cas, le degré de salure et surtout de gaz.

3ᵉ FAMILLE. — **Eaux chlorurées bicarbonatées sodiques.**

Châtel-Guyon, La Bourboule, Saint-Nectaire.

Ces eaux contiennent du chlorure de sodium et du bicarbonate de soude en quantité à peu près égale. Elles se rapprochent donc des bicarbonatées chlorurées. Leur spécialisation les a fait ranger plutôt dans la classe des chlorurées. Voir ces eaux pour leurs indications.

4ᵉ FAMILLE. — **Eaux chlorurées sulfatées.**

Brides, Cheltenham.

Les divers chlorures (sodium, magnésium) se trouvent

ici associés à une quantité considérable de sulfates (de chaux, soude). Les effets purgatifs de l'eau sont bien caractérisés, tandis que l'action altérante et tonique du chlorure de sodium s'atténue.

INDICATIONS. — Obésité, affections du tube digestif, pléthore abdominale, affections du foie, lithiase biliaire; métrite chronique, états congestifs des organes du petit bassin.

SEPTIÈME CLASSE

Eaux sulfureuses.

Eaux contenant de l'hydrogène sulfuré, ou un sulfure, tel que celui de sodium, calcium, potassium, ou encore ces deux éléments ensemble. D'une manière générale, ces eaux sont peu minéralisées et peu sulfurées. Apprécié en milligrammes de soufre, le titre de ces eaux s'élève depuis les plus faibles quantités (Eaux-Bonnes, 36 milligr.) jusqu'à 21 centigrammes (Challes).

Les eaux sulfureuses sont en général claires et incolores au griffon, mais elles se troublent souvent à l'air libre en devenant laiteuses, l'hydrogène sulfuré ou les sulfures se décomposant au contact de l'oxygène; il se produit alors un précipité de soufre en suspension dans l'eau. Une autre partie des sulfures se transforme peu à peu en sulfites, et enfin en sulfates.

Elles contiennent souvent une substance organique onctueuse, la *barégine*, qui s'attache et se développe en filaments dans les tuyaux, réservoirs, etc. Elle se compose des éléments organisés d'un schizomycète, la *Beggiatoa nivea*. Dans certaines stations, on emploie cette substance en fomentations.

Ces eaux ont un goût spécial d'œufs pourris; mais il est en outre tantôt amer, tantôt salin, suivant les sels en dissolution. Leur odeur est d'autant plus forte qu'elles contiennent plus d'hydrogène sulfuré libre.

Elles sont froides ou chaudes ; ces deux catégories renferment des eaux fortement chargées d'acide sulfhydrique eaux *hydrosulfurées*). Cependant, ce gaz n'atteint jamais l'importance de l'acide carbonique, bien qu'il soit très soluble dans l'eau (3,5 vol. à 10°); voici, en effet, les eaux les plus hydrosulfurées d'Europe : Enghien, 30 centimètres cubes de gaz, Schinznach, 35, Mehadia (Hongrie) 42, La Lenk, 44.

Elles sont pauvres en sels de tout genre, arrivent à 4 grammes comme maximum (Uriage excepté, avec 10 grammes, dont 6 de chlorure de sodium).

L'hydrogène sulfuré est l'élément actif de ces eaux; là où il n'est pas libre (sulfurées sodiques), il se produit dans le corps par décomposition des sels instables. Ce gaz, facilement résorbé par le sang (boisson, bain, inhalation), est un poison violent; il déplace l'oxygène des globules rouges en formant probablement une combinaison sulfurée avec le fer. Il ralentit le pouls; il augmente la bile, l'urée et les sulfates de l'urine : il constipe d'abord; plus tard, il amène la production de selles molles et verdâtres. Son action sur le système nerveux se traduit par la pesanteur de la tête, la tendance au sommeil, la fatigue.

L'hydrogène sulfuré est expulsé par toutes les voies, les reins (sous la forme de sulfates), la peau, les muqueuses respiratoire et digestive. C'est pendant cette expulsion qu'il a une action modificatrice sur les affections des muqueuses et de la peau. Son action substitutive, dit Durand-Fardel, a une tendance précise à se marquer vers la périphérie.

INDICATIONS DE L'ADMINISTRATION INTERNE. — *Premier groupe*, action de surface par élimination des composés sulfurés : catarrhes chroniques des muqueuses, du nez, du pharynx, de l'espace nasopharyngien, du larynx. Bronchite chronique, asthme. Tuberculose au début. Affections des voies urinaires, cystite. Affections de la peau.

Deuxième groupe, action altérante profonde : Pléthore abdominale, état hémorroïdaire, affections du foie. Empoisonnements métalliques, plomb, mercure. Lymphatisme, scrofule, syphilis.

CONTRE-INDICATIONS. — D'une part, les sujets très affaiblis, très anémiques, de l'autre, les malades très excitables doivent s'abstenir des eaux sulfureuses. Tuberculose éréthique, affections cardiaques, goutte, disposition aux hémorragies et aux congestions.

BAINS SULFUREUX. — Les bains d'eau sulfureuse sont administrés à une température en général voisine du point d'indifférence. Pour les eaux fortement hydrosulfurées, des mesures de ventilation sont nécessaires pour éviter les effets toxiques du gaz.

Ces bains agissent avant tout énergiquement sur la peau dont ils excitent les fonctions, soit par leur hydrogène sulfuré, soit par les sels en solution dans l'eau. On observe souvent sur la peau, après un certain nombre de bains, une *poussée* ou éruption plus ou moins forte (érythème, miliaire, furoncles). Ils ont aussi une action germicide sur les organismes parasitaires. Le gaz est résorbé par la peau et la muqueuse respiratoire et a une action sédative sur le système nerveux.

INDICATIONS DES BAINS SULFUREUX. — Affections rhumatismales chroniques; affections chirurgicales des os et des articulations, plaies à cicatriser, éliminations de balles, séquestres, corps étrangers; fistules chez des malades scrofuleux ou épuisés.

Dermatoses; eczémas chroniques en général, par production d'un état plus ou moins aigu qui guérit à son tour. Affections parasitaires, furonculose.

Syphilis. On donne des bains : 1° comme adjuvants du traitement antisyphilitique ; 2° comme pierre de touche, pour rappeler à la peau des syphilides chez un sujet supposé guéri ; 3° pour favoriser l'élimination du mercure.

Scrofule. Périodes tardives chez l'adulte, manifestations superficielles, résidus de scrofule du jeune âge.

Paralysies et névroses diverses, mêmes indications que les eaux thermales simples.

Pour les inhalations d'hydrogène sulfuré, voir p. 16.

1re FAMILLE. — Eaux sulfurées sodiques.

Amélie, Argelès-Gazost, Ax, Bagnères-de-Luchon, Barèges, Barzun, Cadéac, Cauterets, Challes, Eaux-Bonnes, Eaux-Chaudes, Heustrich, Labassère, Le Preste, Marlioz, Molitg, Olette, Penticouse, Saint-Sauveur, Vernet.

Ces eaux contiennent des sulfures à l'état instable, mais point d'hydrogène sulfuré, au griffon du moins. En général, elles renferment du sulfure de sodium. Ces sources, qui sont une spécialité de la région des Pyrénées, sont presque toutes très faiblement minéralisées (en général au-dessous d'un gramme). Plusieurs d'entre elles se trouvent à une altitude élevée, ainsi Luchon 628 mètres, Eaux-Bonnes, 748, Saint-Sauveur, 710, Cauterets, 1000, Barèges, 1280. Elles sont chaudes ou même très chaudes, 20°-66°, et très alcalines. Le sulfure de sodium s'élève au maximum à 77 milligrammes (Challes en a 35 centigr.). Pour quelques-unes d'entre elles (Amélie, Molitg, La Preste, etc.), ce sulfure est plus ou moins transformé en hyposulfite : ces eaux sont aussi moins chaudes (*eaux dégénérées*). Elles contiennent enfin beaucoup de barégine.

Les eaux sulfurées sodiques des Pyrénées sont excitantes, surtout au début de la cure ; l'excitation porte sur l'organisme en général, le système circulatoire, l'appétit, les fonctions de la peau : elles donnent parfois de la fièvre. Quelques-unes d'entre elles sont administrées avec une grande prudence, au commencement surtout. Cette action est due pour une part à l'altitude et à la température élevée de l'eau.

INDICATIONS. — On les conseille aux lymphatiques, aux scrofuleux, en les interdisant aux sujets excitables, éréthiques, goutteux.

Affections chroniques des muqueuses en général, surtout des *voies respiratoires*, catarrhe chronique du nez, du pharynx, du larynx, asthme, bronchite, hyperémie et congestion pulmonaires, reliquats post-inflammatoires de la bronchite, de la broncho-pneumonie. Premières périodes de la tuberculose pulmonaire. Affections des voies urinaires. Dermatoses.

2° FAMILLE. — **Eaux hydrosulfurées.**

Contiennent de l'hydrogène sulfuré libre et souvent en outre des sulfures. Ce sont les eaux sulfureuses les plus communes. Elles n'ont pas le caractère alcalin pro-

noncé qui distingue les sulfurées sodiques. Les remarques générales que nous avons faites au sujet des eaux
sulfureuses s'appliquent à ces eaux. Pour les indications
voir page 40. Deux sous-familles.

1re SOUS-FAMILLE. — **Eaux hydrosulfurées calciques.**

Aix-les-Bains, Allevard, Baden, Cambo, Enghien, Gurnigel, La
Lenk, Pierrefonds, Saint-Honoré, Schinznach.

Hydrogène sulfuré et sulfate de chaux, principalement.
Sulfure de calcium parfois. Eaux excellentes pour les
bains, plusieurs sont chaudes. On les boit aussi.

2e SOUS-FAMILLE. — **Eaux hydrosulfurées chlorurées.**

Acqui, Aix-la-Chapelle, Gréoulx, Lavey, Porretta, Saint-Gervais,
Uriage.

Chlorure de sodium en quantité parfois notable (jusqu'à
6 gr.), et hydrogène sulfuré libre ; la plupart chaudes.
Scrofule, dermatoses.

HUITIÈME CLASSE

Eaux ferrugineuses.

Eaux fort nombreuses. En réalité, la plupart des eaux
minérales contiennent une minime quantité de fer. Il a
donc fallu établir une limite à partir de laquelle une eau
est qualifiée de thérapeutiquement ferrugineuse, limite
arbitrairement placée par certains auteurs à 3 centigrammes pour le bicarbonate de fer. Les eaux ferrugineuses sont en général froides, et mêmes très froides
5-6° ; il y en peu de chaudes (Sylvanès, 36°, Barbotan, 38°,
Rennes, 51°). La plupart des eaux froides renferment
beaucoup d'acide carbonique. L'eau est incolore, a un
goût atramentaire assez bien déguisé par l'abondance de
l'acide carbonique. Deux familles.

1re FAMILLE. — **Eaux ferrugineuses bicarbonatées.**

Amphion, Barbotan, Bussang, Fideris, Forges, La Bauche, Lama lou, Luxeuil, Montrond, Orezza, Passugg, Pyrmont, Renlaigue, Rennes, Saint-Moritz, Schwalbach, Siradan, Spa, Sylvanès, Tarasp,

Elles contiennent du carbonate de fer dissous par l'acide carbonique à l'état de bicarbonate. Ce sel s'élève jusqu'à 20 centigrammes par litre. Parfois, une petite partie du fer est dissoute par les acides organiques crénique ou apocrénique. Ces eaux contiennent en outre divers sels, tels que bicarbonate de chaux, chlorure de sodium, sulfate de soude, bicarbonate de soude, etc. L'acide carbonique les rend agréables à boire. On les utilise aussi en bains dits *ferrugineux*, qui agissent par leur température et leur gaz (voir p. 26).

L'action de l'eau ferrugineuse à l'intérieur se compose de celle très importante de l'acide carbonique (voir p. 26) et de celle du fer. Plus il y a d'acide carbonique, mieux l'eau est digérée. Le fer est résorbé en partie, probablement sous la forme de peptonate. Une autre partie passe, telle quelle, au travers du tube digestif, où elle se change en sulfure et colore les fèces en noir. Le fer favorise la genèse des globules rouges du sang. Il a une action tonique et fortifiante, le poids du corps s'élève, l'urée augmente. La température du corps s'élève aussi de 0°,5 à 1°, les battements cardiaques sont plus fréquents (Kisch). La constipation est une conséquence de l'action styptique des sels de fer. Le traitement martial entrepris auprès des sources ferrugineuses a sur le traitement par les préparations pharmaceutiques, le grand avantage de mettre le malade dans les conditions hygiéniques les plus favorables pour sa guérison. En outre, l'hydrothérapie, les bains carbo-gazeux sont des adjuvants puissants.

Deux facteurs modifient l'action des eaux ferrugineuses : 1° les sels qui accompagnent le fer et dont quelques-uns, le bicarbonate, le sulfate de soude, par exemple, ont une action qui peut être prise en considération dans certains cas ; 2° l'altitude. Les stations très élevées, comme Saint-Moritz, possèdent, outre leurs eaux ferrugineuses, des propriétés globuligènes qu'elles doivent à l'altitude elle-même.

INDICATIONS. — Anémie sous toutes ses formes, essentielle ou secondaire. D'après Kisch, les anémies avec hypoglobulie jusqu'à 20 p. 100 sont rapidement guéries ; au dessus de ce chiffre, elles regagnent en six à huit semaines 1 million à 1 million 1/2 de globules, et cela d'une manière durable. Leucémie. Faiblesse. Affections nerveuses basées sur l'anémie. Affections du système génital, impuissance, spermatorrhée. Aménorrhée, stérilité. Avortements répétés.

CONTRE-INDICATIONS. — Celles du fer et celles de l'acide carbonique. Affections fébriles (sauf certains cas d'anémie pernicieuse avec fièvre), disposition à la congestion, phtisie hémorragique, affections cardiaques. Certains estomacs ne tolèrent pas les eaux ferrugineuses (acide carbonique, basse température).

2ᵉ FAMILLE. — Eaux sulfatées.

Auteuil, Levico, Passy, Roncegno.

Ces eaux sont moins nombreuses et moins en vogue que les précédentes, ce qui tient sans doute à leur goût désagréable et à leur moindre digestibilité. Elles renferment jusqu'à 4 grammes de sulfate de fer ; parfois, en outre, de l'alun, de l'acide sulfurique libre. Enfin plusieurs contiennent de l'arsenic en grande quantité (jusqu'à 20 centigr.). Elles sont en général claires, inodores et froides, incolores ou jaunâtres. Leur goût est astringent et désagréable, parfois à tel point qu'on ne peut les boire sans les diluer. Elles ne contiennent pas de gaz. On les emploie en bain et en boisson. Dans ce dernier cas, elles sont prises en petites quantités, surtout quand elles contiennent de l'arsenic. Elles sont bien supportées par l'estomac.

INDICATIONS. — Celles des bicarbonatées ferrugineuses ; en outre, elles s'adressent spécialement à l'anémie avec diarrhée chronique, où leur action styptique est fort utile (aussi chez les enfants ; athrepsie). Dans les cas d'anémie où le fer a échoué, sa combinaison avec l'arsenic, telle qu'elle existe dans ces eaux, se montre souvent efficace. Diarrhée chronique des adultes.

Bains: Action astringente sur la peau et les muqueuses.

Eaux lithinées, arsenicales, iodurées (1).

Eaux lithinées. — La lithine et ses sels sont de bons dissolvants de l'acide urique ; une partie de carbonate de lithine dissout 3,6 parties d'acide urique et le sel produit est fort soluble, ce qui est favorable à son évacuation par l'urine. Cependant, d'après certains expérimentateurs, la lithine prise à l'intérieur apparaît dans l'urine sous forme de chlorure de lithium ou de phosphate, de sulfate de lithine plutôt que sous celle d'urate. Quoi qu'il en soit, ce sel est prescrit ordinairement à la dose de 5 à 25 centigrammes plusieurs fois par jour. Les eaux minérales dites lithinées sont loin d'offrir ces quantités, même prises à haute dose. Elles contiennent en effet des proportions très faibles de lithine, soit sous la forme de bicarbonate, soit sous celle de chlorure de lithium. Eaux alcalines bicarbonatées avec bicarbonate de lithine : Obersalzbrunn, 1 centigramme, Soultzmatt, 2, Vals, 1 à 4, Saint-Nectaire, 57 milligrammes, Salvator, 12 centigrammes. Pour prendre des quantités appréciables de lithine, il faut donc absorber en outre plusieurs grammes de bicarbonate sodique, dont l'action dépasse de beaucoup celle des quelques centigrammes de lithine.

Eaux chlorurées sodiques ou bicarbonatées chlorurées renfermant du chlorure de lithium : Kissingen, 20 milligrammes, Châtel-Guyon 28, Martigny 30, Royal 35, Baden-Baden 53, Kreuznach 80, Santenay 92, Salzschlirf 21 centigrammes. Parmi ces eaux chlorurées, il en est qui sont si chargées de chlorure qu'on ne pourrait sans inconvénient les boire en quantité suffisante pour absorber une certaine quantité de lithine.

INDICATIONS. — Goutte, gravelle.

Eaux arsenicales. — L'arsenic se trouve à l'état d'arséniate dans un grand nombre d'eaux minérales, en général en très faible quantité. Mont-Dore 1 milligramme

(1) L'infiniment petite quantité de lithine, d'arsenic, d'iode que ces eaux contiennent ne permet pas de les réunir en une classe, qui serait d'ailleurs composée d'éléments trop disparates ; elles sont déjà réparties dans d'autres classes. C'est à un point de vue pratique que nous avons groupé les remarques suivantes.

Vichy, 2 milligrammes (arséniate de soude), Bussang 1 milligramme, Vals-Dominique 3 milligrammes (arséniate de fer), Royat, 1mgr,5 (arséniate de soude), Sylvanès, 16 milligrammes (arséniate de magnésie, de fer), La Bourboule, 28 milligrammes (arséniate de soude). Cette dernière eau est donc la plus arsenicale de toutes ; seules, certaines eaux ferrugineuses sulfatées contiennent de plus fortes quantités d'acide arsénieux combiné au fer ou à la soude, ainsi Levico, 8 milligrammes d'acide arsénieux, Roncegno 10 centigrammes d'acide arsénieux et 11 centigrammes d'arséniate de soude.

INDICATIONS. — Dystrophies constitutionnelles, dermatoses, asthme, tuberculose, névroses, fièvre intermittente.

Eaux iodurées. — L'iode se trouve, ainsi que le brome, dans certaines eaux chlorurées sodiques, sous la forme d'iodures de sodium, magnésium, calcium. Mais il y est toujours en petite quantité : Challes (eau sulfurée sodique), 12 milligrammes ; Wildegg, 28, Heilbronn 30, Hall (Autriche) 40; Bex (eau mère), 80. L'eau bicarbonatée calcique de Saxon contient jusqu'à 11 centigrammes d'iodure de calcium, malheureusement d'une façon intermittente. Ce sont là des doses thérapeutiques ; à Hall et à Heilbronn, on a constaté la présence de l'iode dans l'urine en faisant boire 150 grammes d'eau pendant quatre jours (c'est-à-dire 7 milligrammes d'iode par jour environ). A Bex et Lavey, on boit l'eau mère, ramenée par dilution au litre de 5 milligrammes d'iodure et 25 milligrammes de bromure de magnésium par litre, ou pure, à la dose de 1 à 6 cuillerées dans de l'eau minérale (Lavey).

INDICATIONS. — Les effets fondants et résolutifs de l'iode sont bien connus. Ils ont fait établir pour ces eaux les *indications* suivantes : exsudats rhumatismaux, goutteux. Exsudats dans le voisinage de l'utérus et de ses annexes. Métrite chronique. Fibromes. Scrofule des glandes, des os, des articulations. Hypertrophie des glandes lymphatiques. Goitre. Dermatoses scrofuleuses, lupus. Obésité. Syphilis tertiaire.

CONTRE-INDICATIONS. — Affections aiguës et inflammatoires, spécialement celles du tube digestif. Cachexies, anémies.

Eaux bromurées. — Le *brome*, malgré sa parenté avec l'iode, ne lui est point équivalent au point de vue thérapeutique. On ne peut confondre ces deux éléments ensemble, bien qu'on les rapproche toujours dans les analyses. Les bromures se trouvent dans certaines eaux chlorurées sodiques : Salins 30 milligrammes, Bourbonne, 65 milligrammes, eau de mer, 28 centigrammes, Salies, 47 centigrammes ; dans l'eau sulfurée de Challes, 3^{mgr},7, et en beaucoup plus forte proportion dans les eaux mères : Lons-le-Saunier, Bex 0^{gr},6 ; La Mouillère, 2^{gr},2 ; Kissingen, 2^{gr},5 ; Salins, 2^{gr},8, Kreuznach, 6^{gr},8.

CHAPITRE VI

BAIN DE MER.

Le bain de mer est un complexe indissoluble de trois éléments : le *climat maritime*, le *bain froid*, l'eau salée.

Climat maritime. — Il a les caractères suivants : forte pression barométrique, température moyenne plus basse mais plus régulière que celle de l'intérieur ; air très humide, très agité par les vents, très pur et salé. Cet air enlève au corps beaucoup de chaleur ; la nutrition, l'appétit sont stimulés. Mais il faut, pour en profiter, une certaine force de résistance, d'où les dangers du climat maritime pour les sujets trop faibles ou délicats. En général, on considère le climat maritime comme excitant.

Eau de mer. — Sa *température* est en été en moyenne : Manche 20° à 23°, golfe de Gascogne 23°, Méditerranée 22-26°, mer du Nord et Baltique 16-20°. Ces moyennes cachent de grandes variations journalières entre le matin et le soir.

Composition chimique. — Minéralisation moyenne entre 2 et 4 p. 100. Grandes différences suivant les mers : Baltique 14,5 ; mer du Nord 29 ; Atlantique 33, Méditerranée 36-38 grammes par litre.

Analyse de l'eau de la Méditerranée (Usiglio) :

Minéralisation totale......................	38.6
Chlorure de sodium......................	30.1
— de magnésium....................	3.3
— de potassium....................	0.5
Sulfate de chaux......................	1.3
— de magnésie....................	2.5
Bromure de sodium......................	0.5

L'eau contient en outre des matières organiques.

A l'embouchure des fleuves, l'eau est souvent moins salée.

L'eau de mer est parfois administrée à l'intérieur, chez les scrofuleux, après filtration ; elle purge légèrement et stimule la digestion (Voir *Eaux chlorurées sodiques*).

Bain de mer. — Bain froid avec lames. La lame varie beaucoup suivant les côtes (plus fortes sur celles de la Manche et de l'Atlantique que sur les rives de la Méditerranée), et suivant les plages (inclinaison, nature du fond, etc.), la configuration locale du rivage, etc. La lame augmente par son choc l'action excitante du bain froid et oblige le baigneur à un travail musculaire hygiénique. Elle a pour les sujets nerveux, pour les enfants un côté psychologique ; trop dure, elle crée chez ceux-ci des appréhensions qui retentissent sur l'état physique, troublent le bain et la réaction, et nuisent à la réussite de la cure.

CHOIX DE LA STATION. — Les bains du nord de la France, de la Normandie, ont une forte lame, une température plus basse, un climat plus humide que les bains de l'Atlantique et de la Méditerranée ; ils conviennent aux adultes et aux enfants qui ont une force de réaction suffisante et ont besoin d'être stimulés. Les stations du golfe de Gascogne, de la Loire à la frontière d'Espagne, ont un climat d'autant plus chaud et sédatif qu'on se dirige davantage vers le Midi, tout en ayant la lame et les vents de l'Océan. La mer Méditerranée est plus chaude, plus salée que l'Océan dont elle n'a pas les fortes lames. Son climat chaud, son air relativement tranquille, conviennent aux sujets délicats, excitables.

La nature de la plage a une importance capitale : la plage de sable est favorable au bain et au stationnement en plein air; il faut qu'elle n'ait pas une lame trop rude ou des courants dangereux par la marée. Plus l'inclinaison de la plage est faible, plus la lame est douce. Les plages de galets, souvent au pied des falaises, sont moins agréables, la lame est souvent plus dure. D'une façon générale, on trouve des plages de sable de Dunkerque à l'embouchure de la Somme, et le long du littoral de la Normandie, de la Bretagne et du golfe de Gascogne. Les plages de galets se trouvent sur le littoral de la Seine-Inférieure.

DURÉE DU BAIN. — En sa qualité de bain froid, il doit être court, de 2 à 5 minutes pour les premiers bains, plus tard, de 10 à 15 minutes.

On prend généralement de 14 à 21 bains. Pour les enfants spécialement, il ne faut pas abuser des bains, et les suspendre s'ils maigrissent au lieu d'engraisser, s'ils sont agités, dorment mal, etc.

ACTION PHYSIOLOGIQUE. — Le bain de mer bien supporté augmente l'appétit, améliore la nutrition, tonifie le système nerveux. L'organisme se fortifie par une meilleure assimilation. Il convient surtout aux sujets en bon état de nutrition et fatigue souvent au contraire les sujets délicats, maigres et chétifs. Pour ces derniers les bains d'eau de mer chauffée sont fort utiles ; on peut ainsi combiner pour eux l'action de la balnéation chlorurée et du climat maritime.

INDICATIONS. — Faiblesse générale, anémie, chlorose (contre-indication pour les grandes anémies, suite par exemple d'hémorragie). *Scrofule* ; sujets mous et gras, réagissant bien d'ailleurs, dont il faut avant tout remonter l'état général. Affections nerveuses, hypocondrie ; névralgies anémiques, migraine, dyspepsie nerveuse ; mais il faut qu'il y ait absence d'excitabilité pour que la cure réussisse ; ainsi certaines névralgies hystériques sont exaspérées par le bain de mer. Affections atoniques de l'appareil sexuel féminin, leucorrhée, aménorrhée, dysménorrhée, ménorragie, disposition à l'avortement.

CONTRE-INDICATIONS. — Sujets maigres et épuisés ; convalescence. Très jeunes enfants, vieillards. Disposition aux hémorragies. Rhumatisme. Eczéma. Affections cardiaques. Tuberculose. Épilepsie.

Il faut savoir renoncer à une cure de bains qui excite, amaigrit, fatigue le malade, lui enlève le sommeil, surtout s'il s'agit d'un enfant.

CHAPITRE VII

HYDROTHÉRAPIE.

On entend trop souvent sous ce nom l'application de la douche froide seulement. En réalité, l'hydrothérapie est la médication par l'eau employée sous toutes ses formes et à des températures variables (Beni-Barde); elle comprend donc aussi de nombreux procédés où l'eau chaude joue un rôle important, douches chaudes, écossaises, etc.

L'hydrothérapie froide est basée sur l'action physiologique de l'eau à basse température, telle qu'elle a été exposée à propos du bain froid, page 3 : action vive sur la peau, contraction des capillaires, suivie de relâchement (réaction), augmentation de la pression vasculaire, diminution du nombre des battements cardiaques; action excitante énergique sur le système nerveux, la nutrition. Mais la douche a une action mécanique plus énergique que le bain, par la projection de l'eau sous pression. Cette action est modérée dans les frictions, le drap mouillé, nulle dans les affusions.

Ce qui caractérise l'hydrothérapie froide, c'est, d'une part, le choc initial sur le système nerveux, de l'autre, les modifications vaso-motrices de la peau, la dilatation vasculaire de la réaction. A cette congestion de la surface correspond une ischémie interne efficace.

L'hydrothérapie chaude a pour but soit de préparer un sujet délicat à l'application du froid, soit d'exciter la sudation, ou d'exercer une action sédative et dérivatrice.

L'hydrothérapie a une action tonique sur toutes les fonctions, sur la nutrition ; le système nerveux en particulier reprend une nouvelle vigueur, les fonctions cérébrales sont plus intenses. Le poids du corps augmente en général (d'après Winternitz, chez 56 p. 100 des personnes soumises à un traitement hydrothérapique ; il diminue chez 30, et reste stationnaire chez 14 p. 100).

D'après Beni-Barde, l'action primitive de l'hydrothérapie est antiphlogistique, sédative, excitante, l'action secondaire est tonique ou reconstituante, dépurative, résolutive.

I. — PROCÉDÉS HYDROTHÉRAPIQUES

La forme de l'application de l'eau a une importance considérable ; chacun des procédés a ses particularités et son action spéciale.

§ Ier. — Applications immédiates de l'eau.

Lavages froids. — Procédé élémentaire, très doux ; action hygiénique sur la peau, faible sur le système nerveux ; stimulent les fonctions vasculaires et diaphorétiques du tégument. On les emploie souvent chez les fébricitants à peau sèche, fonctionnant mal.

Affusion. — Eau froide versée, au moyen d'un bassin, en nappe large et sans chute, sur le dos principalement. Procédé excitant ou sédatif suivant la température de l'eau, la durée de l'affusion. Le *col de cygne* est une variété de l'affusion : c'est un jet moins large et ayant plus de force de projection. Fièvres adynamiques ; mélancolie ; névropathies ; excitabilité médullaire, hyperesthésie spinale, ataxie locomotrice (Beni-Barde).

Bain froid. — En baignoire ou en piscine (celle-ci entre 6 et 12° ; durée de quelques secondes à 3-4 minutes). On le prend souvent après avoir été soumis à un procédé réchauffant, maillot humide ou sec, bain de vapeur. Dystrophies à caractère torpide, scrofule, obésité, syphilis, partout où l'on désire stimuler la nutrition, activer les échanges dans les tissus (Winternitz).

Demi-bain. — Procédé qui n'est pas assez connu ni assez apprécié. Le malade est placé dans une baignoire à demi remplie d'eau entre 10 et 28°; il est frotté par un baigneur tant' sous l'eau que hors de l'eau, en même temps que l'on pratique des lavages avec l'eau du bain. Durée, 3 à 6 minutes. Procédé très variable dans son action suivant sa température, sa durée, l'intensité des frictions. Anémie, affections du système nerveux, de l'abdomen, constipation, pléthore abdominale, affections utérines; moyen antithermique. Contre-indiqué dans les affections pulmonaires chroniques.

Douche. — Grande variété de formes : en pluie, en cercle, etc. La plus importante, c'est la douche mobile que le doucheur peut diriger et briser à son gré. La pression, durée, température de la douche varient *ad libitum*. On donne aussi des douches locales (hépatique, splénique, vaginale, périnéale, ascendante, etc). La douche froide doit toujours être courte.

Peu prolongée, la douche excite le système nerveux, les fonctions de la peau, stimule la nutrition. Elle peut être plus révulsive que tonique, si l'on fait naître une puissante congestion de la peau.

Affections nerveuses, anémie, paludisme, scrofule, disposition à la tuberculose; hyperémie des organes internes (foie, rate, etc.).

La *douche écossaise* se compose d'une douche chaude de 1 à 3 minutes, à 40-45°, suivie immédiatement d'une douche très froide et très courte (maximum 30 secondes). Dans la douche alternative, ces deux douches sont répétées plusieurs fois l'une après l'autre.

La douche écossaise est un excellent procédé, elle donne une réaction facile, et congestionne la surface d'autant plus que l'eau chaude est plus chaude et la différence de température avec la seconde douche plus considérable. Si l'on prolonge longtemps la douche chaude, on rend la douche écossaise sédative, calmante.

Rhumatismes musculaires, névralgies, sciatique, paresse vaso-motrice de la peau, faiblesse.

Bains de siège. — Calmants ou excitants, suivant leur forme.

Calmants : bain de siège chaud, 30-37°, prolongé une demi-heure à une heure et demie. (Douleurs abdominales, cystite douloureuse, coliques menstruelles (Winternitz); *bain de siège tempéré*, 20-25° (active la circulation dans le système de la veine porte ; utile dans l'hyperémie du foie, de la rate).

Excitants : bain de siège froid et court, à eau courante (anémie, faiblesse des organes génitaux de la femme, impuissance); *bain de siège écossais*, chaud, puis froid, (excitant et révulsif, décongestionne la région du bassin).

7. Bains de pieds à eau dormante, ou mieux encore courante, froids, 8-10°, ou écossais, alternatifs. Action décongestionnante sur la tête et la poitrine; constipation ; aménorrhée, dysménorrhée.

§ 2. — Applications médiates de l'eau.

Frictions froides avec un linge trempé dans l'eau; plus stimulantes, plus révulsives que le lavage froid.

Drap mouillé. — Drap plongé dans une eau plus ou moins froide, 8-20°, et plus ou moins tordu, que l'on jette sur le malade sortant du lit, et sur lequel on pratique soit des frictions énergiques, soit des tapotements avec la main à plat. Il enlève d'autant plus de chaleur qu'il est plus froid et plus mouillé. Excitant du système nerveux, surtout s'il contient peu d'eau et si les frictions sont énergiques ; sédatif, s'il est imbibé largement d'eau et s'il est appliqué par tapotement.

Maillot humide. — On enveloppe le corps en totalité ou en partie dans un drap mouillé avec de l'eau froide, puis dans une couverture. Après une réaction plus ou moins rapide, le corps se trouve dans un bain de vapeur à sa propre température. Calme le système nerveux, ralentit les battements cardiaques.

4. Compresses froides. — Tantôt on les renouvelle fréquemment, de manière à obtenir un effet antipyrétique et vaso-constricteur sur les régions subjacentes (*compresses calmantes*), tantôt on les laisse en place en les recouvrant de tissu imperméable. Dans ce cas, à la réaction primitive succède un bain de vapeur local avec hyperémie de la peau et effet révulsif, décongestionnant *compresses excitantes* ou de *Priessnitz*). Les compresses s'appliquent partout, surtout à la tête, au cou, à l'abdomen, aux mollets, etc.

5. Sac de Chapman, en caoutchouc, contenant de l'eau froide, de la glace, que l'on applique sur la colonne vertébrale. Moyen efficace pour diminuer l'excitabilité morbide de la moelle ; chorée, hyperkinésie. (Winternitz.)

§ 3. — Applications thermiques.

Elles sont faites tantôt pour élever la température du malade avant de le soumettre à un procédé à l'eau froide, afin que celui-ci soit mieux supporté, tantôt pour exciter la sudation. On se sert dans ce but de l'étuve à la lampe, où l'on chauffe le corps du malade dans une caisse qui laisse la tête à l'air libre, du bain d'eau chaude, du bain turc (air chaud 40-80°), du bain de vapeur ou russe (35-70°), du maillot sec. Ce dernier consiste dans l'enveloppement du corps dans des couvertures de laine ; on fait boire en même temps de l'eau froide ; on obtient ainsi une forte transpiration (perte de poids en une à deux heures, au minimum 900 grammes, Winternitz). Si la sudation est suivie d'une application froide, on choisit des procédés puissants et rapides, piscine, demi-bain, douche en pluie. La sudation est employée aussi pour accélérer les fonctions de la peau dans le rhumatisme, l'hydropisie, les dystrophies et cachexies.

II. — INDICATIONS ET CONTRE-INDICATIONS DE L'HYDROTHÉRAPIE

INDICATIONS. — Très nombreuses ; il est peu de maladies chroniques pour lesquelles on n'ait pas conseillé le traitement hydrothérapique : pyrexies, affections du système nerveux, congestion active vers la tête, le poumon, l'utérus, les organes abdominaux ; congestion passive de ces derniers ; exsudats rhumatismaux, goutteux, dans la peau, autour des articulations ; atonie, faiblesse générale, dystrophies, scrofule, anémie, chlorose, tuberculose au début ; syphilis ; rhumatismes ; affections chirurgicales, etc.

Beni-Barde énumère comme maladies atténuées par l'hydrothérapie, le rhumatisme, la goutte, l'herpétisme, la scrofule, l'albuminurie et le diabète ; comme guéries par l'hydrothérapie, l'anémie, la chlorose, la plupart des affections du tube digestif, les affections utérines, enfin et surtout les névroses. En outre, la fièvre intermittente, la dysenterie chronique, les empoisonnements miasmatiques.

CONTRE-INDICATIONS. — Affections aiguës et subaiguës en général ; poussées aiguës de maladies chroniques ; affections cardiaques, artério-sclérose ; affections pulmonaires ; pléthore, disposition à l'apoplexie ; vieillards, jeunes enfants (jusqu'à six à sept ans),

Il est important d'adapter le procédé hydrothérapique à la constitution du malade, point trop souvent méconnu. Les douches, les bains froids courts conviennent aux sujets lymphatiques, mous ; les températures moyennes, les lavages aux sujets éréthiques et excitables. Les anémiques, les sujets faibles produisant peu de chaleur doivent être soumis aux applications froides au moment où ils se lèvent, ou bien après avoir été réchauffés par une application de calorique (douche écossaise, bain chaud, etc.).

DEUXIÈME PARTIE

LES STATIONS BALNÉAIRES
DESCRIPTION, PROPRIÉTÉS ET INDICATIONS

Abano (Italie, province de Vénétie).
Eaux chlorurées sodiques chaudes.

ITINÉRAIRE. — Station de ch. de fer, ligne de Padoue à Bologne.
— ALTITUDE : 31 mètres. — SAISON : 1er juin au 30 septembre.

DESC. — A 10 kilomètres de Padoue, au pied des monts Euganéens, singulières collines volcaniques se dressant dans la plaine, à peu de distance de la mer.

CLIMAT. — Doux.

ÉTABL. BALN. — Il y en a plusieurs.

SOURCES. — Eaux thermales, 37.5° à 83.7°, chlorurées sodiques et gypseuses ; débit : 1100 mètres cubes par jour.

PROP. PHYS. — Eau claire, limpide, d'une saveur salée, répugnante.

COMP. CHIM. — Minéralisation totale, 6,5.

Chlorure de sodium......................	3.8
— de magnésium...................	0.20
Sulfate de chaux........................	0.95
Iodure de magnésium....................	0.02
Hydrogène sulfuré libre................	traces.

MODE D'EMPLOI. — Bains Applications sur la peau des boues argileuses imprégnées des sels des eaux. Inhations des gaz des sources.

INDICATIONS. — Rhumatismes ; paralysies, affections chirurgicales du système locomoteur. Dermatoses.

Acqui (Italie, province d'Alexandrie).

Eaux hydrosulfurées chlorurées chaudes.

ITINÉRAIRE. — Station de ch. de fer de la ligne Alexandrie-Savone.
— ALTITUDE : 140 mètres.

DESC. — Petite ville à 34 kilomètres au sud-est d'Alexandrie, au pied des Apennins.

CLIMAT. — Assez chaud pendant la saison des bains.

ÉTABL. BALN. — Trois.

SOURCES. — Plusieurs, fort abondantes ; la *Bollente*, 75.2°; sept autres entre 39 et 61°. Débit total : environ 5000 mètres cubes par jour.

COMP. CHIM. — Minéralisation totale 1,3.

Chlorure de sodium....................	0.60
— de magnésium, de calcium...	0.20
Sulfate de soude, magnésie, chaux...	0.39
Bicarbonate de fer....................	0.085
Hydrogène sulfuré....................	18 cent. cubes.

MODE D'EMPLOI. — Boisson, bains. Applications de *boues*, qui sont la spécialité d'Acqui. Les boues sont des argiles imprégnées des sels de l'eau et de substances organiques (sur 1000 parties, 5 de soufre, 25 de chlorure de sodium, 32 de substances organiques). Elles sont appliquées à une température de 42 à 50° sur le corps en couche de 4 à 5 centimètres d'épaisseur ; après une demi-heure à trois quarts d'heure, on enlève la boue et on termine par un bain simple. Bains de vapeur.

INDICATIONS. — Affections articulaires, rhumatismales ; arthrite chronique, déformante. Dermatoses. Scrofule. Empoisonnements métalliques chroniques (plomb, mercure). Syphilis.

Aix-en-Provence (France, Bouches-du-Rhône).
Eaux thermales simples.

ITINÉRAIRE. — Station de ch. de fer, ligne de Grenoble à Marseille.
— ALTITUDE : 180 mètres.

DESC. — Ville à 30 kil. au N. de Marseille; 27 000 habitants.

ÉTABL. BALN. — Bains à eau courante; piscines.

SOURCES. — Sources *Sextius* 34°, *Barral*, 21°.

Débit : 250 mètres cubes par jour.

COMP. CHIM. — Très faible minéralisation, 22 et 50 centigrammes au litre, principalement des carbonates de chaux et de magnésie.

INDICATIONS. — Eaux sédatives. Névroses, neurasthénie ; rhumatisme, névralgies, sciatique ; raideurs articulaires. Dermatoses. Affections de l'utérus.

Aix-la-Chapelle (*Aachen*) (Prusse, province de la Prusse Rhénane).

Eaux hydrosulfurées chlorurées chaudes.

ITINÉRAIRE. — Station de ch. de fer de la ligne Bruxelles-Cologne. — ALTITUDE : 173 mètres. — SAISON : Toute l'année.

DESC. — Ville de 95000 habitants, à 61 kilomètres à l'E. de Liège, dans une vallée, non loin des derniers contreforts des Ardennes.

CLIMAT. — Doux, agréable ; température moyenne de l'année, 10.2°.

ÉTABL. BALN. — Huit ; installations modernes. Douches, étuves, salles d'inhalations. Chauffage fait en hiver au moyen de l'eau thermale elle-même.

SOURCES. — Plusieurs fort abondantes : *Kaiserquelle* 55°, *Quirinusquelle* 49.7°, etc. Débit total : 600 litres environ à la minute. Température entre 45 et 55°.

PROP. PHYS. — Eau limpide, d'odeur hépatique, d'un faible goût salin.

COMP. CHIM. — Source *Kaiserquelle* : Minéralisation totale 4,0.

Chlorure de sodium............................	2.60
Bicarbonate de soude......................	0.95
Sulfate de soude........................	0.28
Sulfure de sodium........................ ...	0.013

Eau fort analogue à celle d'Uriage, mais beaucoup moins minéralisée.

MODE D'EMPLOI. — Bains ; inhalation, pulvérisation ; boisson de l'eau de la *Kaiserquelle* et d'une source ferrugineuse. Bains donnés à 35° et au dessus, comme fortement excitants, de 31 à 35° comme bains sédatifs.

INDICATIONS. — Rhumatisme et goutte chroniques ;

sciatique goutteuse, rhumatismale, syphilitique ; dermatoses (eczéma, acné, furoncles, prurigo, lupus, ulcères) ;
paralysies périphériques ; névrite multiple, affections
syphilitiques du système nerveux. La spécialité d'Aix-la-
Chapelle, c'est le traitement de la syphilis, en combinant
le traitement pharmaceutique avec les bains et la boisson
de l'eau thermale.

Aix-les-Bains (France, Savoie).
Eaux hydrosulfurées calciques chaudes.

ITINÉRAIRE. — Station de ch. de fer, ligne de Paris à Turin par
le Mont-Cenis. — ALTITUDE : 262 mètres. — SAISON : Mai à octobre;
établissement ouvert toute l'année.

DESC. — Ville de 5000 habitants, sur la rive droite du
lac du Bourget (à 2 kilomètres de ce lac), au milieu d'une
nature montagneuse et pittoresque. Environs charmants,
nombreuses excursions. A l'E. de la ville, le mont
Revard, 1554 mètres, dont on fait l'ascension par un chemin de fer à crémaillère. Au sommet, hôtels où l'on peut
faire un traitement par l'altitude.

CLIMAT. — Agréable, sédatif, doux; chaud en été. Juin
et septembre très favorables comme température.

ÉTABL. BALN. — Situé au pied de la colline où jaillissent les sources. Bains de baignoires, grandes et
petites piscines, douches avec massage; bouillons ou
étuves de vapeur; étuves à air chaud, bains de vapeur
généraux ou locaux (Berthollet). Salles d'inhalation, de
humage. Bains de pieds à eau courante.

SOURCES. — S. de *Soufre* 46.5°, d'*Alun* 45°.

Débit : environ 4000 mètres cubes en vingt-quatre heures.
Composition identique.

PROP. PHYS. — Eau limpide, onctueuse au toucher, d'une
saveur douceâtre, d'une odeur hépatique.

COMP. CHIM. — Minéralisation totale : 0,49.

Carbonate de chaux...............	0.18
Sulfate de chaux.................	0.10
Soufre à l'état d'hyposulfite.......	0.0031-0.0041
Acide carbonique libre...........	47 cent. cubes.
Hydrogène sulfuré libre..........	2 — —

Beaucoup de glairine et de matière organique. En résumé, eau très faiblement minéralisée.

MODE D'EMPLOI. — Bains, douches, étuves, inhalations. Pour la boisson, on emploie beaucoup l'eau de *Marlioz* (voir ce nom). Le secret de l'action des eaux git presque tout entier dans les excellentes installations et dans la perfection de la douche et du massage. La douche-massage est administrée par deux doucheurs qui massent en même temps. Après la douche, le malade, rapporté au lit dans une couverture, y traverse une période de sudation plus ou moins prolongée. Douches très variées comme forme et température. A 34° et au-dessous, elles sont sédatives; entre 37 et 40°, elles sont excitantes, accélèrent les battements du cœur et élèvent la température du corps. Dans l'*Enfer*, le malade est plongé dans une atmosphère de vapeur pendant qu'il a les pieds dans l'eau chaude et qu'il reçoit une douche. Les applications de vapeur se font sur la totalité du corps ou sur un membre enfermé dans un manchon de forme convenable.

ACT. PHYSIOL. — D'une façon générale, traitement stimulant, excitant par sa haute thermalité et ses moyens d'application. L'urée et l'acide urique augmentent très sensiblement, phénomène fort avantageux pour les arthritiques, rhumatisants, etc.

INDICATIONS. — Rhumatisme sous toutes ses formes, musculaire, articulaire, simple ou déformant. La goutte n'est pas une contre-indication absolue, spécialement si elle est liée au rhumatisme; elle exige seulement un traitement prudent (Blanc). Affections articulaires, après disparition des symptômes d'acuité, hydarthrose, arthrite chronique; affections chirurgicales, raideurs articulaires consécutives aux traumatismes; dans ce cas, le malade doit être envoyé à Aix aussitôt que possible; anciennes entorses, fractures, plaies par arme à feu. Sciatique. Maladies de la peau, arthritiques, scrofuleuses syphilitiques (Macé). Paralysies périphériques. Syphilis bains comme adjuvants du traitement antisyphilitique).

CONTRE-INDICATIONS. — Tendance à la congestion, à l'apoplexie, faiblesse extrême, affections cardiaques. Cependant, celles-ci ne sont pas une contre-indication absolue ; si elles sont de date récente, elles peuvent même être améliorées par un traitement rationnel.

Alet (France, Aude).
Eaux thermales simples.

ITINÉRAIRE. — Station de ch. de fer de la ligne de Carcassonne à Quillan. — ALTITUDE : 210 mètres.

DESC. — Petite ville à 36 kilomètres de Carcassonne, dans l'étroite vallée de l'Aude, entourée de montagnes assez élevées.

ÉTABL. BALN.

SOURCES. — Au nombre de quatre : S. des *Bains* 30°, du *Rocher*, S. *chaude* 20°, S. *ferrugineuse*, froide. Débit : 600 mètres cubes par jour.

COMP. CHIM. — Source des *Bains* : Minéralisation totale 0,64.

Bicarbonate de chaux........................	0.25
— de soude........................	0.20

MODE D'EMPLOI. — Boisson, bains, douches.

INDICATIONS. — En boisson, affections gastriques, dyspepsies, gastralgies, vomissements de la grossesse, chloro-anémie. Diarrhées alternant avec constipation. Gravelle.

En bains : dermatoses, affections utérines, sciatique.

TRANSPORT. — Eaux transportées.

Allevard (France, Isère).
Eau hydrosulfurée calcique froide.

ITINÉRAIRE. — A 10 kilomètres de la gare de Goncelin, ligne Grenoble-Chambéry. De Goncelin à Allevard, 1 heure 1/2 en voiture ; correspondance à tous les trains. — ALTITUDE : 465 mètres. — SAISON : 1er juin au 1er octobre.

DESC. — Petite ville industrielle dans une charmante vallée, dirigée du N.-E. au S.-O., arrosée par le Bréda et encadrée par de hautes montagnes. Environs pittoresques, nombreuses excursions.

CLIMAT. — Température moyenne de l'été plutôt élevée. 18° ; humidité moyenne 63 p. 100 ; nombre de jours de pluie, 25. Vents rares. Température variable à cause de la proximité des montagnes.

Établ. thermal. — A 400 mètres de la source, avec parc et buvette.

Source. — Jaillit au bord du torrent, température 24.2°. Débit : 373 mètres cubes par jour.

Prop. phys. — Eau claire, alcaline, avec une forte odeur et saveur d'œufs pourris ; se trouble à l'air en blanchissant.

Comp. chim. — Minéralisation totale 1,7.

Sulfate de soude......................	0.40
— de magnésie	0.25
— de chaux......................	0.22
Carbonate de chaux...................	0.30
Chlorure de sodium..................	0.55
Gaz libres : Hydrogène sulfuré..........	24.7 c. c.
Azote..................	41 —
Acide carbonique..........	97 —

En somme, eau faiblement minéralisée et fortement sulfureuse.

Mode d'emploi. — Boisson; bains ; douches. Douches pharyngiennes à 26-32°. Hydrothérapie. Inhalation froide dans de vastes salons au nombre de sept, pouvant contenir 45 à 50 malades. Au centre, un jet d'eau sulfureuse va se briser contre le plafond et retombe sur une série de vasques, abandonnant ainsi 95 p. 100 de son gaz à l'air. Inhalation chaude dans des salles à 28°, où les gaz de l'eau sont mélangées avec de la vapeur.

Act. physiol. — En boisson, l'eau stimule la digestion; elle est excitante et doit être bue avec précaution par les sujets éréthiques. Pour l'action des inhalations, voir page 16.

Indications. — Angines chroniques, pharyngite chronique granuleuse, catarrhe chronique des muqueuses de l'espace naso-pharyngien (douches pharyngiennes), laryngite chronique (pulvérisations). Les inhalations gazeuses froides conviennent, en outre, aux affections catarrhales chroniques de la muqueuse pulmonaire avec expectoration abondante, à la bronchite chronique, à la tuberculose avancée; les inhalations humides sont destinées aux

catarrhes sans expectoration avec toux sèche et pénible.
à l'asthme sec, à la laryngite et à l'angine chronique avec
symptômes subaigus et douloureux. Dans la tuberculose
pulmonaire, l'hydrogène sulfuré amène l'amélioration de
la toux, mais il ne possède pas une action bacillicide.

Bains : Dermatoses, eczéma, lichen, psoriasis (amélioration par suite du développement d'une poussée, bains
de deux heures). Scrofule, lymphatisme.

TRANSPORT. — Eau transportée.

Amélie-les-Bains (France, Pyrénées-Orientales).
Eaux sulfurées sodiques chaudes.

ITINÉRAIRE. — A 10 kilomètres de Céret, station de ch. de fer à
38 kilomètres au sud-ouest de Perpignan (Omnibus à tous les trains).
— ALTITUDE : 276 mètres. — SAISON : toute l'année.

DESC. — Petite ville sur un affluent du Tech, dans une
vallée entourée de hautes montagnes; au N.-O. s'élève
le Canigou, qui la protège contre le vent.

CLIMAT. — Doux; moyenne de l'hiver, 7-8°. Séjour
très agréable en cette saison; bains chauffés par circulation de l'eau thermale,

ÉTABL. BALN. — Trois établissements, deux civils, un
militaire, dont les installations sont remarquablement
complètes.

SOURCES. — Sources sulfureuses thermales 31 à 65°,
fort abondantes. Débit : 4000 mètres cubes par jour. Des
fontaines publiques donnent de l'eau chaude.

PROP. PHYS. — Eau limpide, mais blanchissant vite,
d'odeur et de saveur hépatiques.

COMP. CHIM. — Eaux très alcalines, moyennement sulfurées (10-13 milligrammes de sulfure de sodium), très
altérables. Analyse de la source le *Grand Escaldadou* :
Minéralisation totale 0,32.

Sulfure de sodium..........................	0.012
Silicate de soude...........................	0.012
Chlorure de sodium.........................	0.044

Beaucoup de glairine; matière organique.

MODE D'EMPLOI. — Boisson, bains, piscines à eau courante, douches, inhalations, pédiluves, pulvérisations,

bains de vapeur, etc. Les inhalations, très en faveur, se font dans des salles en communication directe avec les sources; la vapeur et le gaz qui s'en élèvent ont une température de 43°, celle des salles varie entre 18 et 24°.

Act. physiol. — Ces eaux agissent d'une manière excitante tant par leur sulfuration que par leur température élevée; la grande altérabilité du principe sulfureux leur donne toutefois un caractère moins énergique que celui des eaux des Hautes-Pyrénées.

Indications. — Affections des organes respiratoires, angine chronique, laryngite chronique, asthme, bronchite, phtisie à forme torpide. Vu son climat doux en hiver, Amélie peut être conseillée en cette saison pour un traitement sulfureux aux sujets délicats. Ces eaux conviennent aux malades lymphatiques, mous, scrofuleux. Indications communes aux autres eaux sulfureuses : rhumatismes, syphilis, dermatoses, affections chirurgicales.

Contre-indications. — Sujets éréthiques, excitables.

Amphion-les-Bains (France, Haute-Savoie).
Eau ferrugineuse.

Itinéraire. — Station du ch. de fer d'Evian, ligne de Bellegarde au Bouveret; d'Evian, 3 kil., tramway. Débarcadère des bateaux du lac Léman. — Altitude : 378 mètres.

Desc. — Établissement balnéaire sur la rive méridionale du lac de Genève; situation champêtre charmante. Ombrages.

Climat. — Tempéré, rafraîchi en été par les brises venant du lac.

Sources. — Source ferrugineuse froide, 8°. Débit : 4,5 lit. à la minute. Faiblement minéralisée, 0,35; contient un peu de fer et d'acide carbonique. Il existe en outre trois sources faiblement minéralisées alcalines, analogues à celles d'Evian (minéralisation totale, 0gr,48).

Andabre (France, Aveyron).
Eaux bicarbonatées sodiques ferrugineuses.

Itinéraire. — Station de ch. de fer de Saint-Affrique, terminus d'un embranchement de la ligne de Clermont à Béziers ; de là à Andabre, 25 kil. (2 h. de voiture). — ALTITUDE : 407 mètres.

ÉTABL.. THERMAL. — Hydrothérapie.

SOURCES. — La *Buvette* et les *Bains* 10,5°.

COMP. CHIM. — La *Buvette* : Minéralisation totale 2,5.

Bicarbonate de soude 1.80
— de chaux, de magnésie......... 0.50
— de fer....................... 0.065
Chlorures de sodium, magnésium, calcium.. 0.10
Acide carbonique libre.................... 600 cent. cub.

La source du *Bosc* est chlorurée sodique.

MODE D'EMPLOI. — Boisson, bains, douches.

INDICATIONS. — Ces eaux, à la fois bicarbonatées sodiques et ferrugineuses, conviennent aux dyspeptiques, aux estomacs délicats. Lymphatisme, anémie, chlorose, convalescence.

Apollinaris (Prusse, province Rhénane).
Eau bicarbonatée sodique gazeuse.

SOURCE. — L'eau d'Apollinaris jaillit à Ahrweiler, localité de la vallée de l'Ahr, affluent du Rhin sur sa rive gauche, entre Bonn et Cologne. Eau froide, contenant :

Carbonate de soude..................... 1.20
— de chaux, de magnésie......... 0.50
Chlorure de sodium..................... 0.40
Sulfate de soude....................... 0.30
Acide carbonique total................. 3.50

dont une grande partie libre.

TRANSPORT. — Exportée en grande quantité comme eau de table.

Arcachon (France, Gironde).
Bain de mer.

ITINÉRAIRE. — Station de ch. de fer à 56 kilomètres au S.-O. de Bordeaux. — SAISON d'été et d'hiver.

DESC. — Situé à l'entrée d'un golfe arrondi, communiquant avec l'Océan par une passe étroite. Plage de sable fin. Forêts de pins et de chênes sur les dunes, à proximité immédiate. Ville d'été au bord de la mer, ville d'hiver dans la forêt.

CLIMAT. — Chaud en été, les vents ne sont ni froids ni violents. En hiver, climat sédatif, moyenne 8°; peu de variations. Quantité de pluie considérable, mais sol sablonneux perméable à l'eau. Les forêts de pins brisent les vents et donnent à l'air des émanations résineuses.

INDICATIONS. — Le bain de mer a un caractère doux, la lame a perdu sa force et l'eau du golfe est plus chaude et plus salée que celle de la mer. Convient aux enfants délicats, aux sujets éréthiques et excitables, à ceux qui aiment une température élevée. Ne convient pas si l'on cherche avant tout les qualités toniques du bain de mer, le coup de fouet de la lame. En hiver, Arcachon est un séjour convenable pour les malades éréthiques, névropathes, asthmatiques, cardiaques; dans la laryngite, la bronchite chronique, la phtisie excitable. On a comparé son climat à celui de Pau, Venise et Pise.

Argelès-Gazost (France, Hautes-Pyrénées).
Eau sulfurée sodique froide.

ITINÉRAIRE. — Station de ch. de fer, ligne Lourdes-Pierrefitte, à 54 kilomètres au sud de Pau. — ALTITUDE: 466 mètres. — SAISON : 1er juin au 30 septembre.

DESC. — Petite ville dans la belle vallée du gave de Pau. Très étroite depuis Lourdes, cette vallée s'élargit en ce point pour se diviser ensuite, sa branche orientale conduisant à Barèges, l'autre à Cauterets.

CLIMAT. — Doux, l'abri que lui donne les hautes montagnes voisines lui assure aussi en hiver une température élevée.

ÉTABL. BALN.

SOURCES. — Les eaux sulfurées froides, 14-16°, jaillissent à Gazost et sont amenées à Argelès par une conduite de 17 kilomètres de longueur. Deux sources : la *Grande Source*, la *Source Noire*.

	G. Source.	Source Noire.
Minéralisation totale	0.26	0.52
Chlorure de sodium	0.16	0.38
Sulfure de sodium	0.01	0.023
Sulfure de calcium	0.02	0.011

En outre, des bromures et iodures alcalins (1 centigramme).

Mode d'emploi. — Boisson, bains, douches, pulvérisations, etc.

Indications. — Par leur basse température, ces eaux sont moins excitantes que les sulfurées sodiques chaudes. Elles doivent aux chlorures et iodures une action spéciale sur le lymphatisme et la scrofule. Affections des voies respiratoires, angine chronique, laryngite, bronchites chroniques ; affections de l'utérus et de ses annexes, de la peau. Le climat sédatif, sans trop de variations, convient aux tuberculeux, cardiaques, névropathes.

Transport. — Ces eaux, supportant bien le transport, sont exportées.

Aulus (France, Ariège).
Eaux sulfatées calciques froides.

Itinéraire. — A 30 kilomètres (3 heures de voiture) de Saint-Girons, station terminus de l'embranchement de Boussans, réseau du Midi. — **Altitude** : 776 mètres.

Desc. — Village dans les montagnes de l'Ariège, dans une vallée étroite et pittoresque, arrosée par le Garbet. Nombreuses promenades et excursions.

Climat. — Climat de montagne, tonique et fortifiant.

Établ. baln. — Deux.

Sources. — Quatre sources, sulfatées calciques froides, 17-20°, *Darmagnac, Bacquet, Calvet, Trois-Césars.*

Comp. chim. — Source *Darmagnac* : Minéralisation totale 2,58.

Sulfate de chaux	1.91
— de magnésie	0.22
Chlorure de sodium	0.04
Matière organique	0.0005

On a constaté l'arsenic à la dose de $0^{mgr},3$ par litre.

Mode d'emploi. — Bain, boisson.

Act. physiol. — Eau laxative, diurétique ; à forte dose, purgative. Elle a une action spéciale, stimulante sur la circulation abdominale.

INDICATIONS. — Affections du tube digestif, dyspepsie avec constipation, engorgement du foie ; pléthore abdominale, hémorroïdes ; affection du système urinaire, gravelle, cystite ; arthritisme, goutte (l'eau diminue l'acide urique). *Affections syphilitiques* (action tonique, excitation des phénomènes d'élimination).

TRANSPORT. — L'eau est exportée.

Auteuil (France, Seine).
Eau ferrugineuse sulfatée.

INÉRAIRE. — Auteuil est un faubourg de Paris.

ÉTABL. BALN.

SOURCE. — Eau sulfatée ferrugineuse froide, 12°, limpide, d'un goût atramentaire.

COMP. CHIM. — Minéralisation totale 3,20.

Sulfate de chaux..........................	1.70
— de magnésie de soude..............	0.39
— d'alumine et de protoxyde de fer.....	0.71
Arsenic.................................	traces.

MODE D'EMPLOI. — Boisson, bains, douches.
INDICATIONS. — Anémie, chlorose, faiblesse.
TRANSPORT. — L'eau d'Auteuil est transportée.

Ax-les-Thermes (France, Ariège).
Eaux sulfurées sodiques chaudes.

ITINÉRAIRE. — Station terminus d'une ligne de ch. de fer partant de Toulouse. — ALTITUDE : 720 mètres. — SAISON : 15 mai au 30 octobre.

DESC. — Petite ville à 124 kilomètres au S. de Toulouse, au confluent de trois torrents, dans une contrée montagneuse et pittoresque.

CLIMAT. — Tonique et fortifiant, grâce a l'altitude et au voisinage des montagnes.

ÉTABL. BALN. — Quatre.

SOURCES. — Une soixantaine de sources. Le sol est pour ainsi dire imprégné d'eau minérale ; plusieurs sources coulent sur la voie publique, d'autres servent aux usages domestiques.

PROP. PHYS. — Température 17-18°. Eau claire, d'une odeur hépatique ; elle devient bleue dans la baignoire en se troublant par le soufre précipité.

COMP. CHIM. — Source *Viguerie* : Minéralisation totale 0,26.

Sulfure de sodium......................	0.020
Silicate de soude......................	0.110
Chlorure de sodium....................	0.035
Matière organique (barégine)...........	0.045

MODE D'EMPLOI. — Boisson, bains, douches, étuves.

INDICATIONS (Garrigou). — Rhumatismes, surtout les cas anciens, invétérés ; scrofule torpide ; affections de la peau, surtout l'eczéma invétéré à forme atonique (en revanche, l'eau n'a pas beaucoup d'action sur le psoriasis).

Baden (Suisse, canton d'Argovie).
Eaux hydrosulfurées calciques chaudes.

ITINÉRAIRE. — Station de ch. de fer, ligne de Bâle à Zurich. — ALTITUDE : 382 mètres. — SAISON : Juin à octobre. Quelques bains sont aussi ouverts en hiver.

DESC. — Petite ville sur la Limmat, émissaire du lac de Zurich, au centre d'une cuvette formée par des montagnes peu élevées. Deux chaînons principaux laissent passer la rivière par un étroit défilé. Pays fertile, couvert de prairies, vignes.

CLIMAT. — Plutôt chaud en été. Les mois du printemps et de l'automne sont fort agréables.

ÉTABL. BALN. — Plusieurs, au sous-sol des hôtels.

SOURCES. — Les eaux sulfureuses jaillissent en dix-huit sources sur la rive droite de la Limmat (*Grands Bains*), et sur la rive gauche (*Petits Bains*). Débit total : 690 litres à la minute. Température 38.7° à 48.7° (source *Sainte-Verena*). Les plus importantes sources sont : la source *Heisser Stein*, 140 litres, de la *Limmat*, 120, d'*Ennetbaden*, 102.

PROP. PHYS. — Eau claire, inodore, d'un goût légèrement salé.

Comp. chim. — Minéralisation totale 4,0.

Sulfate de soude.....................	1.80
— de potasse.....................	0,12
Chlorure de calcium..................	1.34
— de sodium.....................	0.32
— de lithium.....................	0.02
Bicarbonate de magnésie..............	0.35
Acide carbonique libre...............	4.65 cent. cub.
Hydrogène sulfuré libre..............	0.65-1.60 cent. cub.

Eau très faiblement sulfureuse; elle contient aussi de l'arséniate de chaux, 0^{mgr},085 (d'après Wagner), et des filaments de glairine.

Mode d'emploi. — Boisson, bains, douches, étuves, inhalations de vapeur ou de gaz secs (dans ce dernier cas, essentiellement de l'acide carbonique). Bains prolongés parfois, jusqu'à deux heures par jour. Il se manifeste alors, vers la fin de la deuxième semaine, une poussée sous la forme d'une miliaire, accompagnée de symptômes généraux.

Act. physiol. — A l'intérieur, eau diurétique, diaphorétique, laxative à haute dose.

Indications. — Est avant tout un bain de goutteux et de rhumatisants. Rhumatisme articulaire et musculaire chronique, arthrite déformante, goutte chronique, atonique. Névralgies, tic douloureux, sciatique. Paralysies périphériques, paralysie faciale, saturnine. Affections hémorroïdaires greffées sur la goutte. Syphilis. Affections de la peau.

Les inhalations de vapeur et de gaz sont employées contre la bronchite chronique, l'asthme nerveux, la coqueluche, l'aphonie nerveuse. Le gaz pur est inhalé en cas de catarrhe chronique du pharynx, du larynx.

Contre-indications. — Les affections cardiaques valvulaires sans complications ne sont pas une contre-indication absolue, pourvu que le traitement soit fait avec ménagements.

Baden-Baden. — (Allemagne, grand-duché de Bade). *Eaux chlorurées sodiques chaudes.*

Itinéraire. — Station terminus d'un petit embranchement qui se détache à Oos de la ligne Bâle-Francfort. — ALTITUDE : 206 mètres. — SAISON : 1er mai au 31 octobre.

DESC. — Ville de 13000 habitants dans la Forêt Noire, dans la vallée de l'Oos, pittoresquement étagée sur les pentes, entourée de forêts de sapins. Charmantes promenades et excursions.

CLIMAT. — Doux, air calme, grâce à la ceinture de montagnes qui entoure la ville; assez humide (humidité relative 80,6 en juillet). Température moyenne annuelle 9-10°. Climat comparé à celui de Vevey, Méran et Venise.

ÉTABL. BALN. — Plusieurs bains dans les hôtels, et un grand établissement modèle.

SOURCES. — Une vingtaine. Débit : environ 1000 mètres cubes par jour. La principale source, l'*Ursprung*, jaillit sur la hauteur; son débit est d'un tiers du total.

PROP. PHYS. — Eau limpide, légèrement salée, inodore à peine gazeuse. Température : *Ursprung* 68.2° ; autres sources, 44-64°.

COMP. CHIM. — Eaux chlorurées sodiques faibles. Analyse sommaire de la source *Hauptstollenquelle* : Minéralisation totale 2,7.

Chlorure de sodium......................	2.00
— de calcium......................	0.16
— de lithium......................	0.053
Carbonate de chaux......................	0.16
Sulfate de chaux......................	0.20
Arséniate de chaux......................	0.0007

Ce dernier sel et le chlorure de lithium paraissent jouer un rôle important.

MODE D'EMPLOI. — Eau utilisée principalement en bains : la boisson joue un rôle secondaire ; on additionne souvent l'eau d'autres sels. Douches, bains de vapeur, de boue, inhalations, etc. Les bains de vapeur sont installés dans le voisinage immédiat de l'*Ursprung*.

ACT. PHYSIOL. — L'eau, à dose modérée, est apéritive, digestive et diurétique; elle est laxative à forte dose.

INDICATIONS. — Les bains s'adressent spécialement aux affections des organes locomoteurs, rhumatisme, affections articulaires, maladies fonctionnelles du système nerveux, névroses, parésie, paralysies, à la scrofule (forme éréthique), à la faiblesse, au diabète nerveux, goutteux. A l'intérieur, on administre l'eau dans les affections catarrhales chroniques des voies respiratoires, les dyspepsies, la pléthore abdominale. Le climat sédatif et doux convient aux affections des voies respiratoires, du larynx, aux cardiaques et aux névropathes.

Bagnères-de-Bigorre (France, Hautes-Pyrénées). *Eaux thermales sulfatées calciques.*

ITINÉRAIRE. — Station terminus d'une mbranchement naissant à Tarbes, sur le réseau du Midi. — ALTITUDE : 579 mètres. — SAISON 15 juin au 15 octobre.

DESC. — Ville de 12000 habitants, sur la rive gauche de l'Adour; une des plus agréables stations des Pyrénées. Abritée par des collines, sauf au nord où la vallée de l'Adour laisse passage au vent.

CLIMAT. — Agréable, vents faibles, humidité moins élevée que dans le reste de la région; mais aussi la chaleur y est plus forte que dans les stations de la montagne.

ÉTABL. BALN. — Deux.

SOURCES. — Très nombreuses (une trentaine), et fort abondantes; un des établissements reçoit à lui seul 900 mètres cubes d'eau par jour.

PROP. PHYS. — Eaux en général limpides, inodores (sauf les sulfureuses), d'un goût fade, peu salé.

COMP. CHIM. — Trois catégories d'eaux : 1° Sulfatées calciques (les plus nombreuses); 2° sulfureuses; 3° ferrugineuses.

SOURCES SULFATÉES CALCIQUES. — *Reine* 49.2°, *Dauphin* 43.3°, *Roc de Lannes* 46.1°, *Foulon* 36.5°, *Saint-Roch* 46.5°, *Yeux* 32.2°, *Salut* 33°, etc.

Analyse sommaire de la *Reine* : — Minéralisation totale 2,70.

Sulfate de chaux...........................	1.60
— de soude, de magnésie............	0.39
Carbonate de chaux......................	0.26
— de fer...........................	0.08
Chlorures de sodium, magnésium............	0.10

Le *Foulon* (2ᵍʳ,5 de minéralisation) et le *Salut* (2ᵍʳ,6) ont une composition analogue.

SOURCES SULFURÉES. — *Pinac* 18.7°, *Labassère* 13.8°. Celle-ci jaillit à 12 kilomètres de Bigorre où elle est transportée dans des récipients.

C'est une des sources les plus sulfurées des Pyrénées. Analyse sommaire : Minéralisation totale 0,48.

Sulfure de sodium.....................	0.046
Chlorure de sodium.....................	0.20
Barégine.....................	0.14

EAUX FERRUGINEUSES. — *Reine*, 8 centigrammes de carbonate de fer, *Dauphin* 11 centigrammes, *Roc de Lannes* 10 centigrammes.

Les sources *Salies*, *Dauphin*, *Roc de Lannes*, contiennent de 0ᵐᵍʳ,18 à 0ᵐᵍʳ,3 d'arséniate de soude.

MODE D'EMPLOI. — Boisson, bains, douches, inhalations, etc.

ACT. PHYSIOL. — Eaux classées en sédatives, intermédiaires et excitantes. *Foulon* et *Salut* sont spécialement sédatives; *Reine*, *Dauphin*, *Saint-Roch*, très chaudes, sont très excitantes ; *Reine* et *Lasserre* sont laxatives et même purgatives (Filhol) Les eaux sont d'autant plus excitantes qu'elles sont plus chaudes. A l'intérieur, l'eau est bien digérée ; elle est diurétique, laxative, stimule la digestion. Les bains excitants donnent de l'agitation, de l'insomnie, enlèvent l'appétit, font naître des symptômes de congestion, céphalalgie, bourdonnements d'oreille, dureté du pouls. Les bains sédatifs favorisent le jeu normal des fonctions circulatoires et respiratoires, sont diurétiques, augmentent l'appétit et ne congestionnent pas.

INDICATIONS. — Rhumatismes subaigus et chroniques, névralgies, sciatique; anémie, chlorose ; affections du système nerveux avec asthénie et état irritable, névroses, neurasthénie, paralysies (Lacoste). Dermatoses, eczéma, acné. Le *Salut* convient spécialement aux affections des femmes compliquées de nervosisme, métrites, dysménorrhée. A l'intérieur, les eaux sont utiles par leur action laxative (*Reine*, *Lasserre*) dans les dyspepsies, les affections du tube digestif, du foie, et par leur action diurétique dans la gravelle, l'uricémie. L'eau de *Labassère* s'adresse aux affections des voies respiratoires.

TRANSPORT. — L'eau de *Labassère* est transportée.

Bagnères-de-Luchon (France, Haute-Garonne).
Eaux sulfurées sodiques chaudes.

ITINÉRAIRE. — Station terminus de l'embranchement de Montrejeau, ligne de Bordeaux à Toulouse. — ALTITUDE : 628 mètres. — SAISON : 15 juin au 15 octobre.

DESC. — Ville de 4500 habitants, au confluent de la vallée de la Pique, venant du S. et de l'Arboust venant de l'O. La vallée de Luchon a une direction N.-S. De hautes montagnes la ferment de tous côtés sauf à l'O. Du côté du S.-O., la ville est adossée à la montagne de Superbagnères d'où jaillissent les sources. Station balnéaire très fréquentée ; quartier neuf couvert de constructions élégantes. Charmantes promenades et belles courses dans les environs.

CLIMAT. — Doux, mais avec de prompts et fréquents changements de température, dus sans doute au voisinage des montagnes. Vents du S. et du S.-O. les plus fréquents. Humidité moyenne.

ÉTABL. BALN.

SOURCES. — Fort nombreuses, 40-50, température 17° à 68°. On les a réunies en 19 sources principales. Débit total : 330 mètres cubes par jour environ.

PROP. PHYS. — Eau limpide, alcaline ; odeur et saveur d'œufs couvés ; s'altère promptement à l'air en blanchissant par précipitation du soufre.

COMP. CHIM. — Eaux sulfurées sodiques faiblement minéralisées, 26 centigrammes. Température et litre en sulfure de sodium de quelques sources :

	Temp.	Sulf. de sod.
Bordeu	53.6	0.07
Reine	55.8	0.056
Bosquet	36.8-44	0.05
Grotte	57	0.05
Richard	50.4	0.04
D'Étigny	48.3	0.035
Blanche	47	0.03
Ferras sup	34	0.005

Sulfure de sodium......................	0.056
Sulfate de soude......................	0.022
— de chaux......................	0.032
Chlorure de sodium......................	0.067
Silicates de chaux, magnésie et alumine..	0.016
Matière organique (barégine, sulfurine)...	traces.

L'eau de Luchon est très facilement altérable : les sulfures se changent dès la sortie du griffon en sulfites et hyposulfites alcalins.

Mode d'emploi. — Boisson, bains, piscines à natation, douches, gargarismes, pulvérisations ; inhalations des gaz recueillis sur les sources ; étuves placées au-dessus des sources et creusées dans la montagne même.

Act. physiol. — Prise à l'intérieur, l'eau est excitante, et cet effet se porte surtout sur les muqueuses et la peau ; il se fait sentir aussi sur le système circulatoire et nerveux. Il y a d'ailleurs à Luchon toute une gamme de sources, les unes fortes, les autres douces, permettant de doser l'effet excitant. L'inhalation de l'air des piscines, des étuves, etc., imprégné d'hydrogène sulfuré et de vapeur d'eau, est aussi un moyen thérapeutique sédatif, efficace dans les affections des voies respiratoires.

Indications. — D'une façon générale, la médication stimulante et excitante de Luchon s'adresse aux sujets lymphatiques, torpides, scrofuleux. Rhumatisme articulaire chronique et ses conséquences, contractures, atrophies ; scrofule torpide dans toutes ses modalités ; affections chroniques non tuberculeuses des voies respiratoires, bronchite chronique, laryngite chronique, asthme, pharyngite chronique, granuleuse ; anciennes plaies, suites de traumatismes ; dermatoses pustuleuses ou suintantes, eczéma, ecthyma, acné, lupus. Paraplégie. Syphilis, soit pour révéler une syphilis cachée ou supposée guérie, soit comme adjuvant du traitement spécifique.

Le humage des vapeurs sulfureuses a une grande importance pour le traitement des affections des voies respiratoires.

Luchon possède encore plusieurs sources ferrugineuses et une source alcaline excellente dans la goutte et la gravelle.

CONTRE-INDICATIONS. — Sujets excitables à constitution éréthique et nerveuse ; affections aiguës et inflammatoires, tuberculose éréthique ; sujets congestifs et pléthoriques.

TRANSPORT. — L'eau s'exporte, bien qu'elle soit altérable.

Bagnoles-de-l'Orne (France, Orne).
Eaux thermales simples.

ITINÉRAIRE. — Station de ch. de fer, ligne de Paris à Granville, embranchement de Briouze. — ALTITUDE : 163 mètres. — SAISON : 15 mai au 1er octobre.

DESC. — Village dans une vallée étroite et rocheuse, à peu de distance de grandes forêts. Le pays environnant, la Suisse normande, est couvert de bois et présente de nombreux sites pittoresques.

CLIMAT. — Tempéré.

ÉTABL. BALN. — Dans un parc traversé par la rivière la Vée.

SOURCE. — La source tiède, 27-29°, dite la *Grande Source*, qui est la seule source thermale de l'ouest de la France, est fort abondante (600 mètres cubes en 24 heures).

PROP. PHYS. — Eau limpide, sans saveur, ayant une faible odeur sulfureuse, onctueuse au toucher (barégine).

COMP. CHIM. — Minéralisation totale 0,13.

Chlorure de sodium.............	0.06
Silicates.....................	0.02
Phosphate de chaux.............	0.02
Arséniate de soude.............	traces.
Hydrogène sulfuré libre.........	1.2 cent. cube.

MODE D'EMPLOI. — Boisson, bains de baignoire, de piscine (grande piscine à natation). Hydrothérapie. On utilise aussi deux sources ferrugineuses.

ACT. PHYSIOL. — L'eau augmente l'appétit, facilite la digestion, l'assimilation ; elle est diurétique.

INDICATIONS. — A l'intérieur, l'eau est prescrite dans les dyspepsies atoniques et flatulentes, la gravelle, la goutte. Les bains sont utilisés dans les rhumatismes, rhumatisme nerveux, névralgies ; la convalescence ; l'atonie et la faiblesse générale ; la phlébite, les dermatoses ; les névroses, l'hystérie et les paralysies, les affections chirurgicales.

Bagnols (France, Lozère).
Eaux hydrosulfurées calciques chaudes.

ITINÉRAIRE. — A 38 kilomètres de la gare de Villefort, ligne de Paris à Nîmes par Clermont. — ALTITUDE : 860 mètres. — SAISON : 1er juin au 15 septembre.

DESC. — Village dans la vallée étroite du Lot, sur le versant septentrional des monts de la Lozère.

CLIMAT. — Doux, chaud en été ; il doit au voisinage des montagnes la possibilité de variations assez étendues.

SOURCES. — Au nombre de 6 ; température entre 35° et 41.6°.

PROP. PHYS. — Eau limpide, incolore, d'une forte odeur hépatique, onctueuse au toucher.

COMP. CHIM. — Analyse sommaire : Minéralisation totale 0,61.

Bicarbonate de soude......................	0.22
— de chaux......................	0.07
Chlorure de sodium......................	0.11
Hydrogène sulfuré libre......................	1.5 cent. cub.

MODE D'EMPLOI. — Boisson ; surtout bains chauds, 35-40° ; bains de piscine à 40°, courts et suivis d'une sudation au lit. Inhalations des vapeurs de l'eau; étuves (41-42°).

ACT. PHYSIOL. — Prise à l'intérieur, l'eau est stimulante, excite l'appétit, donne de la constipation ; elle accélère les mouvements cardiaques, est diurétique et diaphorétique. Les bains chauds sont fortement excitants et congestionnants ; la cure amène au bout de quelques jours une crise, lassitude, embarras gastrique, parfois avec fièvre.

INDICATIONS. — Rhumatismes chroniques de tout genre. Dermatoses, affections utérines. Plus spécialement, les affections cardiaques, les lésions valvulaires. Les bains favorisent la guérison des lésions cardiaques, empêchent le retour d'accès aigus ou subaigus, sans amener d'accidents dans la circulation (Bourrillon).

CONTRE-INDICATIONS. — Affections cardiaques à la période aiguë ou à celle de la cachexie.

Bains (France, Vosges).
Eaux thermales simples.

ITINÉRAIRE. — Station du ch. de fer de l'Est, sur la ligne d'Épinal à Lure. — ALTITUDE : 306 mètres. — SAISON : 15 mai au 15 septembre.

DESC. — Petite ville dans un vallon boisé, au pied du versant occidental des Vosges.

CLIMAT. — Celui d'une vallée près des montagnes, c'est-à-dire tempéré, mais variable, ayant une grande amplitude de l'excursion thermométrique journalière.

ÉTABL. BALN. — Deux.

SOURCES. — Onze sources, débitant 288 mètres cubes par jour. Température 30 à 50°.

COMP. CHIM. — Minéralisation très faible.

Analyse sommaire de l'une des principales sources, la *Grosse Source*, 50° : Minéralisation totale 0,30.

Sulfate de soude..........................	0.11
Chlorure de sodium.......................	0.08
Silice	0.06
Carbonates alcalins.	0.03

MODE D'EMPLOI. — Boisson, bains, douches. Bains de baignoires, ou de piscines à eau courante, pouvant contenir 40 à 60 baigneurs ; dans ce dernier cas, le bain est souvent prolongé.

ACT. PHYSIOL. — L'eau prise à l'intérieur, est apéritive, diurétique et diaphorétique. Parfois, elle amène, au bout de quelques jours, de l'embarras gastrique.

INDICATIONS — Bains, ayant des eaux à diverses températures, possède à la fois les indications de la méthode balnéaire excitante et de la méthode sédative. D'une part, les rhumatismes, névralgies, paralysies anciennes ; de l'autre, les affections nerveuses, la neurasthénie, les myélites chroniques, les états irritatifs de tout genre, les affections utérines compliquées de phénomènes nerveux. A l'intérieur, l'eau est conseillée dans la dyspepsie gastralgique.

CONTRE-INDICATIONS. — Elle ne doit pas être administrée à l'intérieur dans les affections gastriques ou intestinales inflammatoires et aiguës.

Balaruc (France, Hérault).
Eaux chlorurées sodiques chaudes.

ITINÉRAIRE. — Station de ch. de fer à 6 kilomètres au nord de Cette, ligne de Cette à Montbazin. Bateaux à vapeur depuis Cette. — SAISON : 1er mai au 1er octobre.

DESC. — Village situé au bord de l'étang de Thau, avec une vue pittoresque sur Cette.

CLIMAT. — Chaud en été, tempéré toutefois par des brises régulières soufflant de la mer, pendant le jour, de la terre pendant la nuit. Mai, juin, septembre et octobre sont les mois les plus favorables.

ÉTABL. BALN.

SOURCES. — Trois, dont la principale, la source des *Romains*, a un débit de 450 mètres cubes par jour.

PROP. PHYS. — Température : Romains 47.8º, les autres sources 12º et 19º. Eau limpide, inodore, salée, légèrement amère.

COMP. CHIM. — Eau des *Romains :* — Minéralisation totale 10,3.

Chlorure de sodium......................	7.0
— de magnésium...............	0.88
Sulfate de chaux......................	1.00
— de potasse......................	0.15
Bicarbonate de chaux, magnésie........	1.04
Chlorure de lithium....................	0.007
Acide carbonique, azote et oxygène, ensemble...........................	100 cent. cubes

MODE D'EMPLOI. — Boisson, bains, douches, gargarismes, pédiluves. On ajoute parfois au bain de l'eau mère des salins de Villeroy, à la dose de 1 à 10 litres.

BOUES. — Se préparent avec la vase extraite de l'étang de Thau, déposée pendant plusieurs mois dans le courant de l'eau thermale. Utilisées en applications locales d'une épaisseur variable, suivis d'un bain simple. Il n'est pas donné de bain entier de boues.

ACT. PHYSIOL. — A l'intérieur, l'eau excite les fonctions de la digestion ; elle doit à sa thermalité un effet excitant sur la circulation et sur la diaphorèse. A haute dose, elle est laxative et dérivative. Les bains sont toniques et excitants.

INDICATIONS. — Scrofule torpide. Rhumatisme chronique, névralgies rhumatismales, sciatique. Balaruc a une spécialité fort ancienne dans le traitement des affections nerveuses, sans symptômes d'éréthisme ou de congestion : hémiplégies, paraplégies essentielles, conséquence de la diathèse rhumatismale, syphilitique, de la chlorose, d'une intoxication. Ataxie locomotrice, atrophie musculaire progressive. Quant aux paralysies d'origine organique, hémorragique, le traitement par les eaux chaudes de Balaruc, classique autrefois, doit être fait avec prudence, longtemps après l'accident primitif, et seulement chez les sujets qui ne sont ni congestifs, ni artério-scléreux. Fibroïdes de l'utérus (balnéation, douches vaginales à faible pression à 47°).

CONTRE-INDICATIONS. — Balaruc étant essentiellement tonique et stimulant, ne convient pas chez les sujets éréthiques, excitables.

TRANSPORT. — Ces eaux sont transportées.

Barbotan (France, Gers).
Eaux ferrugineuses et sulfureuses chaudes.

ITINÉRAIRE. — A 30 kilomètres de Mézin (correspondance, 2 heures et demie), station de ch. de fer de l'embranchement de Nérac, réseau du Midi. — ALTITUDE : 80 mètres. — SAISON : 1er juin au 1er octobre.

ÉTABL. BALN.

SOURCES. — Nombreuses, avec un débit de 300 mètres cubes par jour : *Buvette* 32.5°, *Piscine* 33.7°, *Bains chauds*, 35°.

PROP. PHYS. — Eau limpide, d'une saveur douceâtre ou hépatique.

COMP. CHIM. — Minéralisation totale 0,13.

Carbonate de chaux......................	0.021
— de fer......................	0.031
Chlorures de sodium, magnésium.........	0.020
Silice, barégine......................	0.020
Hydrogène sulfuré......................	faib. quant.

MODE D'EMPLOI. — Spécialité : bains de boues provenant d'un terrain tourbeux et mélangées avec l'eau minérale dans une piscine où les bains se prennent en commun. La piscine est à une température de 36° au fond, 26° à la surface.

INDICATIONS. — Rhumatismes, affections articulaires.

Barèges (France, Hautes-Pyrénées).
Eaux sulfurées sodiques chaudes.

ITINÉRAIRE. — A 19 kilomètres (2 heures et demie de voiture) de la station de Pierrefitte, terminus de l'embranchement de Lourdes, réseau du Midi. — ALTITUDE : 1232 mètres. — SAISON : 1er juin au 1er octobre.

DESC. — Village dans la vallée étroite du Gave de Bastan, qui se détache à Luz de la vallée du Gave de Pau pour se diriger vers l'est. Le village est échelonné sur une longue rue montante le long de la rive gauche du Gave. Nombreuses promenades et belles excursions dans les montagnes.

ÉTABL. BALN.

CLIMAT. — Assez rude, par suite de l'altitude et du voisinage des hautes montagnes, dont quelques-unes couvertes de neige éternelle; variations étendues de la température, même au cœur de l'été. Le thermomètre dépasse rarement 25°. L'air d'altitude est un adjuvant efficace de la cure balnéaire.

SOURCES. — Dix sources sulfurées sodiques chaudes, comptant parmi les plus fortes et les plus efficaces des Pyrénées, mais aussi parmi les plus excitantes. Débit : 170 mètres cubes par jour.

PROP. PHYS. — Eau limpide, ayant une faible odeur hépatique, d'une saveur fade, d'un toucher onctueux. L'eau s'altère difficilement à l'air, elle ne blanchit pas, ne se trouble pas. Température et sulfuration des principales sources :

Sources :	Temp.	Sulf. de sod.
Tambour.........	45°	0.010
Entrée...........	44	0.037
Polar...........	36	0.034
Bain Neuf........	37	0.023
Le Fond..........	36	0.024
Dassieu..........	35	0.023

Sulfuration et température marchent donc de pair.

Comp. chim. — Eau du *Tambour* : — Minéralisation totale 0,30.

Sulfure de sodium	0,04
Chlorure de sodium	0,09
Silicates de soude, chaux, magnésie	0,09
Substance organique	0,06

Cette dernière est la *barégine* signalée ici pour la première fois, et qui n'est autre chose qu'une algue, la *Beggiatoa nivea*.

Mode d'emploi. — Boissons, bains, douches, gargarismes. La faible quantité d'eau fait qu'on emploie surtout les douches et les bains de piscine (à 36°); ceux-ci sont prolongés. La douche principale a peu de chute et constitue une véritable étuve sulfureuse très efficace. Les eaux des douches et baignoires alimentent les piscines.

Act. physiol. — A l'intérieur, l'eau est excitante, accélère le pouls, excite la diaphorèse, amène l'insomnie; elle stimule l'appétit, mais parfois fait naître à la longue de la constipation, de l'embarras gastrique. Les bains sont de même excitants, déterminent une stimulation pouvant aller jusqu'à un léger mouvement fébrile; on observe parfois de la poussée sur la peau. Bien dosée, cette action modifiante, excitante, fait la caractéristique du traitement de Barèges.

Indications. — Scrofule, surtout les affections profondes des os et des articulations. *Suites de lésions traumatiques*, blessures de guerre, plaies, fistules, corps étrangers cachés dans la profondeur. Affections chirurgicales, engorgements après les entorses, fractures, affections articulaires. Dermatoses scrofuleuses. Cachexie, syphilitique. Paralysies fonctionnelles, rhumatismales, saturnines; mercurialisme.

Contre-indications. — Goutte, tuberculose pulmonaire affections cardiaques et vasculaires, disposition aux congestions et aux hémorragies. D'une façon générale, affections des voies respiratoires et du système nerveux où l'on craint l'excitation.

TRANSPORT. — Peu altérables, ces eaux sont transportées.

Barzun (France, Hautes-Pyrénées).
Eau sulfurée sodique chaude.

ITINÉRAIRE. — Source utilisée à Luz. Luz est à 13 kilomètres de Pierrefitte (1 heure et demie en voiture), station terminus de l'embranchement de Lourdes, réseau du Midi. — ALTITUDE : 739 mètres.

DESC. — Luz, petite ville dans la vallée du Gave de Pau, au point où la route de Barèges se dirige à l'est le long du Gave de Bastan.

CLIMAT. — Tempéré, avec variations assez fortes en été à la suite de la proximité de montagnes élevées.

ÉTABL. BALN.

SOURCE. — La source *Barzun* jaillit à peu de distance de Barèges; elle a été amenée à Luz en 1881 par une conduite de 7 kilomètres de longueur.

PROP. PHYS. — Température au griffon 30°, à Luz 4-5° de moins. Débit : 100 mètres cubes par jour.

COMP. CHIM. — Minéralisation totale 0,39.

Sulfure de sodium.....................	0,020
Chlorure de sodium.....................	0,04
Silicate de soude.....................	0,10
Carbonates alcalins.....................	0,03
Sulfates de soude, potasse.....................	0,20
Azote.....................	26 cent. cubes,
Barégine:.....................	abondante.

MODE D'EMPLOI. — Bains, boisson, douches, pulvérisations, etc.

INDICATIONS. — Barzun est plus sédative que Barèges. On la conseille dans les affections à forme excitable, jointes au nervosisme. Catarrhe des muqueuses des voies respiratoires; dermatoses humides, subaiguës, plaies, ulcères.

TRANSPORT. — Cette eau est transportée.

Bath (Angleterre, comté de Somerset).

ITINÉRAIRE. — Station de ch. de fer, à 168 kilomètres à l'ouest de Londres. — ALTITUDE : 10 m. — SAISON : Toute l'année, surtout de mai à octobre.

Desc. — Ville de 60 000 hab., dans la charmante vallée de l'Avon.

Climat. — Doux, vents froids brisés par des collines.

Établ. baln. — Quatre.

Sources. — Trois, fort abondantes, 2225 mètres cubes par jour; température 40°, 47.2° et 48.8°.

Prop. phys. — Eau limpide, inodore, d'une saveur légèrement saline et atramentaire.

Comp. chim. — Source du *King's bath* : Minéralisation totale 2,00.

Sulfate de chaux............................	1.10
— de soude, potasse..............	0.33
Carbonate de chaux........................	0.12
Chlorures de sodium et magnésium.....	0.38
Acide carbonique libre...............	95 cent. cubes.

Les autres sources ont la même composition.

Mode d'emploi. — Bains, douches, douche-massage, boisson. Installations pour la douche-massage, les bouillons, les douches de vapeur Berthollet, établies à l'instar d'Aix-les-Bains.

Indications. — Avant tout la goutte et le rhumatisme chronique et subaigu. Affections de l'utérus; paralysies, névralgie, sciatique; affections des organes respiratoires, affections chirurgicales. A l'intérieur, dans les catarrhes de la vessie et la goutte. Bath est un Aix anglais.

Battaglia (Italie, province de Vénétie).
Eaux chlorurées sodiques chaudes.

Itinéraire. — Station du ch. de fer de Bologne à Padoue. — Altitude : 8 mètres. — Saison : Ouvert toute l'année.

Desc. — Village dans la plaine au pied des monts Euganéens, à 45 kilomètres au S.-O. de Venise.

Établ. baln. avec un parc où jaillissent les eaux chaudes non utilisées.

Sources. — Quatre : *Sainte-Hélène*, du *Jardin*, du *Parc*, de la *Grotte*. Température, 58.5° à 71.2°.

Comp. chim. — Minéralisation totale 2,36.

Chlorure de sodium.....................	1.57
— de potassium, calcium..........	0.12

Sulfate de chaux.......................... 0.48
Iodure de sodium..........................) traces.
Bromure de magnésium......................)

On a rapproché ces eaux de celles de Baden-Baden.

MODE D'EMPLOI. — Boisson, bains, inhalations. Applications locales des boues thermales, mélange d'argile et de matières végétales. Étuve naturelle dans une grotte dans les rochers d'où jaillissent les sources, remplie de vapeurs à 47°.

INDICATIONS. — Rhumatisme, goutte, paralysie, affections articulaires chroniques. Les bains de vapeur de la grotte sont particulièrement efficaces.

Bauche (La) (France, Savoie).
Eau ferrugineuse.

ITINÉRAIRE. — A une demi-heure en voiture de la gare de Lépin-Aiguebelette, ligne de Lyon à Chambéry par Saint-André-le-Gaz. — ALTITUDE : 600 mètres. — SAISON ; 15 mai au 1er octobre.

DESC. — Établissement balnéaire situé sur le flanc d'une montagne élevée, à proximité des forêts, dans un site charmant, avec un air très pur.

SOURCE. — Eau ferrugineuse bicarbonatée froide, 12°. Minéralisation totale, 0,72.

Bicarbonate de fer..................... 0,11
Crénate de fer......................... 0,03
Bicarbonates de chaux, potasse, magnésie, 0,39
Acide carbonique libre................. 18 cent. cubes.

En résumé, eau fortement ferrugineuse.

MODE D'EMPLOI. INDICATIONS. — Boisson, bains. Malgré sa faible teneur en acide carbonique, elle est bien tolérée par l'estomac et bien digérée. Anémie, chloro-anémie, etc.

TRANSPORT. — Eau transportée ; elle se conserve très bien.

Berck-sur-Mer (France, Pas-de-Calais).
Bain de mer.

ITINÉRAIRE. — Station de ch. de fer, embranchement de Verton, ligne de Paris-Calais.

DESC. — Situé sur la Manche, dans la portion du littoral qui se dirige du N. au S. entre Boulogne et l'embouchure de la Somme. Belle plage de sable.

L'Assistance publique y a fait construire un grand hôpital pour enfants scrofuleux. La position de Berck, en plein dans la zone du Gulf-Stream, a pour conséquence que la température du rivage est élevée même en hiver, ce qui permet aux malades de rester en plein air pendant la plus grande partie de cette saison (Bergeron).

Bain de mer plutôt excitant, la température n'étant jamais fort élevée et la lame étant forte.

Bex (Suisse, canton de Vaud).
Eaux chlorurées sodiques froides.

ITINÉRAIRE. — Station de ch. de fer, ligne de Lausanne à Brigue. — ALTITUDE : 435 mètres. — SAISON : Mai à octobre.

DESC. — Village de la plaine du Rhône, sur la rive droite, à 20 kilomètres du point où ce fleuve se jette dans le lac Léman. Il est adossé au N. et à l'E. à de hautes montagnes ; à l'O. se dressent les montagnes de la Savoie ; au S. s'ouvre la vallée du Rhône. Pays fertile, couvert de vergers, noyers, prairies. Forêts de châtaigniers.

CLIMAT. — Doux et sédatif. Les vents sont brisés par les montagnes, sauf celui du sud. Chaleur de l'été assez élevée, mais tempérée par la fraîcheur du matin et du soir. L'automne est une saison admirable.

ÉTABL. BALN. — Deux grands établissements ; installations balnéaires dans plusieurs hôtels. Hydrothérapie.

SOURCES. — Les eaux chlorurées sodiques sont obtenues par lixiviation des roches salées des salines voisines. Il existe aussi une source salée, dite de *Sainte-Hélène*, utilisée autrefois pour les bains. L'eau mère provient de l'exploitation industrielle des salines.

PROP. PHYS. — L'eau est claire, non gazeuse, d'un goût salé et amer. L'eau-mère est visqueuse, transparente, jaunâtre, d'une saveur âcre.

COMP. CHIM. — Les eaux de lixiviation ont une minéralisation totale de 19 à 22 p. 100. Analyse de l'eau de *Sainte-Hélène*, de composition analogue :

Minéralisation totale 170,0.

Chlorure de sodium........................	156.0
— de potassium, magnésium........	3,6
Sulfate et carbonate de chaux et de magnésie.............................	8.2
Chlorure de lithium......................	0.012
Iodure et bromure de magnésium.........	0.014
Ammoniaque, mat. organiques...........	1.4

Analyse de l'*eau mère* : Minéralisation totale 292,5.

Chlorure de magnésium	142,8
— de sodium......................	33,9
— de calcium	40.3
— de potassium................	38.6
Sulfate de soude...	35.4
Iodure de magnésium.................	0.08
Bromure de magnésium.................	0.65

Une source *chlorurée sodique sulfurée* froide est utilisée à titre d'adjuvant : Minéralisation totale 2,9.

Chlorure de sodium....................	2.3
Sulfure de calcium.....................	0.05
Hydrogène sulfuré libre..............	14.5 cent. cubes.

MODE D'EMPLOI. — L'eau salée est administrée en bain par addition à un bain d'eau douce d'une quantité déterminée de la solution saline. Plus tard, on ajoute s'il y a lieu l'eau mère, plus excitante et plus énergique que l'eau salée. On arrive à des bains titrant 4-5 p. 100 de sel, puis 6-8, enfin 10 p. 100 (Exchaquet).

L'eau sulfureuse est utilisée en bains, boisson, pulvérisations, etc.

L'eau mère, convenablement diluée, est administrée à l'intérieur.

ACT. PHYSIOL. — L'eau mère est favorable à l'usage interne, parce que les combinaisons à base de sodium et de potassium font les 36 p. 100 de sa minéralisation. Elle constipe à faible dose, purge à haute dose.

INDICATIONS. — Avant tout, la scrofule. L'eau mère a une action énergique et convient aux sujets torpides, pâteux. Exsudats pleurétiques chroniques, sans fièvre. Affections utérines, métrites, périmétrites, exsudats péri-utérins, fibroïdes, qui diminuent ou cessent d'augmenter. En résumé, puissante médication chlorurée; le climat sédatif et doux tend à corriger ce que le traitement chloruré pourrait avoir de trop excitant. Cure de raisins en automne.

TRANSPORT. — L'eau mère est transportée.

Biarritz (France, Basses-Pyrénées).
Bain de mer.

ITINÉRAIRE. — Station du ch. de fer du Midi, ligne de Bayonne à Irun. — SAISON : Mai à novembre.

DESC. — Petite ville de 8 500 hab., pittoresquement étagée sur une falaise haute de 40 mètres, au fond du golfe de Gascogne. Trois magnifiques plages de sable fin : *Côte des Basques*, avec de très fortes lames; *Port-Vieux*, où la lame est brisée par les rochers; *Côte des Fous*, lame d'intensité moyenne.

CLIMAT. — Assez doux pour que Biarritz soit devenu une station d'hiver. Violents vents du large.

ÉTABL. BALN. — Thermes salins nouvellement installés.

INDICATIONS. — On peut choisir la plage suivant la force du sujet : les enfants et les sujets délicats iront au *Port-Vieux*, les malades plus résistants iront sur les autres plages. Les vents, la lame, la forte salure de l'eau rendent cette station éminemment tonique.

Bilin (Autriche-Hongrie, Bohême).
Eau bicarbonatée sodique.

ITINÉRAIRE. — Station de ch. de fer d'un embranchement de la ligne Dresde-Aussig-Nuremberg.

ÉTABL. BALN. — A peu de distance de la ville.

SOURCES. COMP. CHIM. — Eau bicarbonatée sodique forte, froide, 12°,3. Analyse de la source *Joseph* : Minéralisation totale 6,4.

Bicarbonate de soude................	4.2
de chaux, magnésie........	0.6

Sulfate de chaux........................	0,8
Chlorure de sodium.....................	0,3
Acide carbonique libre.................	735 cent. cubes

INDICATIONS. — Celles des eaux bicarbonatées sodiques (Voir *Vichy, Vals*).

TRANSPORT. — Cette eau est transportée sur une grande échelle.

Birmenstorf (Suisse, canton d'Argovie).
Eau sulfatée magnésienne.

DESC. — A peu de distance de Schinznach.

SOURCE. — L'eau minérale est un produit de lixiviation de roches gypseuses. Eau limpide, non gazeuse, amère.

COMP. CHIM. — Minéralisation totale 31,5.

Sulfate de soude......................	16.5
— de magnésie.....................	12.0
Chlorure de magnésium................	0.30
Bicarbonate de chaux.................	1.20

ACT. PHYSIOL. — Purgatif sûr, efficace à faible dose.

TRANSPORT. — Eau transportée seulement.

Blankenberghe (Belgique, prov. de la Flandre-Occidentale).
Bain de mer.

ITINÉRAIRE. — A 15 kil. au N.-O. de Bruges, à laquelle elle est reliée par un chemin de fer. — SAISON : Juin à septembre.

DESC. —Bain de mer à la mode, rivalisant avec Ostende. Belle plage de sable fin sur la mer du Nord. Lame forte. Bains d'eau de mer chauffée. Bonnes installations balnéaires.

Bormio (Italie, province de la Valteline).
Eaux thermales simples.

ITINÉRAIRE. — A 71 kilomètres de Sondrio (diligence, 7 heures et demie). Sondrio est terminus d'un ch. de fer partant de Colico, sur le lac de Côme. — ALTITUDE : 1435 m. — SAISON : juin à septembre.

DESC. — Village situé sur la grande route qui conduit de la Valteline à Méran par le col du Stelvio.

CLIMAT. — De haute altitude, avec amplitude thermométrique journalière considérable, et variations étendues de la température.

ÉTABL. BALN. — Deux ; les anciens bains se trouvent près des sources, dans les rochers ; les nouveaux bains, plus bas, sont situés sur une terrasse avec belle vue.

SOURCES. — Cinq sources chaudes, 39°, avec un débit de plus de 1000 mètres cubes par jour.

COMP. CHIM. — Minéralisation totale 1,0.

Sulfate de chaux...........................	0.48
— de magnésie......................	0.25
Bicarbonate de chaux......................	0.17

MODE D'EMPLOI. — Bains, boisson, inhalations. Les boues des sources sont employées en applications locales.

INDICATIONS. — Rhumatisme, goutte, dermatoses, affections des femmes, hystérie. Pour l'efficacité des eaux, Flechsig classe Bormio entre Louèche et Plombières.

Boulogne-sur-Mer (France, Pas-de-Calais).
Bain de mer.

ITINÉRAIRE. — Station du ch. de fer du Nord.

DESC. — Ville de 40 009 hab. sur la Manche, à l'embouchure de la Liane, étagée sur des collines et divisée en ville haute et ville basse. Plage de sable fin très étendue, peu inclinée. Lame forte.

CLIMAT. — Variable, fréquemment de la pluie ou de la brume. Les deux parties de la ville constituent deux stations différentes, les sujets délicats trouvent dans la vieille ville un air plus doux et moins agité que dans l'autre.

ÉTABL. BALN. — Bains d'eau de mer chauffée, hydrothérapie marine.

SOURCE. — Il existe une source d'eau ferrugineuse avec 31 centigrammes de carbonate de fer.

INDICATIONS. — Ne convient qu'aux malades à réaction facile et peu susceptibles de s'enrhumer, aux lymphatiques, aux scrofuleux à forme torpide, aux chloro-anémiés réagissant facilement et n'ayant aucun symptôme morbide du côté du poumon (Campardon).

Boulou (Le) (France, Pyrénées-Orientales).
Eau bicarbonatée sodique.

ITINÉRAIRE. — Station de ch. de fer, ligne de Perpignan à Céret. — ALTITUDE : 81 mètres. — SAISON : 1er mai au 15 octobre.

DESC. — Village sur la rive gauche du Tech, dans une plaine fertile, tout près de la frontière espagnole.

ÉTABL. BALN.

SOURCES. — Bicarbonatées sodiques, au nombre de quatre, froides, 15-20.° Débit faible.

PROP. PHYS. — Eau limpide, inodore, d'une saveur alcaline déguisée par le goût piquant de l'acide carbonique.

COMP. CHIM. — Source du *Boulou* : Minéralisation totale 6,9.

Bicarbonate de soude...............	3,7
— de chaux, magnésie........	1.9
Chlorure de sodium.................	0.8
Acide carbonique libre..............	1210 cent. cubes.

La source *Saint-Martin* contient 5gr,9 de bicarbonate sodique. La source *Sorède* 5 centigrammes de bicarbonate de fer.

MODE D'EMPLOI. — Bains, douches et surtout boisson.

INDICATIONS. — Celles des eaux bicarbonatées sodiques (Voir *Vals*, *Vichy*) ; il faut noter que ces sources sont froides.

Bourbon-Lancy (France, Saône-et-Loire).
Eaux chlorurées sodiques chaudes.

ITINÉRAIRE. — Station de ch. de fer sur l'embranchement de Gilly, ligne de Moulins à Mâcon. — ALTITUDE : 240 mètres. — SAISON : 15 mai au 15 septembre.

DESC. — Ville à 50 kilomètres à l'est de Moulins, sur le flanc oriental d'une colline, au pied de hauts rochers rochers granitiques. Du côté du midi, la plaine s'étend jusqu'à la Loire; au nord-est s'élèvent les premiers contreforts des monts du Morvan.

CLIMAT. — Tempéré et doux; la chaleur n'est pas excessive; variations de la température peu étendues.

ÉTABL. DALN.

SOURCES. — Au nombre de cinq, très abondantes, 100 mètres cubes par jour : *Limbe* 56°, *Saint-Léger* 46°, *Valois* 46.3°, *Reine* 50° et *Descure* 53.6°.

PROP. PHYS. — Eau limpide, sans odeur, d'un goût fade.

COMP. CHIM. — Les sources ont à peu près la même composition : Minéralisation totale 1,82.

Chlorure de sodium............................	1.30
Bicarbonates alcalins..........................	0.30
Sulfates de potasse, soude....................	0.12
Silice...	0.07
Arsenic...	0.0001

Ce sont donc des eaux chlorurées faibles se rapprochant des eaux thermales simples.

MODE D'EMPLOI. — Boisson, mais surtout bains de baignoires et de piscine à eau courante; douches, bains de vapeur. Grande piscine à natation. Inhalation.

Dans les bassins de réfrigération, on trouve une conferve verte employée en applications locales.

ACT. PHYSIOL. — Prise à l'intérieur, l'eau stimule l'appétit, accélère la digestion, augmente les sécrétions du tube digestif; elle est laxative et diurétique; elle a une action excitante sur les systèmes circulatoire et nerveux.

INDICATIONS. — Eaux thermales auxquelles le chlorure de sodium donne des qualités toniques. Les bains sont excitants ou sédatifs, suivant leur température. Lymphatisme et scrofule; rhumatisme chronique, nerveux; arthrite rhumatismale, rhumatisme noueux, d'Heberden (ces deux formes rebelles sont améliorées); sciatique rhumatismale; affections chroniques de l'utérus et de ses annexes, métrites, exsudats péri-utérins. Paralysies. Affections chirurgicales.

CONTRE-INDICATIONS. — Affections cardiaques.

Bourbon-l'Archambault (France, Allier).
Eaux chlorurées sodiques chaudes.

ITINÉRAIRE. — Station de ch. de fer, ligne de Moulins à Cosne. — ALTITUDE : 270 mètres. — SAISON : 15 mai au 15 septembre.

DESC. — Ville de 4000 habitants, à 26 kilomètres à l'O. de Moulins, dans la vallée de la Burge. Pays accidenté, plusieurs collines autour de la ville. Belles forêts, charmantes excursions.

CLIMAT. — Tempéré.

ÉTABL. BALN. — Récemment construit.

SOURCES. — Source *Chaude*, 52° ; débit : 1200 mètres cubes par jour.

PROP. PHYS. — Eau claire, inodore, d'un goût salé, contenant des bulles de gaz.

COMP. CHIM. — Minéralisation totale 4,3.

Chlorure de sodium............................	2.2
Bicarbonates de soude, magnésie, chaux..	1.3
Silicates............................	0,63
Sulfates alcalins............................	0.24
Crénate de fer............................	0.01
Acide carbonique libre............................	150 cent. cubes.

On boit aussi l'eau de la source *Jonas*, froide, 12.8°, ferrugineuse et laxative : Minéralisation totale 0,97.

Silicates de chaux, d'alumine..............	0,50
Bicarbonate de soude......................	0.20
Carbonate et crénate de fer..............	0.04

L'eau de *Saint-Pardoux* (voir ce nom) est transportée à Bourbon-l'Archambault, pour servir d'eau de table.

MODE D'EMPLOI. — Bains, douches, piscines à eau courante. Après le bain, le malade doit rester au lit et y transpirer un certain temps. Eau bue à titre d'adjuvant.

ACT. PHYSIOL. — A l'intérieur, l'eau est diurétique ; elle n'est pas purgative, elle constipe même. L'eau de la source *Jonas* est diurétique, purgative, en même temps que reconstituante.

INDICATIONS. — Celles des eaux chlorurées sodiques, mais la température élevée de l'eau des douches fait que cette station convient aux sujets mous, atoniques.

scrofule des glandes, tissu cellulaire, os. Rhumatisme
articulaire, musculaire, chez les sujets lymphatiques,
scrofuleux ; rhumatisme noueux. Sciatique. Affections de
l'utérus et de ses annexes. La spécialisation de Bourbon
s'est faite depuis longtemps sur les paralysies suites
d'apoplexie cérébrale, dans la période voisine de l'accident initial. Le traitement consiste en pareil cas en
bains chauds, bains de jambe, douches sur les membres
paralysés, ventouses et eau de *Jonas* à dose purgative.
Paralysies rhumatismales ou essentielles.

Bourbonne-les-Bains (France, Haute-Marne).
Eaux chlorurées sodiques chaudes.

ITINÉRAIRE. — Station de ch. de fer de l'embranchement de Vitry,
ligne de Chaumont à Vesoul. — ALTITUDE : 272 mètres. — SAISON :
15 avril au 15 octobre.

DESC. — Petite ville située sur le versant méridional
des monts Faucilles, à 30 kilomètres à l'E. de Langres
et à peu près à la même latitude que cette ville. Se
trouve dans le vallon de la Borne, tributaire de la Saône,
à peu de distance des forêts.

CLIMAT. — Tempéré, mais doit au voisinage des montagnes et des forêts une certaine humidité et des variations brusques de la température.

ÉTABL. BAINS. — Deux établissements, l'un civil, l'autre
militaire.

SOURCES. — Chlorurées sodiques très chaudes, entre
42.8° et 65.5°. Puisées par des pompes dans des forages
profonds ou jaillissant spontanément (sources de la
Place, du *Puisard*, de l'*Hôpital militaire*). Débit : 600 mètres
cubes par jour.

PROP. PHYS. — Eau limpide, inodore; saveur amère ;
elle est peu gazeuse.

COMP. CHIM. — Minéralisation totale 7,3.

Chlorure de sodium	5.2
Sulfate de chaux	1.4
Chlorures de calcium, potassium, magnésium.	0.33
— de lithium	0.088
Bromure de sodium	0.064

En résumé, eau de concentration moyenne. On utilise aussi une eau ferrugineuse des environs (source *Larivière*) et une eau sulfatée calcique froide (source *Maynard*).

MODE D'EMPLOI. — Surtout en bains, douches; boisson (moyen adjuvant). Bains donnés à une température élevée. Douches très actives, chaudes, et se donnant sur une sorte de lit après le bain. Douches de vapeur, étuves, applications locales de boue.

ACT. PHYSIOL. — Prise à l'intérieur, l'eau constipe quand elle est chaude, mais est laxative si on la prend froide. Elle excite l'appétit, la digestion, l'action du cœur ; elle est diurétique et diaphorétique. Au bout de quelques jours, elle fait naître parfois un embarras gastrique.

INDICATIONS. — Par leur haute thermalité et leur mode d'emploi, ces eaux sont fort actives, excitantes et reconstituantes. *Scrofule*, rhumatisme chronique, syphilis. Affections du système nerveux, paralysies périphériques ; rhumatismales ; traumatiques ; paralysies d'origine cérébrale où la lésion primitive est éteinte; névralgies. Sciatique; les meilleurs succès dans les cas aigus qui ne sont pas greffés sur le tempérament goutteux, ni accompagnés d'atrophie (Champouillon). Anciens traumatismes, affections chirurgicales, suites de fractures, plaies par armes à feu. Ces dernières affections sont une des meilleures spécialités de Bourbonne.

CONTRE-INDICATIONS (Balley). — Affections cardiaques, tuberculose pulmonaire, surtout la forme congestive ou hémoptoïque, poussées aiguës de la scrofule, affections récentes ou congestives des centres nerveux, névrites aiguës, rhumatisme aigu, goutte.

Bourboule (La) (France, Puy-de-Dôme).
Eaux chlorurées bicarbonatées arsenicales chaudes.

ITINÉRAIRE. — A 14 kilomètres de Laqueuille, station de ch. de fer, ligne de Montluçon à Clermont-Ferrand par Eygurande (Omnibus, 1 h. 1/2). — ALTITUDE : 856 mètres. — SAISON : 25 mai au 30 septembre.

DESC. — Village dans la vallée de la Dordogne, qui se

dirige en cet endroit de l'E. à l'O. La vallée est formée au midi par des pentes qui se relèvent doucement : à l'E., elle s'étend jusqu'aux montagnes de l'Angle qui dominent le mont Dore ; à l'O., se trouvent de hautes collines, des forêts. Au N. se dresse le rocher de la Bourboule, énorme masse granitique, au pied duquel jaillissent les eaux thermales. La station s'étend sur les deux rives de la Dordogne, surtout sur celle du N. Sur la rive gauche les casinos, un beau parc. Nombreuses excursions dan les environs.

CLIMAT. — Climat doux et tempéré ; air vif et tonique, la température est assez élevée au milieu du jour. La protection contre les vents est bonne.

ÉTABL. BALN. — Trois, dont l'un, récemment construit, est un établissement modèle.

SOURCES. — Les nombreuses sources qui jaillissaient spontanément sur la rive droite ont été remplacées par des puits forés, au nombre de deux, sources *Perrière*, *Choussy*, dans lesquels l'eau est élevée au moyen de pompes. Sur la rive gauche, se trouvent les deux sources *Fenestre*. Débit total : 632 litres à la minute.

PROP. CHIM. — L'eau des deux premières sources est chaude, 56° ; les autres ont une température de 19°. Eau limpide, d'un goût fade ou faiblement salin, non gazeuse.

COMP. CHIM. — Source *Perrière* : Minéralisation totale 6,4.

Chlorure de sodium..........................	2.8
Bicarbonate de soude........................	2.8
Sulfate de soude............................	0.20
Arsenic métallique..........................	0,0079
(ou arséniate de soude......................	0,028)

Les sources *Fenestre*, beaucoup plus faibles, n'ont que 3gr,8 de minéralisation et 4mgr,1 d'arséniate de soude. Leurs eaux sont utilisées pour abaisser dans les bains la température trop élevée des autres sources. Cette abondance d'arsenic, si remarquable, a fait la spécialisation et la fortune rapide de La Bourboule.

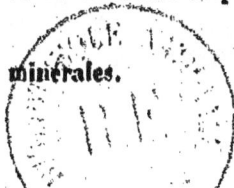

MODE D'EMPLOI. — En boisson, commençant par un quart de verre et allant jusqu'à trois ou quatre verrées. Bains généraux, locaux, pédiluves, douches, douches locales, pulvérisations, humages, inhalations, etc. Le humage se fait dans les salles où l'eau, à sa chaleur naturelle, est brisée avec ou sans adjonction d'un jet de vapeur.

ACT. PHYSIOL. — Elle excite l'appétit au début, mais amène assez rapidement l'inappétence et la constipation. Celle-ci fait place à la diarrhée, puis à l'état normal vers la fin du premier septénaire. Elle est tonique, et a une influence favorable sur l'assimilation ; elle est reconstituante, fortifiante. Elle est diurétique. Elle détermine sur les muqueuses des voies respiratoires une fluxion passagère. Enfin, sur le système nerveux, elle a une action sédative qui se traduit par de l'abattement pendant les trois ou quatre premiers jours.

En résumé, La Bourboule possède d'importants facteurs thérapeutiques, le chlorure de sodium, le bicarbonate de soude, l'arsenic de ses eaux et le climat de montagne. A l'intérieur, son eau est souvent excitante et congestionnante et ne convient pas en cas d'éréthisme. En bains, l'eau doit son efficacité au chlorure de sodium.

INDICATIONS. — Avant tout la *scrofule*, la scrofule torpide, spécialement chez les enfants ; formes graves aussi bien que formes légères, manifestations superficielles ou profondes. En second lieu, l'arthritisme de la peau ou des viscères. Rhumatisme chronique, rhumatisme noueux spécialement, arthrites rhumatismales. *Maladies de la peau*, acné, couperose ; eczéma *chronique*, arthritique, scrofuleux, herpétique ; lichen ; psoriasis. Diabète, surtout le diabète avec azoturie et autophagie, ces sujets maigres et affaiblis auxquels les eaux alcalines ne conviennent pas. Angines granuleuses chroniques, catarrhe chronique de l'espace naso-pharyngien, asthme, bronchite chronique, quand ces affections sont greffées sur la diathèse dite herpétique. Tuberculose lente à forme non éréthique, chez les lymphatiques. Cachexie paludéenne, fièvre intermittente ; goutte atonique ; anémie, chloro-anémie, leucémie ; névralgies (sciatique). Chorée. Syphilis tertiaire.

CONTRE-INDICATIONS. — Goutte franche ; affections cardiaques ; états congestifs de tout genre ; tuberculose à forme éréthique, hémoptoïque.

TRANSPORT. — Les eaux des sources *Perrière* et *Choussy* se transportent et se conservent fort bien.

Brides-les-Bains (France, Savoie).
Eaux chlorurées sulfatées.

ITINÉRAIRE. — A 5 kilomètres de la station terminus de Moutiers, embranchement de Saint-Pierre d'Albigny, ligne de Culoz à Modane. — ALTITUDE : 570 mètres. — SAISON : 15 mai au 1er octobre.

DESC. — Village dans la vallée du Doron, au bord de ce torrent ; hautes montagnes de tous côtés. Environs avec sites pittoresques, et jolies promenades sous bois.

CLIMAT. — Doux ; l'air des montagnes s'y fait sentir. Chaleur sensible au milieu du jour, tempérée par des brises régulières et par le courant d'air créé par le torrent.

ÉTABL. BALN.

SOURCES. — Jaillissent près du torrent, à 200 mètres en amont de l'établissement ; sur la source se trouve une piscine et une buvette. Débit : 300 mètres cubes par jour Température, 35°.

PROP. PHYS. — Eau limpide, gazeuse, d'un goût fade, salin.

COMP. CHIM. — Minéralisation totale 5,9.

Chlorure de sodium	1.36
Chlorures de potassium, magnésium.......	0.36
Sulfate de soude.......................	1.60
Sulfate de chaux.....................	1.80
Sulfate de magnésie...................	0.20
Bicarbonate de chaux..................	0.13
— de fer.....................	0.01
Acide carbonique libre.................	43 cent. cubes

MODE D'EMPLOI. — Boisson. Bains de baignoire ou dans une petite piscine sur le griffon. Douches. Hydrothérapie. Étuves, massage.

ACT. PHYSIOL. — Eau purgative à la dose de 5-6 verrées, amenant sans coliques plusieurs selles bilieuses ; à faible dose, diurétique, stimulante de la digestion.

INDICATIONS. — Eau purgative avant tout; on l'a comparée à tort aux eaux bicarbonatées sulfatées et chlorurées de Carlsbad, Marienbad, Tarasp, dont elle n'a pas le bicarbonate sodique. Mais elle peut les remplacer là où il s'agit d'un effet désobstruant plutôt qu'altérant. Dyspepsie avec constipation; engorgement du foie, lithiase biliaire; constipation chronique; surcharge graisseuse du cœur; métrite chronique. Enfin, pléthore abdominale et surtout l'obésité qui, d'ailleurs, accompagne souvent les affections précédentes. Dans ce dernier cas, on ajoute la sudation par les étuves à l'action de l'eau; bons résultats. Diabète (Desprez), goutte, gravelle, rhumatisme.

CONTRE-INDICATIONS. — Affections cardiaques valvulaires.

Brides est à proximité de *Salins-Moutiers* (voir ce nom), dont les bains peuvent souvent se combiner avantageusement avec la cure de Brides. Service d'omnibus entre les deux stations.

TRANSPORT. — Cette eau se conserve bien; elle est transportée. On la prend chauffée.

Bussang (France, Vosges)
Eaux bicarbonatées mixtes ferrugineuses.

ITINÉRAIRE. — Station terminus d'une ligne de ch. de fer partant d'Épinal, réseau de l'Est. — ALTITUDE : 674 mètres. — SAISON : Juin à septembre.

DESC. — Village situé dans une vallée de la chaîne des Vosges, à 60 kilomètres à l'O. d'Épinal, au pied de montagnes boisées. Charmantes excursions et ascensions dans les environs.

CLIMAT. — De montagne, tonique sans être trop excitant.

ÉTABL. BALN. — Récemment construit. Hydrothérapie.

SOURCES. — Trois sources froides, 11-12°, *Marie, Salmade, Demoiselles*. Débit : 5 mètres cubes par jour.

COMP. CHIM. — Source des *Demoiselles* : Minéralisation totale 1,56.

Carbonates alcalins......................	0.55
Carbonate de fer.........................	0.0029
— de manganèse....................	0.0029

Sulfate de soude.......................... 0.14
Arséniate de fer.......................... 0.0012
Acide carbonique libre................. 500 à 1000 c. cub.

Act. physiol. — Eau digestive, très diurétique, reconstituante.

Indications. — Anémie, chlorose, faiblesse; dyspepsies. L'action de l'eau est complétée par le climat de montagne.

Transport. — L'eau est transportée comme eau de table.

Buxton (Angleterre, Derbyshire).
Eaux thermales simples.

Itinéraire. — Station de ch. de fer, à 30 kilomètres au S.-E de Manchester. — altitude : 333 mètres.

Desc. — Ville dans une position agréable; air pur et tonique, mais humide.

Sources. — Eau chaude, 17-27°, avec une minéralisation totale de 10 à 29 centigrammes, comprenant principalement du carbonate de chaux, et beaucoup d'azote. L'une des sources est faiblement ferrugineuse.

Mode d'emploi, indications. — Bains de baignoire, de piscine. Rhumatisme, goutte, névralgies. On boit l'eau dans les dyspepsies, la lithiase biliaire et les affections des voies urinaires.

Cabourg-Dives (France, Calvados).
Bain de mer.

Itinéraire. — Station du ch. de fer de Trouville à Mézidon.

Desc. — Belle plage de sable. La mer y est parfois forte et les vents violents.

Établissement balnéaire.

Cadéac (France, Hautes-Pyrénées).
Eaux sulfurées sodiques froides.

Itinéraire. — A 26 kilomètres de Lannemezan, station de ch. de fer, ligne Toulouse-Bayonne (correspondance jusqu'à Arreau, 2 h. 1/2). — saison : 1er juillet au 1er octobre.

Desc. — Village à 2 kilomètres au S. d'Arreau; position très pittoresque dans la vallée d'Aure, sur la route d'Auch en Espagne.

ÉTABL. BALN. — Deux.

SOURCES. — Cinq sources froides, 12-15.5°.

COMP. CHIM. — Minéralisation totale 0,44.

Sulfure de sodium......................	0.075
Chlorure de sodium......................	0.12
Silicates alcalins......................	0.18
Matière organique......................	0.04

INDICATIONS. — Eaux fortement sulfurées sodiques. Lymphatisme, rhumatisme chronique, affections de la peau.

Cambo (France, Basses-Pyrénées).
Eaux hydrosulfurées calciques.

ITINÉRAIRE. — Station de ch. de fer, ligne de Bayonne à Ossès. — ALTITUDE : 62 mètres. — SAISON : 15 avril au 15 novembre.

DESC. — Village pittoresquement situé dans la vallée de la Nive ; nombreuses promenades et excursions.

CLIMAT. — Doux, permettant un séjour d'automne.

SOURCES. — Eaux sulfureuses sulfatées calciques, 22°, limpides, d'une odeur et d'une saveur hépatiques.

COMP. CHIM. — Minéralisation totale 2,0.

Sulfates de chaux, de magnésie.........	1.4
Carbonates de chaux, de magnésie......	0.43
Hydrogène sulfuré libre	0.65 cent. cube.

Il existe aussi une source ferrugineuse (5 centigrammes de carbonate de fer).

INDICATIONS. — Lymphatisme, scrofule, chloro-anémie ; affections de la peau ; engorgements du foie ; catarrhe des muqueuses respiratoires.

Capvern (France, Hautes-Pyrénées).
Eaux sulfatées calciques.

ITINÉRAIRE. — Station de ch. de fer, ligne de Toulouse à Bayonne. — ALTITUDE : 400 mètres. — SAISON : 15 mai au 31 octobre.

DESC. — Village à 30 kilomètres à l'E. de Tarbes, dans une position agréable.

Établ. baln. — Trois, à une certaine distance du village.

Sources. — *Bouridé*, 21.1°, surtout pour les bains ; *Hount-Caoute*, 24.3°, pour bains et boisson. Débit total : 2700 mètres cubes par jour.

Prop. phys. — Eau limpide, inodore, sans saveur.

Comp. chim. — Source *Hount-Caoute* : Minéralisation totale 2.0.

Sulfate de chaux............................	1.0
Sulfates de magnésie, soude...............	0.53
Carbonates de magnésie, chaux.	0.23
Carbonate de fer.........................	0.02

Mode d'emploi. — Boisson, bains, douches.

Act. physiol. — A l'intérieur, l'eau est diurétique, excite les fonctions de l'estomac, plutôt laxative que constipante. L'eau de *Hount-Caoute* est excitante en boisson et en bains, tandis que le *Bouridé* est plutôt sédatif.

Indications. — Eaux spécialement utilisées dans la goutte, la gravelle, les affections catarrhales du système urinaire ; en outre dans les dyspepsies, les affections du tube digestif et du foie, la lithiase biliaire, la pléthore abdominale. Le *Bouridé* est employé en bains sédatifs dans le rhumatisme, les névroses, les affections de l'utérus. Capvern a été comparé à Contrexéville.

Transport. — Ces eaux, non altérables, sont transportées.

Carabana (Espagne, province de Madrid).
Eau sulfatée sodique magnésienne.

Itinéraire. — Village à 51 kilomètres de Madrid et à 20 kilomètres de la station de ch. de fer d'Arganda.

Établ. baln.

Source. — Source de la *Salud*, à 2 kilomètres de Carabana. Eaux rassemblées dans de vastes réservoirs avant l'embouteillage. Débit : 242 mètres cubes en vingt-quatre heures.

Comp. chim. — Minéralisation totale 106,0.

Sulfate de soude,........................	100.0
— de magnésie,......................	3.0
Sulfure de sodium.......................	0.04
Chlorures de sodium, magnésium, calcium..	2.2

ACT. PHYSIOL. — Cette eau, de saveur salée, purge sous un petit volume.

TRANSPORT. — Elle est transportée.

Carlsbad (Autriche-Hongrie, Bohême).
Eaux bicarbonatées chlorurées sulfatées sodiques chaudes.

ITINÉRAIRE. — Station de ch. de fer, ligne de Nuremberg-Eger-Aussig. — ALTITUDE : 374 mètres. — SAISON : 1er mai au 1er octobre.

DESC. — Ville de 12 000 habitants, dans la gorge pittoresque de la Tepl, sur les deux rives de cette rivière. Serrées par les flancs escarpés de trois vallons, les maisons s'étagent en amphithéâtre. Les forêts, qui s'étendent au loin, arrivent jusque tout près de la ville. Charmantes excursions et promenades.

ÉTABL. BALN. — Sept.

CLIMAT. — Tempéré, 14° pendant la saison, toutefois humide et variable; vents du nord et du nord-ouest fréquents

SOURCES. — Très nombreuses ; dix à douze principales. Débit total : 3400 mètres cubes par jour. Température élevée : *Sprudel* 72.5°, *Schlossbrunnen* 52.9°, *Mühlbrunnen* 51.4°, *Neubrunnen* 60°, etc. Les plus fréquentées sont les trois premières. Le *Sprudel* est une superbe source qui jaillit avec violence en bouillonnant et donne 2300 litres à la minute.

PROP. PHYS. — Eau limpide, d'un goût salé faible à chaud, comparé à un léger bouillon de poulet, sans odeur.

COMP. CHIM. — Le *Sprudel* peut être pris comme type, les autres sources étant fort analogues : Minéralisation totale 5,5.

Carbonate de soude....................	1.3
Carbonates de potasse, chaux, magnésie, lithine.	0.4
Chlorure de sodium....................	1.0
Sulfate de soude......................	2.4
Acide carbonique libre................	100 cent. cubes.

Ce gaz s'élève dans les autres sources à un maximum de 300 centimètres cubes (*Schlossbrunnen*).

MODE D'EMPLOI. — Eaux administrées presque exclusivement en boisson; bains comme adjuvants.

ACT. PHYSIOL. — L'eau, bue généralement le matin à la dose de 2 à 6 verrées, est bien supportée. On ne doit pas la considérer comme purgative, mais comme altérante et modificatrice. Action laxative se manifestant par des selles en bouillie, noirâtres, caractéristiques; parfois au contraire, constipation opiniâtre. Action sur le foie, augmentation de la bile. Eau diurétique, mais l'urée diminue pendant la cure (Seegen). Crise thermale fréquente au bout de quelques jours.

On suit pendant la cure un régime alimentaire exactement tracé, qui est un des grands avantages de Carlsbad; ce régime, consacré par la tradition, est d'autant plus suivi qu'il est difficile de se procurer dans les restaurants autre chose que les mets prescrits. Il est basé sur l'exclusion de certains aliments (graisses, acides, mets épicés, légumes farineux, alcool) et de toute recherche culinaire.

La haute température des eaux leur donne des propriétés congestionnantes et excitantes; aussi refroidit-on souvent l'eau avant de la boire.

INDICATIONS. — Celles d'une eau alcaline chaude laxative. Dyspepsie avec hyperacidité et constipation; ulcère rond; catarrhe chronique de l'intestin avec constipation, ou avec diarrhée (petites doses d'eau). *Affections du foie*, spécialité de ces eaux : hyperémie, engorgement dépendant de la stase veineuse abdominale; foie gras; foie gras alcoolique; affections hépatiques des pays chauds; *lithiase biliaire*; ictère chronique. Hyperémie et gonflement de la rate. Pléthore abdominale; obésité, surcharge graisseuse du cœur. Gravelle, catarrhe chronique de la vessie. Goutte. Diabète, petit ou grand, s'il n'y a pas autophagie, si le sujet est gras.

CONTRE-INDICATIONS. — Cancer, cirrhose du foie (périodes tardives), foie gras avec chloro-anémie grave, tuberculose, cœur gras, foie muscade, foie amyloïde. Diabètes avec azoturie, autophagie, complications cérébrales, grande anémie, faiblesse, tuberculose. Tendance à la congestion. Affections cardiaques, artério-sclérose.

TRANSPORT. — On transporte surtout l'eau du Mühlbrunnen et du Schlossbrunnen, qui se conservent bien. Elles doivent être chauffées pour la boisson. On exporte aussi le sel naturel de Carlsbad, *en poudre* (le sel en cristaux n'est que du sulfate de soude).

Cauterets (France, Hautes-Pyrénées).
Eaux sulfurées sodiques chaudes.

ITINÉRAIRE. — A 11 kilomètres de Pierrefitte (1 h. 1/2 en voiture), station terminus de l'embranchement de Lourdes, réseau du Midi. — ALTITUDE : 932 mètres. — SAISON : 15 mai au 1er novembre.

DESC. — Petite ville dans la vallée du Gave de Cauterets, qui coule du S. au N., encaissé entre deux chaînes de montagne; la vallée a 700 mètres de largeur en moyenne. Environs très pittoresques, nombreuses excursions.

CLIMAT. — Doux, mais sujet à des variations rapides. Les montagnes protègent contre les vents. Température moyenne, pendant la saison, 12.5° à six heures du matin, 19° à deux heures ; le maximum atteint 30°, le minimum 4-5° (Duhourcau). Air assez humide et sédatif, pluie assez fréquente.

ÉTABL. BALN. — Neuf, disséminés le long de la vallée. Le plus connu est celui de la *Raillère*.

SOURCES. — Sulfurées sodiques chaudes, au nombre de vingt-quatre; débit total, 1500 mètres cubes par jour. Nom, sulfuration et température des principales sources, d'après Duhourcau :

	Temp.	Sulf. de sodium.
César	48°	22 milligr.
Espagnols...................	46.7	21
Pause vieux.................	41.8	17
La Raillère.................	39.4	15
Mauhourat	49.5	10
Œufs	53.3	11

PROP. PHYS. — Eaux limpides, douces, ne blanchissant pas à l'air; saveur et odeur hépatiques. Elles laissent dégager des traces d'hydrogène sulfuré.

COMP. CHIM. — Eau de la *Raillère* :
Minéralisation totale 0,20.

Sulfure de sodium	0.017
Hyposulfite de soude	0.002
Chlorure de sodium	0.05
Silicates de soude, chaux, magnésie	0.03
Matière organique	0.03

MODE D'EMPLOI. — Boisson, bains, demi-bains, bains de jambes, piscines à natation, gargarismes, douches, inhalations, pulvérisations, etc.

ACT. PHYSIOL. — A l'intérieur, l'eau augmente l'appétit, excite la digestion; elle a sur les voies respiratoires une action irritative au début, qui augmente les sécrétions des muqueuses, irritation qui peut aller jusqu'à la congestion, l'inflammation même. Elle est diurétique, irrite parfois les voies urinaires, et diaphorétique. Elle agit aussi sur le système nerveux, donne de l'agitation, de l'insomnie ou bien une sorte d'ébriété avec de l'engourdissement; parfois elle congestionne le cerveau (Duhourcau).

INDICATIONS. — Ces eaux ont un caractère plus sédatif et moins excitant que la généralité des sulfurées sodiques des Pyrénées, sauf celles des Pyrénées-Orientales (Durand-Fardel). *Affections des voies respiratoires* (*La Baillère*), catarrhe chronique du nez, de l'espace naso-pharyngien, pharyngite et laryngite chroniques; bronchites, pneumonies chroniques; asthme, emphysème; tuberculose pulmonaire. Gastralgie, dyspepsie, entérite (source *Mauhourat*). Diathèse scrofuleuse, herpétique. Rhumatismes. Syphilis. Dermatoses. Affections de l'utérus et de ses annexes, métrite chronique, dysménorrhée, leucorrhée. Affections chirurgicales.

CONTRE-INDICATIONS. — Sujets à constitution excitable, éréthique; affections inflammatoires et congestives. Goutte, tuberculose, affections cardiaques.

TRANSPORT. — Ces eaux sont transportées.

Challes (France, Savoie).
Eau sulfurée sodique chlorurée iodurée.

ITINÉRAIRE. — A 5 kilomètres au S. de Chambéry (tramway), station de ch. de fer, ligne de Culoz à Modane. — ALTITUDE : 270 mètres. — SAISON : 13 mai au 15 octobre.

Desc. — Petit village dans la belle vallée qui sépare le Grésivaudan du lac du Bourget, au pied de hautes et pittoresques montagnes, qui l'abritent contre les vents du N. et du N.-E.

Climat. — Doux et chaud, faible amplitude de l'excursion thermométrique journalière; air peu humide.

Établ. baln.

Source. Prop. phys. — Eau sulfureuse iodurée, froide 13°, limpide, presque sans odeur au griffon, d'une saveur sulfureuse, faiblement amère. Débit: 48 mètres cubes par jour.

Comp. chim. — Eau exceptionnellement minéralisée: Minéralisation totale 1,34.

Sulfhydrate de sodium......................	0.359
Carbonates de chaux, magnésie...........	0.11
Carbonate de soude........................	0.59
Chlorure de sodium........................	0.15
Iodure de sodium........................	0.012
Bromure de sodium........................	0.0037

La quantité de sulfure de sodium, calculée d'après le soufre total, serait 0gr,51. Il n'y a pas d'hydrogène sulfuré au griffon.

Mode d'emploi. — En boisson, à la dose de 60 à 1000 gr. et au delà. Bains d'eau douce additionnés de 15 litres d'eau minérale en moyenne. Pulvérisations, inhalations.

Act. physiol. — Eau facile à digérer; elle améliore l'appétit, la digestion, excite le système circulatoire; parfois elle fait naître immédiatement après son ingestion une ivresse passagère avec vertiges (Royer), suivie d'excitation cérébrale ou d'engourdissement; diurétique, elle alcalinise l'urine. Elle congestionne souvent les organes du petit bassin et accélère le retour des règles.

Indications. — Grande puissance thérapeutique due à la présence simultanée de l'iode et du soufre. Scrofule profonde ou superficielle. Lymphatisme. Cachexie syphilitique, syphilis tertiaire. Affections chroniques de la peau chez les scrofuleux et les lymphatiques, lupus. Affections chroniques des voies respiratoires, pharyngite, coryza, laryngite, bronchite. Ozène. Goitre. Métrites, leucorrhée.

On joint parfois un traitement par l'eau de Challes à la cure balnéaire d'Aix-les-Bains.

TRANSPORT. — Eau transportée; se conserve indéfiniment.

Champel (Suisse, canton de Genève).

ITINÉRAIRE. — Faubourg de Genève, à un quart d'heure de voiture de la gare. — ALTITUDE : 416 mètres.

DESC. — Établissement hydrothérapique, placé sur une colline au milieu d'un parc avec de magnifiques ombrages. Excursions variées et intéressantes autour de Genève, sur le lac, etc. L'eau froide est celle de l'Arve, rivière qui descend du massif du Mont-Blanc et qui a une température de 10°; cette eau fort pure ne contient que 15 centigrammes de sels au litre; elle est légèrement troublée par du sable en suspension. L'eau est pompée et élevée dans les réservoirs et les piscines à eau courante de l'établissement.

CLIMAT. — Tempéré.

INDICATIONS. — Voir page 56. Spécialement, les affections nerveuses et celles de l'estomac.

Châteauneuf (France, Puy-de-Dôme).
Eaux bicarbonatées mixtes.

ITINÉRAIRE. — A 28 kilomètres (3 h. de voiture) de Saint-Éloy, station-terminus de l'embranchement de Lapeyrouse, ligne de Montluçon à Gannat. On peut aussi se rendre à Châteauneuf depuis Riom (30 kilomètres, 4 heures de voiture). — ALTITUDE : 282 mètres. — SAISON : 1er juin au 15 septembre.

DESC. — Village situé dans une profonde vallée, au milieu de vertes prairies arrosées par la Sioule. Position charmante, environs intéressants.

CLIMAT. — Doux, vents faibles.

ÉTABL. BALN. — Plusieurs établissements.

SOURCES. — Quinze, fort abondantes; débit: 480 litres à la minute. Température, 12° à 38°. On distingue des eaux froides ferrugineuses (*Petit-Rocher, Morny, Petit-Moulin*), des eaux thermales ou froides bicarbonatées mixtes (le *Pavillon, Desaix,* la *Pyramide*), enfin des eaux carbonatées magnésiennes.

Comp. chim. — Source du *Grand Bain chaud*, 38°; Minéralisation totale 3,30.

Bicarbonate de soude		1,20
— de potasse, chaux, magnésie.		1,03
— de fer		0,03
Sulfate de soude		0,47
Chlorure de sodium		0,39
Acide carbonique libre		640 cent. cubes.

Cette abondance d'acide carbonique, qui va jusqu'à un litre dans la source du *Pavillon*, caractérise les eaux de Châteauneuf. On a constaté aussi 35 milligrammes de lithine. Le fer atteint 55 milligrammes dans la source *Morny*.

Mode d'emploi. — Boisson ; bains de baignoire ou de piscines installées sur les griffons. Grande variété de températures pour les bains, entre 28 et 38° ; ils sont ou chauds et prolongés, ou frais et de dix à trente minutes de durée.

Act. physiol. — Eau digestive, diurétique, stimulante et reconstituante par ses sels de fer. Les bains sont des bains d'eau carbo-gazeuse (voir page 26), et agissent en congestionnant le tégument et en excitant le système nerveux.

Indications. — *Boisson :* anémie, chloro-anémie, dyspepsie, goutte atonique chez les débilités, les dyspeptiques. *Bains :* Rhumatisme douloureux chez les anémiés, les névropathes ; métrites.

Transport. — Eau transportée comme eau de table.

Châteldon (France, Puy-de-Dôme).
Eaux bicarbonatées mixtes.

Itinéraire. — Desservi par la station de ch. de fer de Ris (omnibus 30 min.), ligne Saint-Germain-des-Fossés-Vichy-Ambert. — Altitude 343 mètres. — Saison : 15 mai au 1er septembre.

Desc. — Petite ville située dans la vallée étroite du Vauziron, affluent de l'Allier, sur le versant occidental du massif montagneux qui sépare la vallée de l'Allier de celle de la Loire.

Établ. bain.

SOURCES. — Cinq : *Puits Carré* 13,6°, *Puits Rond* 13,2°, *Delphine* 11°, *Mont-Carmel* 10°, *Andral* 9.5°.

PROP. PHYS. — Eau limpide, froide, d'une saveur piquante, sans odeur.

COMP. CHIM. — Eau du *Puits Rond* : Minéralisation totale 2,8.

Bicarbonate de chaux................	1,5
— de soude, potasse, magnésie.	1,0
Protoxyde de fer....................	0.037
Acide carbonique libre et combiné......	1200 cent. cubes.

MODE D'EMPLOI. — Eau utilisée en boisson.

ACT. PHYSIOL. — Elle augmente l'appétit, est diurétique et possède une action reconstituante.

INDICATIONS. — Anémie, dyspepsie, gravelle, affections catarrhales des voies urinaires.

TRANSPORT. — Eau transportée, comme eau de table principalement.

Châtel-Guyon (France, Puy-de-Dôme).
Eaux bicarbonatées chlorurées chaudes.

ITINÉRAIRE. — A 5 kilomètres de Riom (50 min. en voiture), station de ch. de fer, ligne de Montluçon à Clermont-Ferrand. — ALTITUDE : 380 mètres. — SAISON : 15 mai au 15 octobre.

DESC. — Village situé à l'O. de Riom, dans la vallée du Sardon, petit ruisseau le long duquel les sources jaillissent. Le village se trouve sur l'un des versants de la vallée ; l'autre versant est constitué par une colline boisée.

CLIMAT. — Tempéré, chaud en été, avec peu de pluie et point d'humidité. La saison favorable à la cure est longue.

ÉTABL. BALN. — Tout près du Sardon, dans un parc ombragé.

SOURCES. — Vingt-six, avec un débit total de 680 litres à la minute. Sources *Gubler* nos 1, 4, 5, *Deval*, *Henri*, *Marguerite*, *Romaine*, *Duclos*, *Yvonne*, etc. Température de 24 à 38°.

PROP. PHYS. — Eau limpide, fortement gazeuse et piquante, au point que le goût salin est parfaitement dissimulé.

Comp. chim. — Minéralisation totale 7,28.

Bicarbonate de chaux		2,17
— de soude		0,95
— de fer		0,06
— de potasse		0,25
— de lithine		0.019
Chlorure de magnésium		1,5
— de sodium		1,6
Sulfate de chaux		0,5
Acide carbonique libre		563 cent. cubes.

Mode d'emploi. — Boisson, bains de baignoire à eau naturelle dormante 32°, ou courante 35°, ou sans gaz et chauffée ; bains de piscine à eau courante 31° ; douches ; lavages d'estomac avec l'eau de la source. Hydrothérapie.

Act. physiol. — Prise à l'intérieur, l'eau, très gazeuse, donne parfois de l'ébriété carbonique, céphalalgie, étourdissements, etc. ; elle est laxative et purgative ; elle excite les sécrétions du tube digestif, celle de la bile ; augmente l'appétit, améliore la nutrition ; elle est diurétique. L'effet purgatif est dû au chlorure de magnésium.

Les bains sont décongestionnants, toniques (Voir page 26).

Indications. — Dyspepsies, dilatation de l'estomac (lavage avec l'eau minérale) ; états congestifs du cerveau et des organes respiratoires ; constipation chronique, entérite, engorgements du foie, calculs biliaires, pléthore abdominale, obésité, goutte, gravelle urique ; affections utérines, métrites, engorgements et congestions ; névralgies utérines et ovariennes, salpingites, ovarites chroniques. En résumé, eau éminemment évacuante et décongestionnante.

Les bains toniques, révulsifs, sont très utiles dans la plupart de ces affections.

Transport. — L'eau est exportée en grande quantité.

Chaudesaigues (France, Cantal).
Eaux thermales simples.

ITINÉRAIRE. — A 34 kilomètres de Saint-Flour (2 h. 50 min. de voiture), station de ch. de fer de la ligne Clermont-Ferrand à Béziers. — ALTITUDE : 650 mètres. — SAISON : 1er juin au 15 septembre.

DESC. — Village dans un étroit vallon.

ÉTABL. BALN. — Plusieurs établissements.

SOURCES. — Six, les plus chaudes de France, 57° à 81.5° source du Par). Cette source débite 375 mètres cubes par jour. Ces eaux sont utilisées pour les usages domestiques et le chauffage.

COMP. CHIM. — Sources du Par : Minéralisation totale 0,81.

Carbonates de soude, chaux, magnésie......	0.53
Silice..................................	0.11
Silicate de soude.......................	0.08
Iodure et bromure de sodium.............	0.03

INDICATIONS. — Rhumatismes, paralysies rhumatismales ; affections chirurgicales ; dermatoses.

Cheltenham (Angleterre, Gloucestershire).
Eaux chlorurées sulfatées.

ITINÉRAIRE. — Station de ch. de fer, à 160 kilomètres à l'ouest de Londres.

DESC. — Ville de 40 000 habitants, dans un pays couvert de prairies, avec de beaux ombrages et de charmants environs. Climat agréable, tempéré.

ÉTABL. BALN. — Deux établissements.

SOURCES. — Cinq, froides, 7°à 19.5°.

COMP. CHIM. — Source *Montpellier* : Minéralisation totale 9,9.

Chlorure de sodium.....................	5.8
Sulfate de soude.......................	1.9
— de magnésie.....................	1.6
— de chaux.......................	0.3

INDICATIONS. — Eaux purgatives, administrées à l'intérieur dans les dyspepsies atoniques, engorgements du foie, la constipation.

TRANSPORT. — Ces eaux sont transportées.

Condillac (France, Drôme).

ITINÉRAIRE. — Desservi par la station de ch. de fer de Lachamp, ligne de Lyon à Marseille. — SAISON : 15 mai au 15 octobre.

DESC. — Petit village à peu de distance au N. de Montélimar, dans une position pittoresque, entouré d'une belle végétation méridionale.

ÉTABL. BALN.

SOURCES. — Deux, *Anastasie* et *Lise*, froides, 13.2'.

PROP. PHYS. — Eau limpide, avec une saveur ferrugineuse et piquante.

COMP. CHIM. — Minéralisation totale 2,20.

Bicarbonate de chaux......................	1.30
— de soude, magnésie.........	0.30
Sulfate de soude.......................	0.40
Crénate et carbonate de fer............	0.01
Acide carbonique libre.................	548 cent. cubes.

INDICATIONS. — Eau employée en boisson surtout. Dyspepsies, arthritisme, uricémie, catarrhes de l'intestin, anémie, faiblesse.

TRANSPORT. — Eau transportée en grande quantité comme eau de table.

Contrexéville (France, Vosges).
Eau sulfatée et bicarbonatée calcique.

ITINÉRAIRE. — Station du ch. de fer de l'Est, ligne de Chalindrey à Mirecourt. — ALTITUDE : 350 mètres. — SAISON : 1er juin au 20 octobre.

DESC. — Village dans l'étroite vallée du Vair qui s'ouvre du S. au N. sur le flanc septentrional des monts Faucilles. Environs cultivés ou couverts de prairies, de forêts.

CLIMAT. — Tempéré ; mais, comme celui de cette région en général, il doit une certaine variabilité au voisinage des montagnes. Air pur et fortifiant.

ÉTABL. BALN. — Bel établissement, entouré d'un parc bien aménagé.

SOURCES. — Nombreuses. L'établissement en possède quatre, *Pavillon*, *Prince*, *Quai*, *Souveraine*, avec un débit total de 300 mètres cubes par jour. Il existe encore d'autres sources, ainsi les sources *Le Clerc* (55 mètres cubes), du *Dr Thierry* (25 mètres cubes), *Mougeot* (40 mètres cubes).

Prop. phys. — La source du *Pavillon*, la plus connue et la plus fréquentée, donne une eau froide 11.5°, limpide, fraîche, légèrement gazeuse et acidulée, avec un faible goût de fer.

Comp. chim. — Minéralisation totale 2,3.

Sulfate de chaux...........................	1.1
Sulfates de magnésie, de soude..........	0.26
Bicarbonate de chaux.....................	0.41
— de magnésie...............	0.41
— de fer......................	0.007
— de lithine.................	0.004
Acide carbonique libre.................	41 cent. cubes.

Les sources du *Prince* et du *Quai* ont une composition très analogue.

La *Souveraine* a 2gr,3 de minéralisation, avec 0gr,9 de sulfate de chaux et 0gr,7 de sulfate de magnésie.

La source *Mougeot* a, sur un total de 2 grammes, 1gr,6 de sulfate de chaux.

Pour la source du *Dr Thierry*, ces chiffres sont 3gr,5 et 2gr,0.

Mode d'emploi. — Eau employée surtout en boisson ; les bains généraux et locaux (bains de siége, etc.) sont un moyen adjuvant, ainsi que les douches, injections, etc. On boit l'eau à forte dose, huit à dix verrées, parfois jusqu'à 2 à 3 litres par jour, et même au delà.

Act. physiol. — L'eau augmente l'appétit, amène la production de 3 à 4 selles liquides ; elle est très diurétique, modifie la muqueuse urinaire et vésicale, entraîne le sable et les graviers à l'extérieur. Elle augmente l'élimination de l'acide urique, augmentation qui persiste un certain temps après la cure.

Indications. — *Affections du système urinaire* surtout, où cette station compte les plus beaux succès. L'eau a un effet d'entraînement mécanique, que l'on a comparé à un récurage, à un lavage ; en outre un effet altérant dû à ses bases calcaires.

Gravelle urique, oxalique, phosphatique (dans ce dernier cas, l'urine alcaline redevient acide par *retour des voies urinaires enflammées à un état plus normal*). Le moment favorable pour une cure dans la gravelle, c'est la période de calme après les coliques néphrétiques.

Goutte atonique, surtout avec manifestations viscérales et glandulaires. Diabète goutteux. Coliques hépatiques, lithiase biliaire..

Cystite. Catarrhe vésical avec stagnation de l'urine par suite de la dilatation de la vessie (hypertrophie de la prostate).

S'il existe un calcul dans la vessie, il est souvent démasqué par le fait que les eaux lui enlèvent l'enduit qui le couvre et qu'il irrite alors la vessie.

Contrexéville a en somme comme spécialité le traitement de la gravelle; son eau s'adresse dans la goutte et le diabète aux sujets suspects d'hypoglobulie et de tendance à l'anémie (Debout d'Estrées), que l'on redoute de diriger sur une eau bicarbonatée sodique.

Contre-indications. — La grande quantité d'eau froide que l'on absorbe est nuisible dans les affections chroniques du cœur et des vaisseaux, chez les sujets pléthoriques et congestifs. L'eau est contre-indiquée en outre dans les névralgies de la vessie, la paralysie de ce viscère, les gros calculs, l'hématurie provenant de dégénérescence organique, les tumeurs prostatiques, l'albuminurie.

Transport. — L'eau du *Pavillon* est exportée.

Court-Saint-Étienne (Belgique, province du Brabant). *Eau arsenicale.*

Itinéraire. — Station de ch. de fer de Louvain-Charleroi, près de Bruxelles.

Comp. chim. — Cette eau contient sur une minéralisation totale de 28 centigrammes, 9.7 milligrammes d'acide arsénique, soit 26.3 d'arséniate de soude hydraté.

Transport. — Exportée seulement.

Cransac (France, Aveyron).
Eaux sulfatées calciques et magnésiennes.

ITINÉRAIRE. — Station du ch. de fer de Rodez à Capdenac. — ALTITUDE : 300 mètres. — SAISON : 1er juin au 1er octobre.

DESC. — Village à 45 kilomètres à l'O. de Rodez, dans une vallée, au pied d'une montagne volcanique.

ÉTABL. BALN.

SOURCES. — Sources *Haute Richard*, et *Basse Richard*, froides, 10 à 12°.

PROP. PHYS. — Eau limpide, de saveur styptique, sans odeur.

COMP. CHIM. — Source *Basse Richard* : Minéralisation totale 4,14.

Sulfate de magnésie......................	1.9
— de chaux.........................	1.5
— de potasse.......................	0.14
— d'alumine........................	0.17
— de soude.........................	0.09

INDICATIONS. — L'eau, qui est purgative, est employée dans les affections des organes abdominaux, embarras gastriques, engorgement du foie ; rhumatismes, scrofule, dermatoses.

Il existe aussi des étuves naturelles, cavités creusées dans une montagne contenant de la houille en feu ; elles ont une température de 32-48° et renferment des vapeurs sulfureuses. Rhumatismes chroniques.

TRANSPORT. — Ces eaux sont transportées.

Croisic (Le) (France, Loire-Inférieure).
Bain de mer.

ITINÉRAIRE. — Station terminus de la ligne Nantes-Saint-Nazaire.

DESC. — Plage de sable fin, peu inclinée ; lame modérément forte.

CLIMAT. — Doux. Température moyenne de l'été, juillet à septembre 18-20°, maximum rarement au-dessus de 24 à 25° ; jours de pluie peu nombreux (Macario).

ÉTABLISSEMENT d'hydrothérapie marine ; eau mère des marais salants.

7.

Entre Le Croisic et Saint-Nazaire, sur la rive N. de l'embouchure de la Loire, se trouvent deux bains de mer plus modestes, le *Pouliguen* et *Pornichet*, stations de chemin de fer, possédant de belles plages de sable.

Cusset (France, Allier).
Eaux bicarbonatées sodiques ferrugineuses.

ITINÉRAIRE. — A 3 kilomètres de Vichy (omnibus à cette gare).

SOURCES. — Quatre sources froides, 16-18°, dont deux principales, *Sainte-Marie* et *Élisabeth*.

ÉTABL. BALN.

COMP. CHIM. — Eaux très analogues à celle de Vichy, mais plus ferrugineuses. *Élisabeth* a 22 milligrammes de bicarbonate de fer, 48°,8 de bicarbonate de soude et environ 900 centimètres cubes d'acide carbonique libre. Pour *Sainte-Marie*, ces chiffres sont 53, 4,7 et 840.

INDICATIONS. — Celles de Vichy. Il faut tenir compte de la richesse en fer de cette eau. Cusset est aussi un séjour plus tranquille que Vichy pour les malades qui craignent la foule et le bruit.

TRANSPORT. — L'eau est transportée.

Dax (France, Landes).
Eaux thermales simples. Boues.

ITINÉRAIRE. — Station de ch. de fer, ligne de Bordeaux à Bayonne. — ALTITUDE : 40 mètres. — SAISON : Toute l'année.

DESC. — Ville de 10 000 habitants sur la rive gauche de l'Adour. Environs couverts de forêts de pins, avec de charmantes excursions.

CLIMAT. — Doux et sédatif ; température hivernale 8 à 9°, plus élevée que celle de Pau, fait dû à l'échauffement du sol par l'énorme masse de l'eau minérale.

ÉTABL. BALN. — Plusieurs établissements.

SOURCES. — Fort nombreuses et très chaudes, jaillissant dans la ville ; la plus forte, la *Fontaine Chaude*, au centre de Dax, donne 15 000 à 18 000 mètres cubes par jour, à 50-60°. On l'utilise pour les usages domestiques. Sources du *Bastion* 60°, 500 mètres cubes ; du *Pavillon*, 61°, 70 mètres cubes, etc.

PROP. PHYS. — Eau limpide, inodore, sans saveur, de réaction alcaline.

COMP. CHIM. — Minéralisation totale 1,0.

Sulfate de chaux	0.35
— de soude, magnésie	0.20
Chlorure de sodium	0.30
Carbonate de chaux	0.10

Conferves en grande quantité.

MODE D'EMPLOI. — Boisson, bains de baignoire, de piscine, pulvérisation, humage ; étuves sur les griffons ; piscines de boues, applications locales de boues.

Ces boues sont empruntées à des bancs limoneux, dépôts des inondations périodiques de l'Adour, et qui sont modifiés par des filets d'eau minérale et par le développement de conferves et d'algues. La boue sèche se compose principalement de :

Argile	46 p. 100
Sable siliceux	21 —
Sulfure de fer	5 —
Carbonate de chaux	2 —
Matière organique	18 —

Les piscines, où la boue est mélangée avec de l'eau thermale, ont entre 30 et 45°, parfois même 50°.

On fait enfin usage d'une source sulfureuse froide et d'eaux mères provenant de l'exploitation d'un gisement de sel gemme.

ACT. PHYSIOL. — Les bains, de thermalité élevée, sont révulsifs et stimulants. Les boues sont fortement révulsives et résolutives.

INDICATIONS. — Rhumatismes chez les sujets lymphatiques et torpides, rhumatismes articulaires ou musculaires ; déformations articulaires, contractures ; atrophies, paralysies rhumatismales ; névralgies rhumatismales, sciatique ; suites de traumatismes, blessures de guerre ; dermatoses à formes sèches ; affections de l'utérus, engorgements, exsudats périutérins. Scrofule (eaux mères).

CONTRE-INDICATIONS. — Disposition aux congestions, affections cardiaques

Deauville (France, Calvados).
Bain de mer.

ITINÉRAIRE. — Desservi par la même station de ch. de fer que Trouville, dont elle n'est séparée que par l'embouchure de la Touques.

Belle plage de sable. Établissement hydrothérapique.

Dieppe (France, Seine-Inférieure).
Bain de mer.

ITINÉRAIRE. — Station du ch. de fer de l'Ouest.

DESC. — Ville de 20 000 habitants, sur la rivière d'Arques; de hautes falaises s'élèvent des deux côtés de la ville. Plage de galets, grande, très inclinée. Lame forte, le vent du large étant souvent très violant. L'air y est en été souvent frais, brumeux.

ÉTABL. HYDROTHÉRAP.

INDICATIONS. — Bain stimulant, convenant aux natures pâteuses, aux scrofuleux, lymphatiques, anémiés ayant de la résistance et de la force de réaction.

CONTRE-INDICATIONS. — Sujets excitables et délicats des organes de la respiration.

Dinard (France, Ille-et-Vilaine).
Bain de mer.

ITINÉRAIRE. — Station-terminus du ch. de fer de l'Ouest.

Deux belles plages de sable, à l'embouchure de la Rance.

Divonne (France, Ain).
Établissement hydrothérapique.

ITINÉRAIRE. — A 35 minutes de voiture (omnibus) de la station de ch. de fer de Coppet, ligne de Genève à Lausanne. Coppet est aussi débarcadère des bateaux à vapeur du lac Léman. — ALTITUDE : 475 mètres. — SAISON : Toute l'année.

DESC. — Village dans une plaine élevée au-dessus du lac Léman, formant un vaste gradin qui s'adosse aux premières pentes du Jura. Position très agréable. Nombreuses promenades et excursions dans les environs.

CLIMAT. — Tempéré; en été, le voisinage de la montagne assure aux matinées et aux soirées une fraîcheur salutaire.

ÉTABLISSEMENT. — Situé dans un parc, orné de beaux arbres.

SOURCES. — L'eau utilisée est celle de la Divonne, ou de quatre sources jaillissant dans le parc même ; elle est très froide, 6.5° à 7°, et fort pure (29 centigrammes de sels au litre).

Employée aussi à l'intérieur comme diurétique.

Eaux-Bonnes (France, Basses-Pyrénées).
Eaux sulfurées sodiques.

ITINÉRAIRE. — A 6 kilomètres (35 min. en voiture) de la gare de Laruns, terminus d'un embranchement partant de Pau. — ALTITUDE : 748 mètres. — SAISON : 1er juin au 30 septembre.

DESC. — Village à 42 kilomètres au S. de Pau, dans un vallon dépendant de la belle vallée d'Ossau, au confluent de la Sourde et du Valentin. De hautes montagnes enserrent la vallée. Le village est perché sur une terrasse, contre une paroi de rochers. Environs très pittoresques, nombreux buts d'excursions.

CLIMAT. — La protection contre les vents étant très bonne, la température est chaude et assez constante pendant l'été ; toutefois, comme toujours à la montagne, la fraîcheur est notable le soir et le matin, et les orages amènent de rapides abaissements de température.

ÉTABL. BALN. — Trois.

SOURCES. — Cinq principales : *Vieille* 33°, *Nouvelle* 31°, *d'En bas* 28°, *d'Orteig* 22°, *Froide* 12°. Débit faible.

PROPR. PHYS. — L'eau de la *Source Vieille*, la plus importante, est limpide, douce au toucher; elle a une odeur et une saveur hépatiques.

COMP. CHIM. — Minéralisation totale 0,60.

Sulfure et sulfhydrate de sodium..........	0.015
Hyposulfite de soude.....................	0.008
Chlorures de sodium, potassium, magné-	
sium, lithium.......................	0.29
Sulfate de chaux......................	0.14
— de soude.....................	0.05

Silice... 0.06
Bromure de magaésium...................... 0.004

En outre de la barégine, en flocons blanchâtres, de l'azote. La quantité de chlorures est intéressante.

MODE D'EMPLOI. — La *Source Vieille* sert à la boisson; son eau, très active, est administrée avec précautions au début, par demi-verres, et même par cuillerées; on dépasse rarement 3-4 verres; souvent on l'additionne de lait, infusions, sirop, etc. Bains, douches pharyngiennes, locales, gargarismes, pulvérisations, inhalations. Hydro-thérapie.

ACT. PHYSIOL. — Traitement excitant. L'eau augmente l'appétit, le nombre des battements cardiaques, donne parfois de l'agitation, de l'insomnie; les muqueuses et les reins sécrètent davantage. On note des phénomènes d'exacerbation des affections chroniques, spécialement dans l'appareil respiratoire, avec augmentation de la toux et de l'expectoration. Cette période d'irritation est suivie plus tard d'une résolution favorable et curative (ainsi chez les sujets atteints de bronchite ou de con-gestion du sommet, signe suspect d'une tuberculose à son début).

INDICATIONS. — Affections catarrhales chroniques, gra-nuleuses, des muqueuses de l'espace naso-pharyngien et du larynx; bronchite chronique, asthme avec emphy-sème et catarrhe. Phtisie pulmonaire à forme lente et torpide, chez les sujets mous, atoniques. Engouements et congestions autochtones ou consécutifs à des inflamma-tions des bronches, des poumons, des plèvres; reli-quats de bronchites et de broncho-pneumonies. Il faut sans doute faire une large part au climat de montagne dans l'action favorable des Eaux-Bonnes.

L'eau de la *Source Froide* est utilisée dans les dyspep-sies.

Les bains ont une action toute différente suivant leur origine : les bains de la *Source Vieille* sont excitants, accélèrent le pouls, donnent de l'insomnie, réveillent les inflammations anciennes; ceux de la source d'*Orteig* sont au contraire sédatifs, calmants, et ralentissent les batte-ments cardiaques (Leudet).

CONTRE-INDICATIONS. — États fébriles, d'éréthisme : tendance à la congestion, à la fluxion active. Asthme sec avec muqueuse irritée et congestionnée.

TRANSPORT. — Ces eaux sont transportées.

Eaux-Chaudes (France, Basses-Pyrénées).
Eaux sulfurées sodiques chaudes.

ITINÉRAIRE. — A 6 kilomètres (55 minutes en voiture) de Laruns, station terminus d'un embranchement partant de Pau. — ALTITUDE : 674 mètres. — SAISON : 1er juin au 1er octobre.

DESC. — Village situé dans le prolongement de la vallée du Gave d'Ossau ; la vallée est étroite, encaissée, boisée. L'établissement est adossé à la montagne entre le gave et des pentes boisées. Une fort belle route relie Eaux-Chaudes aux Eaux-Bonnes (8 kilomètres).

CLIMAT. — Climat de montagne à variations étendues; la vallée se dirige du S. au N. ; elle est balayée par des brises qui rafraîchissent et renouvellent l'air.

ÉTABL. BALN.

SOURCES. — Au nombre de sept. Voici la température et la sulfuration des principales :

	Temp.	Sulf. de sod.
Esquirette chaude	35.0°	9.1ᵐᵍʳ
Rey...................	33.5	8.6
Baudot...............	35.5	8.6
Clot...................	36.2	8.8

COMP. CHIM. — Source du *Clot* : Minéralisation totale 0,33.

Sulfure de sodium......................	0.0088
Soude..............................	0.092
Chaux..............................	0.028
Acide chlorhydrique....................	0.056
— sulfurique......................	0.081
— silicique......................	0.055

MODE D'EMPLOI. — Boisson, bains de baignoire, de piscine, douches de tout genre.

ACT. PHYSIOL. — A l'intérieur, l'eau n'a pas le caractère excitant de celles des Eaux-Bonnes ; elle stimule doucement les fonctions des muqueuses et de la peau ; elle est diurétique et diaphorétique.

INDICATIONS. — Ces eaux, plutôt sédatives, sont bien supportées par des malades à constitution éréthique. La source du *Clot* convient surtout aux rhumatismes, l'*Esquirelle* aux affections utérines, engorgement du col, ulcérations, granulations, prolapsus ; elle a la réputation de guérir la stérilité. La source *Rey* s'adresse aux rhumatismes névropathiques, *Baudot*, aux affections des voies respiratoires, bronchite, phtisie pulmonaire. Cette dernière source a une action douce et ne fait pas naître de phénomènes congestifs (Anglada).

Ems (Prusse, province de Hesse-Nassau).
Eaux bicarbonatées chlorurées chaudes.

ITINÉRAIRE. — Station d'une ligne secondaire de ch. de fer, qui se détache à Niederlahnstein de la grande ligne Francfort-Cologne. — ALTITUDE : 85 mètres. — SAISON : 1er mai au 1er octobre.

DESC. — Ville de 7000 habitants située sur la Lahn, rivière qui coule de l'E. à l'O. avant de se jeter dans le Rhin. La ville est placée pour la majeure partie sur la rive droite ; la rive gauche s'élève progressivement et constitue le versant N. du massif montagneux du Taunus.

CLIMAT. — Une chaîne de montagnes protège Ems contre les vents du N. ; du côté du S. et de l'O. les vents ont libre accès. Chaleur parfois forte en été ; excursion thermométrique journalière très étendue avec fraîcheur notable du matin et du soir. Humidité moyenne. Brouillards parfois en automne et au printemps. En somme, le climat est sédatif.

Près d'Ems, sur le Malberg, station à 333 mètres d'altitude, reliée à la ville par un funiculaire.

ÉTABL. BALN. — Au nombre de neuf.

SOURCES. — Une vingtaine. Principales sources : le *Krachnchen* 35.8°, le *Fürstenbrunnen* 39.4°, le *Kesselbrunnen* 46.6° (ces trois servent surtout à la boisson), la *Neue Quelle* 47.5°, la *Rœmerquelle* 44.5°, la *Bubenquelle* 35°, (pour les bains). Le débit du *Kesselbrunnen* dépasse 100 mètres cubes par jour.

Prop. phys. — Eau limpide, d'un goût à la fois salin et alcalin, déguisé par l'acide carbonique, inodore.

Comp. chim. — A peu près identique pour toutes les sources, les différences portant sur la quantité d'acide carbonique. Analyse du *Kraehnchen* :

Minéralisation totale 3,50.

Bicarbonate de soude...................	1.97
— de chaux, de magnésie.......	0.43
— de lithine	0.004
Chlorure de sodium...................	0.9
Sulfate de soude....................	0.03
Acide carbonique libre...............	546 cent. cubes.

Ce dernier chiffre varie suivant les sources entre 418 et 673.

Mode d'emploi. — On boit l'eau à la dose de 2 à 6 verrées, pure ou coupée de lait. Bains. Inhalations. La *Bubenquelle*, ou *Source aux Garçons*, est un jet de l'épaisseur du doigt, et d'un mètre de hauteur, que les femmes stériles emploient en douche ascendante sur les organes sexuels. — Hydrothérapie, bains d'air comprimé, etc.

Act. physiol. — A l'intérieur, l'eau active les fonctions digestives, la diurèse, la diaphorèse ; l'alcalinité du sang et des liquides séreux augmente, l'urine devient, sinon alcaline, du moins neutre ; la quantité des sulfates de l'urine et de l'urée augmente ; la nutrition des muqueuses est modifiée, les catarrhes s'améliorent.

Indications. — Ems est une eau alcaline douce, possédant en outre des qualités toniques dues à la présence du chlorure de sodium. Son climat sédatif, doux, humide, convient aux affections des voies aériennes. Catarrhes des muqueuses urinaire, digestive, respiratoire surtout ; laryngite chronique, bronchite chronique, quand il n'y a ni forte hyperémie, ni tendance à l'inflammation aiguë. Résidus d'affections aiguës des poumons, bronchopneumonie, pleurésie. Dyspepsie, catarrhe intestinal, congestion du foie, calculs biliaires. Affections de l'utérus et de ses annexes, métrite chronique, exsudats péri-utérins, endométrite chronique, leucorrhée, stérilité. Rhumatisme et goutte, surtout goutte atonique.

CONTRE-INDICATIONS. — Tuberculose pulmonaire.

TRANSPORT. — Eaux transportées sur une grande échelle (sources *Kraehnchen*, *Victoria*). Doivent être prises chauffées.

Enghien (France, Seine-et-Oise).
Eau hydrosulfurée calcique froide.

ITINÉRAIRE. — Station du ch. de fer du Nord. — ALTITUDE : 50 mètres. — SAISON : 1er juin au 1er octobre.

DESC. — Petite ville au bord d'un lac charmant (12 kilomètres de Paris). Promenades et excursions agréables, notamment dans la forêt de Montmorency.

ÉTABL. BALN.

SOURCES. — Au nombre de huit, entre autres les sources *Cotte* 13°, *Deyeux* 10.5°, *Péligot* 12°, *Bouland* 14°, de la *Pécherie* 13°.

PROP. PHYS. — Eau claire, se troublant bientôt à l'air, d'une forte odeur hépatique, d'une saveur fade avec arrière-goût amer.

COMP. CHIM. — Ces eaux comptent parmi les plus sulfhydriquées de la France. Analyse de la source de la *Pécherie* : Minéralisation totale 0,74.

Carbonate de chaux......................	0.30
— de soude, potasse, magnésie...	0.17
Sulfate de chaux.......................	0.17
Chlorure de sodium....................	0.04
Acide carbonique libre................ .	91 cent. cubes.
Hydrogène sulfuré libre...............	30 —

La source *Cotte* contient 18 centimètres cubes de ce dernier gaz.

MODE D'EMPLOI. — Boisson, bains, douches, inhalations, etc.

ACT. PHYSIOL. — Prise à l'intérieur, l'eau excite la circulation et le système nerveux (insomnie, agitation) ; elle constipe. Les douches et bains ont une action stimulante.

INDICATIONS. — Ces eaux s'adressent aux sujets lymphatiques et pâteux. Laryngite chronique, pharyngite granuleuse, bronchite chronique, emphysème. Affections de la peau, savoir les formes vésiculeuses et pus-

tuleuses (eczéma, lichen, acné) à la période subaiguë ;
les eaux n'agissent pas sur les dermatoses squameuses.
Rhumatismes ; scrofule ; syphilis.

TRANSPORT. — Ces eaux sont transportées.

Étretat (France, Seine-Inférieure).
Bain de mer.

ITINÉRAIRE. — A 15 kilomètres de la station des Ifs, et à 17 kilom.
de celle de Fécamp, réseau de l'Ouest (services de correspondance).

DESC. — Plage de galets très pittoresque, bordée de
hautes falaises.

Établissement d'hydrothérapie marine.

Evaux (France, Creuse).
Eaux thermales simples.

ITINÉRAIRE. — Station du ch. de fer d'Orléans, ligne de Montluçon à
Eygurande. — ALTITUDE : 460 mètres. — SAISON : 1er juin au 30 septembre.

DESC. — Petite ville à 22 kilomètres au S. de Montluçon.

ÉTABL. BALN. — A un demi-kilomètre de la ville.

SOURCES. — Dix-huit, fort abondantes et très chaudes,
28 à 57°.

PROP. PHYS. — Eau limpide, inodore, sans saveur.

COMP. CHIM. — Eau du *Puits de César*, 57° : Minéralisation totale 1,4.

Sulfate de soude	0.71
Bicarbonate de chaux	0.15
Chlorure de sodium	0.16

Ces eaux contiennent beaucoup de matières organiques (conferves), formant un limon employé en applications externes.

La source du *Petit Cornet* est sulfureuse (7 milligrammes de sulfhydrate de sodium).

INDICATIONS. — Rhumatismes ; anciens traumatismes,
affections chirurgicales, dermatoses (eczéma, psoriasis).

Evian-les-Bains (France, Haute-Savoie).
Eau oligo-métallique froide.

ITINÉRAIRE. — Station du ch. de fer de Bellegarde au Bouveret. Débarcadère des bateaux à vapeur du lac Léman. — ALTITUDE : 377 mètres. — SAISON : 1er mai au 15 octobre.

DESC. — Petite ville étagée sur les pentes escarpées de la rive méridionale du lac Léman, dans une exposition septentrionale. Environs charmants, champêtres et verts, ombragés de châtaigniers. Un quai planté d'arbres, des avenues au bord du lac permettent de jouir d'un panorama superbe sur le lac et la côte suisse. Excursions sur terre et par bateaux à vapeur.

CLIMAT. — Agréable en été, la température étant rafraîchie par le voisinage du lac, les brises régulières qui en viennent et l'exposition au nord. Il n'y a pas de refroidissement brusque le soir, pas de rosée. Agréable séjour d'été.

ÉTABL. BALN. — Deux, avec installations pour l'hydrothérapie. Doucheurs d'Aix-les-Bains.

SOURCES. — Plusieurs sources froides jaillissent non loin du lac, au pied d'une moraine glaciaire. Débit : 240 litres à la minute. Les plus réputées sont les sources *Cachat, Bonnevie, Viguier*. Température 9-11.8°.

PROP. PHYS. — Eau limpide, agréable à boire par sa fraîcheur, sans goût ni odeur.

COMP. CHIM. — Source *Cachat* : Minéralisation totale 0,44.

Bicarbonate de chaux	0.27
— de magnésie	0.10
— de soude	0.014
Glairine	0.014

C'est donc une eau presque pure.

MODE D'EMPLOI. — On la boit à la dose de 5 à 10 verrées et plus.

ACT. PHYSIOL. — Très diurétique, elle amène promptement un véritable lavage interne. Elle stimule l'appétit, améliore l'assimilation, diminue l'acide urique, augmente l'urée; elle possède une action sédative sur les affections douloureuses du tube digestif et des voies urinaires.

INDICATIONS. — Affections des voies urinaires. Gravelle

urique, oxalique, phosphatique; cystite subaiguë et chronique, cystite bactérienne; cystite du col, généralement blennorragique; néphrite au début, pyélites. Affections des voies digestives : dyspepsie goutteuse, atonique ou irritative, gastralgique, nerveuse; catarrhe intestinal. Engorgement du foie, calculs biliaires, ictère. Goutte. États d'éréthisme nerveux greffés sur les affections de l'estomac, du foie, des organes sexuels de la femme (métrite, ulcérations); neurasthénie.

CONTRE-INDICATIONS. — Affections organiques du cœur; hypertrophie considérable de la prostate; cystite calculeuse, tuberculeuse.

TRANSPORT. — Eau transportée en grande quantité.

Fécamp (France, Seine-Inférieure).
Bain de mer.

ITINÉRAIRE. — Station terminus de l'embranchement de Beuzeville, ligne de Paris au Havre.

DESC. — Ville de 13 000 hab., avec une plage de galets assez éloignée de la ville. Bel établissement d'hydrothérapie marine et de bains de mer chauds.

Fideris (Suisse, canton des Grisons).
Eau acidule gazeuse, ferrugineuse.

ITINÉRAIRE. — Station de ch. de fer sur la ligne Landquart-Davos (omnibus de la gare aux Bains, 1 heure). — ALTITUDE : 1036 mètres. — SAISON : 15 juin au 15 septembre.

DESC. — Établissement balnéaire, à une demi-heure du village de même nom, enfermé dans une gorge étroite du flanc méridional de la vallée du Praettigau. L'établissement est adossé à la montagne, baigné de deux côtés par un torrent, et complètement entouré de forêts de hêtres et de sapins.

CLIMAT. — Tonique, grâce à l'altitude et au voisinage des forêts; air calme, sans vents ni poussière. Chaleur tempérée en été par les bois et les torrents. Excursion thermométrique journalière assez considérable, matinées et soirées fraîches.

SOURCES. PROP. PHYS. — Trois sources température 7°.

Eau limpide, gazeuse, avec un goût piquant, ferrugineux et alcalin.

COMP. CHIM. — Minéralisation totale 1,9.

Bicarbonate de soude.....................	0.71
— de chaux, magnésie........	1.1
— de fer....................	0.016
Acide carbonique libre..............	753 cent. cubes.

MODE D'EMPLOI. — Boisson. Bains entre 19 et 30°, chauffés par la vapeur; durée 10 à 30 minutes.

ACT. PHYSIOL. — A l'intérieur, l'eau donne une légère ébriété carbonique ; elle excite la circulation, augmente la diurèse et l'urée ; elle est tonique et reconstituante. Les bains sont des bains d'eau carbo-gazeuse dont ils possèdent les propriétés (Voir page 26).

INDICATIONS. — Anémie, chloro-anémie ; hystérie, neurasthénie ; migraine, névralgies. Affections du système vasculaire, fatigue nerveuse ou musculaire du cœur, dégénérescence graisseuse (alcoolisme), palpitations nerveuses; première période des affections organiques. Dyspepsie, gastralgie des anémiques. Affections fonctionnelles de l'utérus, dysménorrhée, aménorrhée, ménorragie, leucorrhée, si fréquentes chez les anémiques.

CONTRE-INDICATIONS. — États fébriles, éréthisme, hystérie convulsive, cachexies.

TRANSPORT. — Eau transportée.

Forges-les-Eaux (France, Seine-Inférieure).
Eaux ferrugineuses.

ITINÉRAIRE. — Station du ch. de fer de Paris à Dieppe par Pontoise. — ALTITUDE : 160 mètres. — SAISON : 15 juin au 30 septembre.

DESC. — Petite ville située dans un pays fertile et verdoyant, au milieu de gras pâturages. Environs pittoresques avec de nombreuses excursions.

CLIMAT. — Doux, humide.

ÉTABL. THERM. — Au milieu d'un parc.

SOURCES. — Quatre, *Reinette, Royale, Cardinale, Saint-Antoine.* Débit total par jour, 575 mètres cubes d'une eau à 7°.

Prop. phys. — Eau limpide, sans odeur, sans gaz, d'un goût ferrugineux.

Comp. chim. — Source *Cardinale* : Minéralisation totale 0,27.

Bicarbonate de magnésie	0.07
Sulfate de chaux	0.04
— d'alumine	0.03
Crénate de fer	0,098
Acide carbonique libre	225 cent. cubes.

Le sel de fer s'élève à 22 milligrammes pour la *Reinette*, 57 pour *Saint-Antoine*, 67 pour la *Royale*.

Mode d'emploi. — Eaux administrées en boisson en commençant par la *Reinette*, passant par la *Royale* pour finir par la *Cardinale*. On les emploie aussi en bains, douches.

Act. physiol. — L'eau a une action diurétique très marquée, elle excite l'appétit, est tonique et reconstituante ; contrairement à d'autres eaux ferrugineuses, elle a une action sédative.

Indications. — Anémie, chlorose, faiblesse générale. Dyspepsie, gastralgie, diarrhées chroniques. Affections nerveuses, nervosisme, névralgies. Affections de l'utérus et de ses annexes, aménorrhée, dysménorrhée, leucorrhée ; stérilité. Diabète et albuminurie, concurremment avec la cure de lait (Thomas).

Transport. — L'eau est transportée.

François-Joseph, près de Budapest (Hongrie).
Eau sulfatée magnésienne.

Prop. phys. — Cette eau est froide, non gazeuse.
Comp. chim. — Analyse :

Sulfate de magnésie	24.7
— de soude	23.1
— de chaux	1.3

Transport. — Exploitée et mise en bouteilles pour l'exportation, comme eau purgative.

Franzensbad (Autriche, Bohême).
Eaux bicarbonatées chlorurées sulfatées.

ITINÉRAIRE. — Station de ch. de fer de la ligne Eger-Leipzig. — ALTITUDE : 423 mètres. — SAISON : 1er mai au 1er octobre.

DESC. — Ville de 1500 hab., située sur le versant méridional des montagnes de l'Erzgebirge, sur un plateau coupé par quelques collines. Un beau parc offre d'agréables promenades.

CLIMAT. — Intermédiaire entre celui de plaine et celui de montagne ; en été, le milieu du jour est chaud, le matin et le soir sont frais ; moyenne de la température estivale, 15°.

ÉTABL. BALN. — Au nombre de quatre.

SOURCES. — Sources nombreuses, toutes froides ; 12 utilisées. On en distingue deux catégories : 1° sources à caractère essentiellement laxatif, *Wiesenquelle* 10.6°, *Salzquelle* 11.4°, *Kalter Sprudel* 10.6°, etc. ; 2° sources ferrugineuses, toniques et fortifiantes, *Franzensquelle* 10.5°, *Neuquelle* 10.1°, *Stahlquelle* 12.5°, etc. D'autres sources encore servent aux bains. La source *Franzensquelle* est la plus renommée de toutes.

PROP. PHYS. — Eaux fraîches, piquantes, d'un goût salin, parfois atramentaire.

COMP. CHIM. — Voici la composition sommaire d'une eau de chaque catégorie :

	Salzquelle.	Franzensquelle.
Bicarbonate de soude......	0.95	0.95
— de chaux......	0.26	0.33
— de magnésie...	0.15	0.13
— de fer.........	0.01	0.01
Chlorure de sodium.......	1.1	1.2
Sulfate de soude.........	2.8	3.1
Acide carbonique libre.....	831 c. cub.	1462 cent. cubes.

La source *Stahlquelle*, 12.5°, a 78 milligrammes de sel de fer.

MODE D'EMPLOI. — En boisson, à la dose de 2 à 4 verrées. En bains d'eau carbo-gazeuse, dans lesquels on atténue, suivant les indications, la quantité de gaz. On utilise aussi une mofette ou source de gaz acide carbonique pur, le *Polterbrunnen*, pour des bains administrés dans une large cuve où plusieurs personnes peuvent s'asseoir.

Act. physiol. — L'eau fait naître aisément de l'ivresse carbonique ; elle est diurétique, stimule l'appétit, est plus laxative que purgative. L'action altérante et tonique est surtout marquée dans les eaux du deuxième groupe ; celles du premier sont plus laxatives, surtout les sources *Wiesenquelle* et *Kalter Sprudel*.

Bains de boue tourbeuse. — Préparés avec de la terre empruntée à une vaste prairie tourbeuse qui avoisine la ville. Elle se compose d'éléments végétaux saturés de sels et traversés par des sources d'eau minérale ou par des gaz. La tourbe est extraite en cubes en automne et reste exposée au grand air pendant l'hiver. Un processus de déliquescence lente transforme les sulfures en sulfates, et fait naître des acides sulfurique, acétique, formique, etc. L'analyse y révèle alors approximativement 25 p. 100 de substances solubles (dont 14 parties de sulfates divers, 5 d'acide sulfurique, 5.7 d'acide crénique, d'humus), et 75 p. 100 de substances insolubles, dont 15 de débris végétaux.

Pour les bains, cette tourbe est broyée, mélangée avec de l'eau minérale en plus ou moins grande quantité et chauffée par un jet de vapeur. Le bain représente un mélange brun noirâtre, boueux, onctueux, acide, d'une odeur sulfureuse. Il dure une demi-heure à une heure, et est suivi d'un bain simple. On n'en prend au début qu'un tous les deux jours. Pour l'action du bain de tourbe, voir page 14.

Indications. — *Eaux du premier groupe* : dyspepsies, engorgement du foie, de la rate, calculs biliaires, constipation chronique, cystite chronique, obésité et pléthore abdominale, goutte. *Eaux du second groupe* : anémie, chloro-anémie, faiblesse nerveuse, neurasthénie, névroses, névralgies, maladie de Basedow, paralysies toxiques ou consécutives aux maladies infectieuses ; paralysie infantile, atrophie musculaire progressive. Diabète. Affections de l'utérus.

Les bains de gaz acide carbonique s'emploient dans les cas mentionnés page 15.

Les *bains de tourbe* s'adressent surtout aux affections de l'utérus et de ses annexes, aux exsudats de tout genre à résorber, au rhumatisme articulaire et musculaire chronique, aux paralysies toxiques, névralgies, à l'hystérie, à la neurasthénie. Enfin, ils servent souvent d'adjuvants à la cure interne.

On conseille Franzensbad, en Allemagne, comme cure secondaire reconstituante après les cures éprouvantes de Carlsbad, Marienbad, etc., ou auprès d'eaux chlorurées, iodurées, etc.

TRANSPORT. — Ces eaux sont transportées. On prépare aussi un extrait de boues tourbeuses pour la préparation de bains analogues aux bains de tourbe.

Friedrichshall (Allemagne, duché de Saxe-Meiningen).
Eau sulfatée chlorurée purgative.

COMP. CHIM. — Cette eau, a la composition sommaire suivante, analyse de Liebreich (1885) : Minéralisation totale 61,0.

Sulfate de soude......................	18.2
Chlorure de sodium....................	24.6
— de magnésium..................	12.0
— de potassium..................	1.3
Carbonate de soude...................	3.0
Bromure de sodium....................	0.20

Cette eau se fait donc remarquer parmi les eaux purgatives par la grande quantité de chlorure de sodium qu'elle contient; ce sel a une action favorable sur l'intestin.

ACT. PHYSIOL. — Facile à digérer, laxative à petite dose; convient pour les traitements prolongés.

TRANSPORT. — Cette eau est seulement transportée.

Gastein (Autriche, duché de Salzbourg).
Eaux thermales simples.

ITINÉRAIRE. — A 4 heures de voiture de Lend, station de ch. de fer, ligne d'Innsbruck à Vienne, par Saint-Michel. — ALTITUDE : Hofgastein, 783 mètres; Gastein, 960 mètres. — SAISON : 1er mai au 30 septembre (principalement juillet et août).

DESC. — Village situé dans une vallée qui se creuse

dans le massif des Alpes Noriques, entre la province de Salzbourg et la Carinthie, à 75 kilomètres au sud de Salzbourg. (On l'appelle Wildbad-Gastein pour le distinguer de Hofgastein.)

Position pittoresque au milieu de hautes montagnes en partie couronnées de glaciers. La vallée s'ouvre du côté du N. Le village est étagé le long de pentes rapides où le torrent l'Ache se précipite en deux fortes cascades de 63 et 85 mètres de hauteur.

CLIMAT. — Climat de montagne tempéré par la protection que donnent les montagnes, spécialement contre les vents froids du nord. Le vent dominant est celui du sud ou du sud-est. L'humidité atmosphérique est assez forte; il y a 20 jours de pluie par mois en été, elle arrive souvent par les vents du N.-O. (Labat). Température moyenne 10.2° en mai, 12.5° en juin, 13 en juillet, 16 en août. Mais elle a de grandes variations, et parfois il tombe de la neige en juillet et août.

Les eaux thermales sont utilisées en outre à *Hofgastein*, à 8 km. au N. de Gastein et dans la même vallée. à une altitude d'environ 200 m. inférieure à celle de cette station. Les eaux y sont amenées par une conduite en bois.

ÉTABL. BALN. — Bains dans la plupart des hôtels.

SOURCES. — Dix-huit, dont neuf captées et utilisées. Les principales sont les sources *Fürstenquelle*, la plus élevée, 49.6°, *Doctorsquelle* 46°, *Hauptquelle* 45°, etc. Eau très abondante, 4300 mètres cubes par jour. A Hofgastein, l'eau a encore une température de 41 à 37°.

PROP. PHYS. — Limpide, inodore, sans odeur ni saveur.

COMP. CHIM. — Minéralisation totale 0,33.

Sulfate de soude............................	0.20
Chlorure de sodium.........................	0.04
Silice.....................................	0.03

MODE D'EMPLOI. — En boisson et surtout en bains de baignoire, de piscines, après refroidissement de l'eau dans des réservoirs. Le bain, à 35°, dure rarement plus d'une demi-heure.

Act. physiol. — Bain tonique et fortifiant, donne une nouvelle vie à l'organisme. Au bout de quelques bains, il se produit un état d'excitation nerveuse, le malade retrouve ses forces, ses facultés intellectuelles. Sans doute, ces effets sont dus pour une bonne partie à l'action tonique et stimulante du climat de montagne.

Indications. — Gastein est une *station d'altitude avec des eaux très chaudes*; on y trouvera donc une médication stimulante, excitante même. Affections du système nerveux avec caractère d'adynamie, de dépression, d'hyperesthésie; hystérie, hypocondrie, névralgies; paralysies idiopathiques et périphériques, rhumatismales, traumatisques, réflexes; *paraplégies*, les unes séniles, les autres suites d'excès et accompagnées d'impuissance; hémiplégies, tabes. Rhumatisme, goutte. États de faiblesse conséquence de la sénilité (Gastein est un bain de vieillards), de la convalescence, de l'anémie. Faiblesse génitale, impuissance. L'eau est bue dans les affections catarrhales des intestins.

Contre-indications. — Disposition aux hémorragies et aux inflammations, constitution éréthique; affections cardiaques.

Gérardmer (France, Vosges).
Établissement hydrothérapique.

Itinéraire. — Terminus d'un embranchement partant d'Épinal. — Altitude : 670 mètres. — Saison : 1er mai au 1er octobre.

Desc. — Petite ville située dans une position gracieuse et champêtre, au bord d'un lac, auprès de forêts alternant avec des prairies et des bruyères. Nombreux buts de promenades et d'excursions.

Climat. — Climat tonique, sans être trop excitant, d'une altitude moyenne; le voisinage des forêts donne à l'air des qualités de pureté exceptionnelles. Température moyenne (Greuell) : mai 10.5°, juin, 13.7°, juillet 16,6°, août 15.1°, septembre 12.4°. Température régulière; minima élevés.

Établ. hydrothérap. — Bien aménagé.

Indications. — Par son altitude, sa position tranquille,

convient aux surmenés, aux névropathes, aussi bien qu'aux convalescents, aux anémiques.

Giesshübl-Puchstein (Autriche, Bohême).
Eau bicarbonatée mixte.

ITINÉRAIRE. — A 10 kilomètres au N.-E. de Carlsbad (Voir ce nom).

DESC. — Dans une position charmante, sur les rives de l'Eger, à proximité de forêts de sapins.

ÉTABL. BALN. et HYDROTHÉRAP.

SOURCES. — Deux, très abondantes, froides 9.3°, d'un goût légèrement astringent.

COMP. CHIM. — Minéralisation totale 2,0.

Bicarbonate de soude................	1.19
— de magnésie, chaux........,	0.55
Acide carbonique libre...............	1205 cent. cubes.

TRANSPORT. — Eau exportée en grande quantité comme eau de table.

Granville (France, Manche).
Bain de mer.

ITINÉRAIRE. — Terminus d'une ligne du ch. de fer de l'Ouest, par Dreux et Argentan.

DESC. — Ville sur un promontoire, à l'entrée N. de la baie du Mont-Saint-Michel. Belle plage de sable.

Établissement balnéaire.

Gréoulx (France, Basses-Alpes).
Eaux hydrosulfurées chlorurées chaudes.

ITINÉRAIRE. — Desservi par la station de ch. de fer de Manosque, ligne de Grenoble à Aix (correspondance, 2 h.). — ALTITUDE : 350 mètres. — SAISON : 15 avril au 15 octobre.

ÉTABL. BALN. — Situé à un kilomètre du village, dans une vallée pittoresque, au bord d'un torrent.

CLIMAT. — Doux, grâce à la protection que les montagnes donnent contre les vents.

SOURCES. — Deux sources : *Gravier* 38.7°, *Nouvelle Source* 23°, très abondantes (1720 mètres cubes par jour)

8.

Prop. phys. — Eau limpide, d'une odeur hépatique, d'un goût salin.

Comp. chim. — Minéralisation totale 2,6.

Chlorure de sodium......................	1.50
Carbonates de chaux, magnésie..........	0.20
Sulfates de soude, chaux................	0.20
Sulfure de calcium........	0.05
Iodures et bromures....................	0.06
Hydrogène sulfuré libre................	1.0 cent. cube.

Beaucoup de barégine.

Eau à la fois chlorurée, sulfurée et sulfhydriquée.

Mode d'emploi. — Boisson, bains de baignoire, de piscine (à natation), douches, inhalations, etc. Les bains sont à courant continu.

Indications. — On a rapproché cette station des eaux pyrénéennes, dont elle diffère cependant par la grande quantité de chlorure de sodium, l'hydrogène sulfuré libre et par une action beaucoup moins excitante. Rhumatismes, affections articulaires, scrofule, lymphatisme ; dermatoses ; catarrhe chronique du pharynx, du larynx, des bronches, tuberculose à forme torpide ; névroses, névralgies. Affections chirurgicales, raideurs articulaires, contractures, plaies, fistules. Affections utérines.

Vu la douceur de son climat, conseillé comme station intermédiaire entre le midi et les pays du nord.

Contre-indications. — Dyspepsies, gastralgie, goutte.

Gurnigel (Suisse, canton de Berne).
Eau hydrosulfurée sulfatée calcique.

Itinéraire. — Station de ch. de fer de Berne ; depuis là en voiture, diligence) 20 kil., 4 h. 1/2. — altitude : 1155 mètres. — saison : juin à septembre.

Desc. — Grand établissement balnéaire situé sur le versant N. du Gurnigelberg, montagne couverte de forêts qui s'étendent tout autour de l'établissement, sillonnées par de nombreux sentiers.

Climat. — Climat de montagne modifié par le voisinage des forêts. Température des mois de juin 13.1°, juillet 15.4°, août 15.2°, septembre 14.1°. Humidité moyenne élevée 81.9°. Air vif, tonique, variations de température fort étendues, même en été.

Sources. — Deux sources sulfureuses froides, la *Stockquelle*, 7° (20 litres à la minute), le *Schwarzbrünneli*, 8.5°, moins abondante.

Prop. phys. — Eau claire, ayant une forte odeur sulfureuse, un goût faiblement amer.

Comp. chim. — Source du *Schwarzbrünneli* : Minéralisation totale 1,8.

Sulfate de chaux......................	1.3
Carbonates de chaux, magnésie,...	0.39
Sulfates de magnésie, soude, potasse....	0.18
Hyposulfite de chaux...................	0.008
Sulfure de calcium...................	0.04
— de magnésium.................	0.01
Acide carbonique libre................	404 cent. cubes.
Hydrogène sulfuré libre...............	25 cent. cubes.

(39,3 d'après Muller.)

C'est donc une eau très sulfureuse. L'eau de la *Stockquelle* ne renferme que 8,2 c.c. d'hydrogène sulfuré.

Act. physiol. — La *Stockquelle* est diurétique, purgative et résolutive ; elle donne sans coliques 2-3 selles foncées. Le *Schwarzbrünneli* est diurétique aussi, mais constipe ; il agit sur le système nerveux et circulatoire (effets sédatifs de l'hydrogène sulfuré, ralentissement du pouls, somnolence, etc.).

Mode d'emploi. — Boisson, bains, douches, pulvérisations.

Indications. — S'adresse surtout aux organes digestifs, aux engorgements abdominaux, aux affections des muqueuses, aux névroses (Verdat). Catarrhe chronique de l'espace naso-pharyngien. Dyspepsie, dilatation de l'estomac (lavage) ; ulcère rond et surtout *gastralgies* (excellents résultats) ; affections du foie, engorgement, calculs biliaires, état hémorroïdaire et pléthore abdominale. Affections de l'utérus. Affections du système nerveux où l'on cherche une action calmante, névralgie, migraine, hypocondrie. Dermatoses, acné, furoncles en particulier. Dystrophies, anémies (climat d'altitude modérée, tonique et fortifiant).

CONTRE-INDICATIONS. — Rhumatismes, affections des os, des articulations. États fébriles, congestions actives; grossesse.

TRANSPORT. — L'eau est transportée.

Hammam Meskoutine (Algérie, province de Constantine).

Eaux thermales simples.

ITINÉRAIRE. — Station du ch. de fer de Bône à Constantine. — SAISON: printemps et automne.

DESC. — Établissement balnéaire situé dans un pays montagneux, dans une position pittoresque.

SOURCES. — Les eaux hyperthermales, 46 à 95°, jaillissent en grande abondance, 100 mètres cubes à l'heure, parfois avec des intermittences, comme des geysers; elles forment lentement, à leur point d'émergence, des cônes calcaires plus ou moins élevés.

COMP. CHIM. — Minéralisation totale 1,45.

Sulfates de chaux, de soude......................	0.55
Chlorures de sodium, potassium, magnésium, calcium.	0.50
Carbonates calcaires...........................	0.29
Arsenic.......................................	0.0005

Il existe aussi une source ferrugineuse sulfatée chlorurée, chaude, 78,5°.

MODE D'EMPLOI. — Bains.

INDICATIONS. — Rhumatismes, sciatiques, paralysies, contractures, raideurs articulaires et autres affections chirurgicales.

Hammam R'ihra (Algérie, province d'Alger).

Eaux sulfatées calciques chaudes.

ITINÉRAIRE. — A 12 kilomètres de la station de Bou-Medfa, ligne d'Alger à Oran. — ALTITUDE : 600 mètres. — SAISON : Toute l'année, surtout printemps et automne.

DESC. — Situé sur les pentes de l'Atlas.

CLIMAT. — Agréable, tempéré par des brises régulières.

ÉTABL. BALN. — Deux, l'un civil, l'autre militaire. Parc superbe créé à grands frais.

SOURCES. — Sources chaudes, 64-70°; source froide gazeuse, 19°.

COMP. CHIM.

	Eau chaude.	Eau froide.
Minéralisation totale...........	2.4	2.3
Sulfate de chaux...............	1.1	1.0
Chlorure de sodium............	0.50	0.4
Bicarbonates calcaires..........	0.35	0.60
Bicarbonate de fer.............	»	0.023
Acide carbonique total.........	»	1.3

INDICATIONS. — Rhumatismes, affections de la peau, traumatismes, affections chirurgicales; anémie, faiblesse.

Havre (le) (France, Seine-Inférieure).
Bain de mer.

ITINÉRAIRE. — Station terminus du réseau de l'Ouest.

DESC. — Le Havre même n'est pas une station de bain de mer (cependant il possède le bel établissement d'hydrothérapie marine de Frascati). Plage de galets.

La véritable station balnéaire est à *Sainte-Adresse*, village à 4 kilomètres au N. du Havre, au pied du cap de la Hève. Plage de galets. Forte lame, bain tonique.

Heilbrunn (Bavière, province de la Bavière-Supérieure).
Eaux chlorurées iodurées.

ÉTABL. BALN. — Modeste.

SOURCE. — La source *Adélaïde*, une des eaux les plus fortement iodurées, est froide, 10°.

COMP. CHIM. — Minéralisation totale 6,0.

Chlorure de sodium....................	4.9
Iodure de sodium.....................	0.030
Bromure de sodium....................	0.038
Acide carbonique libre................	409 cent. cubes

INDICATIONS. — Cette eau, dont la faible teneur en

chlorure de sodium facilite l'administration, est fort active. Scrofule osseuse et articulaire grave; goître, syphilis; affections de l'utérus et de ses annexes, cystite, hypertrophie de la prostate.

Transport. — Cette eau est transportée.

Heustrich (Suisse, canton de Berne).
Eau sulfureuse alcaline froide.

Itinéraire. — Station de Thoune, ch. de fer de Berne à Interlaken; de là, 2 heures en voiture. Ou bien, en voiture depuis Spiez (7 kilomètres), débarcadère des bateaux du lac de Thoune. — Altitude : 641 mètres. — Saison : 1er juin au 1er octobre.

Desc. — Bains situés sur la rive gauche du torrent la Kander, à 15 kilomètres au S.-E. de Thoune, sur les dernières pentes du flanc oriental du mont Niesen. Environs champêtres, couverts de prairies, de noyers, de sapins. Belle vue.

Climat. — Climat subalpin, empruntant au voisinage de la montagne et de la forêt des qualités toniques ; mais il est chaud en été et variable; humidité moyenne assez élevée. Climat doux et sédatif.

Établ. baln. — Bien aménagé. Bains d'air comprimé.

Source. — Source sulfureuse, froide, 6°.

Prop. phys. — Eau incolore, transparente, alcaline, d'un goût fade, d'une odeur hépatique; elle se trouble à l'air et devient laiteuse.

Comp. chim. — Minéralisation totale, 0,98.

Sulfate de soude......................	0.20
Bicarbonate de soude..................	0.67
Sulfure de sodium....................	0.033
Hyposulfite de soude.................	0.026
Azote...............................	31 cent. cubes.
Hydrogène sulfuré libre..............	11 —

La présence simultanée du bicarbonate sodique et du sulfure est très remarquable.

Mode d'emploi. — Boisson, inhalations, pulvérisations. Bains. Installations hydrothérapiques.

Act. physiol. — L'eau excite l'appétit, constipe, augmente la diurèse ; elle ralentit le pouls, agit sur le système nerveux en donnant de la lassitude, de la tendance au sommeil.

INDICATIONS. — L'absence du sulfate de chaux, la présence du bicarbonate sodique rendent l'eau spécialement favorable pour l'estomac. Catarrhes chroniques des fosses nasales, de l'espace naso-pharyngien, du larynx: rhinite, ozène ; pharyngite chronique à forme hypertrophique. Bronchite chronique, bronchorrhée, bronchiectasie, asthme ; phtisie pulmonaire, cas chroniques sans éréthisme. Catarrhe chronique de l'estomac avec gastrectasie, gastralgie. Cystite chronique, sauf en cas d'urine alcaline avec triple phosphate.

TRANSPORT. — Eau transportée.

Hombourg (Prusse, province de Hesse-Nassau).
Eaux chlorurées sodiques gazeuses.

ITINÉRAIRE. — Station-terminus d'un ch. de fer partant de Francfort-sur-le-Mein. — ALTITUDE: 190 mètres. — SAISON: 1er mai au 1er novembre.

DESC. — A 18 kilomètres au N. de Francfort, au pied du versant méridional du Taunus. Agréable situation, promenades nombreuses dans un parc superbe ou de belles avenues, excursions intéressantes.

CLIMAT. — Doux. Protection contre les vent d'O. et du N.-O. Air pur, plutôt sec, fortifiant ; soirées d'été sans humidité.

ÉTABL. BALN. — Deux grands établissements.

SOURCES. — Chlorurées sodiques et bicarbonatées calciques, très gazeuses, froides, au nombre de cinq : *Elisabethbrunnen*, 10,5°, *Ludwigsbrunnen* 11.6° (débit : 43 mètres cubes par jour), *Kaiserbrunnen* 11.5° (24 mètres cubes), *Luisenbrunnen* 11.2°, *Stahlbrunnen* 10°.

PROP. PHYS. — Eau limpide, contenant des bulles de gaz, d'un goût piquant et salé.

COMP. CHIM. — Source *Elisabeth* : Minéralisation totale 13,9.

Chlorure de sodium......................	9,8
— de magnésium, calcium........	1.1
— de lithium......................	0.021

Bicarbonate de chaux.................... 2.1
—   de fer...................... 0.631
Acide carbonique libre................. 1 litre.

Ce dernier varie suivant les sources entre 990 et 1450 centimètres cubes ; le chlorure de sodium entre 3,1 et 9,8.
Le bicarbonate de fer s'élève à 60 milligrammes dans le
Luisenbrunnen, 98 dans le *Stahlbrunnen*, en même temps
que le chlorure de sodium s'abaisse à 3,1 et 5,8 respectivement.

MODE D'EMPLOI. — Surtout en boisson (*Elisabethbrunnen*); en bains chauffés par la vapeur dans une baignoire
à double fond. On ajoute souvent au bain l'eau mère
venant de Kreuznach ou de Nauheim.

ACT. PHYSIOL. — A la dose de 2 à 5 verrées, l'eau purge,
augmente la sécrétion des glandes saliv... ... ... ue,
rénales, stimule le système circulatoire. Le poids du
corps diminue pendant le traitement, sans que la santé
générale soit atteinte. L'action de l'acide carbonique se
produit souvent sous la forme d'une ivresse passagère,
par l'excitation cardiaque, la congestion. La source
Stahlbrunnen est administrée comme ferrugineuse et laxative dans l'anémie. Les bains sont des bains d'eau carbo-
gazeuse et chlorurée sodique (page 26).

INDICATIONS. — Médication chlorurée sodique énergique,
altérante, tonique par son fer et s'adressant surtout aux
affections des viscères abdominaux. Dyspepsie avec constipation, constipation chronique, pléthore abdominale,
hémorroïdes, hyperémie du foie, calculs biliaires :
goutte atonique ; métrite chronique. Bronchite chronique
conséquence de la stase veineuse. Anémie avec constipation, dyspepsie atonique. Anémie avec obésité. Scrofule (boisson, bains avec eau mère).

CONTRE-INDICATIONS. — Affections du cerveau, du cœur
et des poumons où une congestion pourrait être à redouter.

TRANSPORT. — L'eau d'*Elisabeth* est transportée.

Huniady-Janos (Hongrie).
Eau sulfatée magnésienne.

Desc. — Cette eau est recueillie dans une plaine au sud de la ville de Bude. Elle se rassemble dans des citernes ou puits creusés dans un terrain magnésien.

Comp. chim.

Sulfate de magnésie......................	32.3
Sulfate de soude........................	32.5
Chlorure de sodium.....................	1.3

Transport. — Cette eau purgative est exportée sur une grande échelle.

Ischl (Autriche, province de la Haute-Autriche).
Eaux chlorurées sodiques.

Itinéraire. — Station de ch. de fer, embranchement d'Attnang, ligne de Munich à Vienne. — Altitude : 486 mètres. — Saison : 1er juin au 1er octobre.

. . . S' ué dans cette portion de l'Autriche à laquelle sa richesse . . valu le nom de *Salzkammergut* et qui s'enfonce comme un . . entre le Tyrol et la Styrie, Ischl est placé dans la vallée de la Traun, affluent du Danube, et entouré de montagne. Nombreuses excursions et courses alpestres.

Climat. — Doux, grâce à la protection efficace contre les vents que donnent les montagnes, mais chaud en été. Il y pleut souvent au commencement de l'été. Ischl est une station climatique d'été aussi bien qu'un bain.

Établ. baln. — Quatre.

Sources. — L'eau chlorurée sodique est obtenue par lixiviation des bancs d'argile salinifère que l'on exploite dans les mines de sel pour la fabrication du sel de cuisine.

Comp. chim. — Minéralisation totale 245,5.

Chlorure de sodium....................	236.0
— de magnésium...............	0.9
Bromure de magnésium................	0.06
Sulfates de soude, potasse, chaux........	8.3

Deux sources salées faibles, *Marie-Louise* et *Klebelsberg*, contenant entre 5 et 6 grammes de chlorure de sodium, servent à la boisson.

Une source chlorurée sulfurée est aussi employée pour les bains.

Les *boues* se composent d'argile, de chlorure de sodium, et de sulfates de chaux, soude, magnésie et potasse.

MODE D'EMPLOI. — L'eau salée est mélangée à un bain d'eau douce dans une proportion qui varie de 10 à 50 litres et plus. Bains de vapeur, inhalations, douches. Les inhalations se font soit dans des cabinets où l'on pulvérise l'eau, soit en aspirant la vapeur qui s'élève des chaudières de concentration de l'eau salée. Boisson, voir ci-dessus. Les boues sont appliquées sur la peau comme moyen révulsif, excitant, résolutif.

INDICATIONS. — Scrofule, lymphatisme (combinaison du bain chloruré et de l'effet de l'air des montagnes). Affections de l'utérus et de ses annexes. Affections chroniques des muqueuses, du nez, de la gorge et des bronches (inhalations de vapeur salée). A l'intérieur, dans les catarrhes intestinaux, certaines bronchites.

Kissingen (Bavière, province de la Basse-Franconie). *Eau chlorurée sodique carbo-gazeuse.*

ITINÉRAIRE. — Station-terminus d'un embranchement de la ligne Wurzbourg-Meiningen. — ALTITUDE : 192 mètres. — SAISON : 1er mai au 1er octobre.

DESC. — Ville dans la verte vallée de la Saale, petite rivière coulant du N. au S., entourée de coteaux plantés de vignes et de bois. Charmantes promenades dans les forêts avoisinantes. Environs intéressants.

CLIMAT. — Tempéré, assez semblable à celui des environs de Paris (Labat).

ÉTABL. BALN. — Trois grands établissements.

SOURCES. — Chlorurées sodiques carbo-gazeuses froides : sources *Rakoczy* 10.7°, *Pandur* 10.7°, *Maxbrunnen* 10.4°, utilisées pour l'usage interne ; deux puits artésiens, *Schœnbornsprudel* 18.2°, *Soolsprudel* 20.1°, fournissent l'eau pour les bains. Ces sources jaillissent du sol en bouillonnant, vu leur acide carbonique ; la dernière, par intermittences, avec une grande violence.

PROP. PHYS. — Eau limpide, inodore, d'un goût salé et piquant.

COMP. CHIM. — Source *Rakoczy* : Minéralisation totale 8,5.

Chlorure de sodium...................... 5,8
— de potassium, magnésium.... 0,5
— de lithium.................. 0.02
Sulfates de chaux, magnésie.......... 0.9
Bicarbonate de chaux................. 1.0
— de fer....................... 0.03
Acide carbonique libre.............. 1395 cent. cubes.

Les autres sources ont une composition analogue : *Pandur* 5gr,2 de chlorure de sodium et 1505 centimètres cubes d'acide carbonique, *Maxbrunnen* 2gr,3 et 1257, *Sool-sprudel* 10gr,5 et 761, *Schœnbornsprudel* 11gr,7 et 1333.

L'*eau mère* des salines contient 316 grammes de sels au litre, dont 120 de chlorure et 2,5 de bromure de sodium.

MODE D'EMPLOI. — A l'intérieur, *Rakoczy* et *Pandur* sont les plus fréquemment employées. Le *Maxbrunnen*, plus faible, convient aux sujets délicats. Bains à la fois salés et gazeux par l'acide carbonique ; on augmente leur salure par addition d'eau salée concentrée ou d'eau mère ; bains avec lames artificielles. Inhalations de vapeur d'eau salée, d'eau pulvérisée, de l'air des bâtiments de graduation. Bains de gaz acide carbonique.

ACT. PHYSIOL. — L'eau à l'intérieur a une action altérante, modificatrice ; elle est laxative, purgative, très diurétique. Les sécrétions biliaire et intestinale sont modifiées. La circulation abdominale et intestinale est améliorée, accélérée. L'appétit est augmenté, et, cependant, l'action altérante et « fondante » amène l'amaigrissement, même avec un appétit vif et de bonnes digestions. L'acide carbonique de l'eau donne souvent lieu à une ivresse passagère.

Les bains sont toniques et excitants.

INDICATIONS. — Convient d'une façon générale aux sujets a la nutrition faible et languissante, que l'on désire tonifier. Affections du tube digestif et de ses annexes, dyspepsie. Hyperémie du foie, calculs biliaires ; stase veineuse abdominale, pléthore ; obésité, surcharge graisseuse du cœur ; constipation habituelle. Scrofule. Affections de l'utérus et de ses annexes.

Les bains sont fort efficaces dans les affections nerveuses périphériques, certaines dermatoses, le rhumatisme, les affections articulaires rhumatismales et goutteuses, les exsudats à résorber.

CONTRE-INDICATIONS. — Disposition à la congestion active des centres nerveux; affections cardiaques.

TRANSPORT. — Ces eaux sont transportées et se conservent bien (*Rakoczy, Pandur*).

Krankenheil (Bavière, province de la Haute-Bavière).
Eaux chlorurées iodurées sodiques.

ITINÉRAIRE. — A 20 minutes de la station de Tölz, terminus d'une ligne de ch. de fer venant de Munich. — ALTITUDE : 650 mètres (Tölz).

DESC. — Eaux utilisées à Tœlz, à 42 kilomètres au S. de Munich, village situé dans un pays montagneux et pittoresque. Les eaux y sont amenées par des conduites.

CLIMAT. — Agréable; air tonique, renouvelé par des vents réguliers venant des montagnes.

ÉTABL. BALN.

SOURCES. — Trois sources chlorurées sodiques faibles.

COMP. CHIM. — Minéralisation totale 0,7 à 1,0.

Chlorure de sodium......................	0,03-0,20
Bicarbonate de soude..................	0,19-0,33
Iodure de sodium.......................	0,0011-0,0015

L'eau est renforcée, pour la boisson aussi bien que pour les bains, par addition d'une solution concentrée des sels extraits de l'eau (contenant 12 centigrammes d'iodure de sodium par litre).

INDICATIONS. — Scrofule; affections de la peau; syphilis, manifestations cutanées; affections exsudatives ou inflammatoires de l'utérus et de ses annexes.

TRANSPORT. — Ces eaux sont transportées.

Kreuznach (Prusse, province Rhénane).
Eaux chlorurées sodiques.

ITINÉRAIRE. — Station de ch. de fer, ligne de Metz à Mayence par Bingen. — ALTITUDE : 106 mètres. — SAISON : 1er mai au 1er octobre.

DESC. — Ville dans la vallée de la Nahe, affluent du Rhin,

à 31 kil. au S.-O. de Mayence. Contrée agréablement couverte de vignes, de bois. Salines importantes.

CLIMAT. — La vallée est protégée contre les vents du N.-O. et du S.-E. Climat doux, sec, très chaud en été.

ÉTABL. BALN.

SOURCES. — Nombreuses sources froides 8-12°, ou tièdes (une source à 30° se trouve à *Münster*, à 4 kilomètres de Kreuznach; elle y est utilisée dans un établissement balnéaire, ainsi qu'à Kreuznach même). La source *Elisenquelle* 8° est la plus employée pour l'usage interne; la *Nahequelle*, l'*Oranienquelle* servent à la balnéation.

PROP. PHYS. — L'eau est saumâtre, âcre, assez désagréable à boire.

COMP. CHIM. — Source *Elisenquelle* : Minéralisation totale 11,7.

Chlorure de sodium......................	9.4
— de potassium, magnésium, calcium......................	1.9
Carbonates de baryte, magnésie.........	0.20
Bromure de magnésium...................	0.05
Iodure de magnésium...................	0.0003

Remarquer l'absence de sulfates et de gaz dissous.

La teneur en chlorures des autres sources varie de 1 à 17 grammes. On élève le titre des bains en les additionnant: 1° d'eau salée concentrée provenant des salines de Münster, et qui contient 147 grammes de chlorures divers et 1gr,2 de bromure de sodium; 2° d'eau mère, résidu de la fabrication du sel, dont voici l'analyse :

Minéralisation totale 424,9.

Chlorure de calcium....................	332.3
— de sodium....................	31.4
— de magnésium, potassium......	49.6
— de lithium....................	1.4
Bromure de potassium...................	6.8
Iodure de potassium...................	0.08

MODE D'EMPLOI. — Boisson (2-4 verrées); bains d'eau salée additionnée d'eau mère dans une proportion croissante. Eau mère utilisée aussi en compresses, lotions, gargarismes, douches, inhalations. Inhalation de l'air des bâtiments de graduation, d'eau salée pulvérisée.

Act. physiol. — L'eau, à l'intérieur, a une action modificatrice de la nutrition, altérante ; elle excite la muqueuse gastrique et pulmonaire ; constipante à faible dose, elle est purgative à dose élevée. Elle a une action excitante générale qui se traduit au bout de quelques jours par une crise passagère. L'action des bains, additionnés d'eau mère surtout, est énergique et stimulante. Ils irritent parfois la peau et y font naître une poussée érythémateuse, pustuleuse.

Indications. — Bain spécialisé pour le traitement de la scrofule sous toutes ses formes, superficielles ou profondes. Affections de l'utérus et de ses annexes, métrite chronique ; déplacements utérins ; paramétrite, périmétrite, fibromes ; aménorrhée, dysménorrhée.

Contre-indications. — Tendance à la congestion, tempérament éréthique.

Transport. — On exporte l'eau mère, ainsi qu'un sel extrait de l'eau mère.

Labassère, voir Bagnères-de-Bigorre.

Lamalou (France, Hérault).
Eaux bicarbonatées mixtes ; eaux ferrugineuses.

itinéraire. — Station du ch. de fer de Bédarieux à Castres. — altitude : 190 mètres. — saison : 1er mai au 15 octobre.

Desc. — Village situé sur le versant méridional des Cévennes, dans une vallée profondément creusée, fort intéressante au point de vue géologique, et arrosée par un ruisseau tributaire de l'Orb. Il existe trois groupes de sources, échelonnées sur une distance de 2 kilomètres le long de la route à partir de la gare : *Lamalou-le-Bas* (ou l'*Ancien*), *Lamalou-le-Centre*, *Lamalou-le-Haut*. Tous sont agréablement situés ; Lamalou-le-Haut est le plus ombragé ; un beau parc, qui descend jusqu'aux rives encaissées du ruisseau, y entoure l'établissement. Environs pittoresques.

Climat. — Celui d'une région méridionale ; mais la

chaleur y est tempérée soit par les beaux arbres qui ornent les parcs, soit par des vents réguliers qui soufflent depuis la montagne. Le vent de la mer s'y fait sentir aussi. Il y a des variations de température assez fortes.

Établ. baln. — Chacun des trois groupes possède un établissement.

Sources. — 1° *Lamalou-le-Bas*. Trois sources, *Stoline* 30.8°, *Souveraine* 46°, *Usclade* 47°, chaudes ; jaillissent dans une galerie taillée dans la montagne et qui est utilisée comme vaporarium à 50° pour des bains de vapeur. Ces eaux sont reçues dans un bassin où elles perdent une partie de leur trop forte thermalité, puis elles sont distribuées à 34° aux piscines de l'établissement, à eau courante.

2° *Lamalou-le-Centre*, à un demi-kilomètre du précédent. Trois sources, *Capus* 15°, *Bourges* 21°, *Source Nouvelle* 24°. Les deux premières servent à la boisson, la dernière à la balnéation.

3° *Lamalou-le-Haut*, à 1 kilomètre du précédent, a plusieurs sources, *Tempérée* et *Chaude* 29° (bains), *Petit Vichy* (boisson), etc.

Prop. phys. — Eau limpide, incolore, de saveur plus ou moins ferrugineuse, piquante.

Comp. chim. — Minéralisation totale : *Usclade*, 2,0; *Capus*, 0,44.

	Usclade.	Capus.
Bicarbonate de soude........	0.69	»
— de chaux, magnésie, potasse....	1.25	0.17
— de fer...........	0.01	0.056
Chlorure de sodium.........	0.02	»
Sulfates de soude, potasse...	»	0.12
Arséniate de soude..........	0.0004	0.001
Acide carbonique libre......	395 c. cub.	374 c. cubes.

Sources de Lamalou-le-Haut. — La source *Tempérée* a 316 centimètres cubes d'acide carbonique libre, la source *Chaude*, 501. La première a une minéralisation totale de 1gr,6, dont 1gr,5 de bicarbonates de soude, potasse, chaux et magnésie et 0gr,02 de bicarbonate de fer.

Le *Petit-Vichy* 16.°5, contient 1 gramme de sels dont

0,29 de carbonate de soude, et 809 centimètres cubes d'acide carbonique ; son eau sert uniquement à la boisson.

La source de la *Vernière*, dans la vallée de l'Orb, est froide, 16.1°, et contient 1gr,1 de bicarbonate de soude et 459 centimètres cubes d'acide carbonique.

Mode d'emploi. — Boisson, bains carbo-gazeux en piscines, d'une durée de vingt à soixante minutes.

Act. physiol.— Les bains de Lamalou-le-Bas donnent une impression de bien-être, de chaleur générale ; ils sont sédatifs, calment les douleurs, rendent le sommeil. A Lamalou-le-Haut, ils sont plus frais et ont une action révulsive générale beaucoup plus énergique ; ils excitent le système nerveux périphérique, la circulation, les fonctions génitales.

A l'intérieur, l'eau de la source Capus est fortifiante : elle stimule l'appétit et la digestion et doit parfois à son fer une action constipante.

Indications. — Rhumatisme nerveux viscéral, noueux ; rhumatisme articulaire chronique sans poussées aiguës chez les jeunes sujets ou les femmes débilitées, lymphatiques (Boissier), chez les enfants avec complication cardiaque et chorée. Affections fonctionnelles du système nerveux, chorée, impuissance, tremblement, névralgies.

Affections organiques du système nerveux (Boissier). En première ligne l'ataxie locomotrice ; il se produit souvent un arrêt plus ou moins long de l'ataxie, surtout quand elle est traitée au début ; les résultats sont moins bons dans les périodes tardives. On obtient l'atténuation des souffrances et du nervosisme. Paraplégies, suite de congestion, de chloro-anémie ; les paraplégies traumatiques et celles produites par l'épuisement sont moins accessibles à ce traitement (Privat). Myélite transverse, tabes spasmodique, paralysie spinale infantile ou des adultes, amyotrophie traumatique ou rhumatismale. Efficacité des bains nulle dans la sclérose en plaques, la paralysie agitante, la sclérose antéro-latérale.

Lamalou-le-Haut appelle les affections qui ont besoin d'un énergique reconstituant : chlorose, scrofule, névropathies, neurasthénie, névralgie, hystérie, affections fonctionnelles de l'utérus, dysménorrhée, aménorrhée.

L'eau ferrugineuse en boisson convient dans l'anémie, la chlorose, les névroses, etc.

Contre-indications. — États de pléthore ou de congestion, d'inflammation ; affections congestives aiguës de l'utérus, grossesse, scrofule, tuberculose, dermatoses (Privat).

Lamotte-les-Bains (France, Isère).
Eaux chlorurées sodiques chaudes.

Itinéraire. — Station de ch. de fer, ligne de Grenoble à la Mure. — altitude : 600 mètres. — saison : 1er juin au 20 septembre.

Desc. — Établissement thermal situé dans une vallée étroite, entouré de hautes montagnes, ouverte du côté de l'O. seulement.

Climat. — Air de montagne pur et tonique, nullement humide.

Établ. baln. — Il reçoit l'eau des sources situées 283 mètres plus bas, élevée au moyen d'une pompe.

Sources. — Eaux chlorurées sodiques très chaudes ; sources du *Puits* 57°, des *Dames* 60°. Débit total, plus de 500 mètres cubes en 24 heures.

Comp. chim. — Eau du *Puits* : Minéralisation totale 7,4.

Chlorure de sodium.....................	3.8
— de magnésium, potassium........	0.20
Sulfates de chaux, magnésie, soude........	2.5
Bromures alcalins.......................	0.02

Mode d'emploi. — Bains, douches, inhalations et aussi boisson. Hydrothérapie.

Indications. — Scrofule dans toutes ses manifestations, rhumatisme articulaire et musculaire chronique, affections de l'utérus et de ses annexes, engorgements, exsudats. Hémiplégie, paralysies. Affections chirurgicales, raideurs articulaires.

Transport. — Cette eau est transportée.

9.

La Mouillère-Besançon (France, Doubs).
Eaux chlorurées sodiques.

ITINÉRAIRE. — Faubourg de Besançon, station de ch. de fer, ligne de Dôle à Belfort. — ALTITUDE : 254 mètres. — SAISON : Avril à octobre.

DESC. — Établissement thermal utilisant l'eau salée de la saline de Miserez, à 6 kilomètres de Besançon.

COMP. CHIM. — L'eau, chlorurée sodique forte, contient au litre : Minéralisation totale 298,0.

Chlorure de sodium......................	283.0
— de magnésium, potassium, cal-cium...........................	7.3
Sulfate de soude.......................	6.7
Bromure de potassium..................	0.10

On emploie aussi les eaux mères dont voici l'analyse : Minéralisation totale 322,0.

Chlorure de sodium......................	235.0
Chlorures de potassium, magnésium.....	71.0
Sulfate de soude.......................	12.0
Bromure de potassium..................	2.2

MODE D'EMPLOI. — Bains, douches ; parfois en boisson. Hydrothérapie à l'eau douce et salée.

INDICATIONS. — Scrofule, rachitisme, lymphatisme, faiblesse générale.

Lavey (Suisse, canton de Vaud).
Eau hydrosulfurée chlorurée sulfatée.

ITINÉRAIRE. — A 2 kilomètres (omnibus) de Saint-Maurice, station de ch. de fer, ligne de Lausanne à Brigue. — ALTITUDE : 433 mètres. — SAISON : 15 mai au 30 septembre.

DESC. — Établissement balnéaire situé sur la rive droite du Rhône, sur une étroite bande de terre entre ce fleuve à l'O. et les parois abruptes d'une haute montagne, à l'E. Du côté du N., une colline ferme la vallée du Rhône, qui s'ouvre au contraire largement au S. Position champêtre et tranquille.

CLIMAT. — Climat doux, chaud en été. L'ardeur du soleil est tempérée par une brise régulière qui souffle chaque jour de beau temps de dix à quatre heures, en s'élevant le long des parois de la montagne. Le Rhône met aussi en mouvement un courant d'air froid qui rafraîchit ses rives. Sol sablonneux, nullement humide, couvert d'arbres.

SOURCE. — Sulfureuse, chlorurée sulfatée chaude, à 500 mètres environ en amont de l'établissement. Découverte en 1831 dans le lit du fleuve où elle fut captée. Débit, environ 70 litres par minute; température, 48-46°.

PROP. PHYS. — Eau limpide, d'odeur hépatique ; goût légèrement salin.

COMP. CHIM. — Minéralisation totale 1,3.

Chlorure de sodium.....................	0.36
Sulfate de soude......................	0.70
— de chaux......................	0.09
Carbonate de chaux...................	0.07
Hydrogène sulfuré....................	3.5 cent. cubes.

En somme, eau faiblement minéralisée et sulfhydriquée, mais ayant fort peu de sels calcaires.

MODE D'EMPLOI. — Boisson, bains, douches, inhalations. Hydrothérapie. Bains du Rhône, 10-12° (fort courant, lames). Les bains sont donnés avec l'eau minérale pure ou additionnée d'eau mère de Bex (voir ce nom). Celle-ci est aussi prise à l'intérieur.

ACT. PHYSIOL. — Eau facilement digérée, légèrement laxative, diurétique, diaphorétique ; action favorable sur les catarrhes des muqueuses vésicale et pulmonaire.

L'addition d'eau mère de Bex la rend purgative à forte dose ; à petite dose, ce mélange est altérant par ses chlorures et iodure. Les bains sont excitants, irritent la peau et amènent parfois une poussée rubéoliforme suivie de desquamation ; ils cicatrisent les plaies. L'addition d'eau mère rend les bains plus excitants, plus toniques.

BAINS DE SABLE. — Installés par le Dr Suchard ; ils sont faits avec le sable feldspathique et quartzeux du Rhône, bien séché et chauffé à 65° (voir page 14).

INDICATIONS. — Scrofule avant tout. La combinaison de l'eau sulfureuse et de l'eau mère est très efficace. Rachitisme. Rhumatisme chronique subaigu, noueux.

Dermatoses : eczéma humide, lichen, prurigo, urticaire chronique. Affections chirurgicales, plaies à cicatriser. fistules, raideurs articulaires. Affections catarrhales de diverses muqueuses, cystite muco-purulente, bronchites, leucorrhée.

CONTRE-INDICATIONS. — Goutte, néoplasmes, congestion cérébrale, nervosisme, maladies fébriles.

La Lenk (Suisse, canton de Berne).
Eau hydrosulfurée calcique froide.

ITINÉRAIRE. — A 54 kilomètres de Thoune, station du ch. de fer Berne-Interlaken (diligence, 8 heures et demie). — ALTITUDE : 1105 mètres. — SAISON : 15 juin au 30 septembre.

DESC. — Village situé à l'extrémité supérieure de la vallée de la Simme, qui se termine à 6 kilomètres au delà par un gigantesque cirque de rochers. Environs couverts de beaux pâturages et de forêts.

CLIMAT. — Air pur, alpin, tant à cause du voisinage des montagnes que de la présence des forêts à peu de distance. La protection contre les vents est excellente. Température moyenne de l'été élevée, 15.3°, la chaleur étant sensible au milieu du jour.

ÉTABL. BALN. — A quelques minutes à l'O. du village.

SOURCES. — Eau sulfatée calcique sulfhydriquée, jaillissant par deux sources froides, la *Hohliebquelle* 8.5° et la *Balmquelle* 8.7°.

COMP. CHIM. — *Balmquelle* : Minéralisation totale 2,2.

Sulfate de chaux......................	1.6
— de magnésie....................	0.20
Carbonates calcaire et magnésien........	0.20
Sulfate de soude......................	0.04
Hydrogène sulfuré libre..............	44.5 cent. cubes.

C'est une des eaux les plus sulfhydriquées d'Europe.

La source *Hohliebquelle* a une minéralisation presque identique, mais plus faible, 1gr,32 au total, et 4 centimètres cubes d'hydrogène sulfuré seulement.

On utilise aussi une *source ferrugineuse* faible (bicarbonate de fer 0,01) et fortement calcaire (plus de 2 grammes de sulfate et carbonate de chaux, et 10 centigrammes de carbonate de magnésie).

MODE D'EMPLOI. — Boisson. Bains, douches, pulvérisation ; inhalations froides d'hydrogène sulfuré sec.

ACT. PHYSIOL. — A la dose d'une à six verrées à l'intérieur, l'eau de la *Balmquelle* augmente l'appétit ; elle est laxative (selles noir verdâtre) ; parfois elle constipe. Elle fait naître quelquefois des phénomènes nerveux, accablement, somnolence, céphalalgie, ralentissement du pouls, etc. Elle excite la sécrétion des muqueuses de la gorge et des bronches. La *Hohliebquelle* a une action analogue, mais plus douce. Les bains se donnent exclusivement avec l'eau de la *Balmquelle*, et amènent parfois une poussée à la peau.

INDICATIONS. — Catarrhes chroniques des voies respiratoires, nez, espace naso-pharyngien, larynx, bronches. Ozène. Phtisie pulmonaire. Ces affections sont traitées comme à Allevard par l'inhalation de l'hydrogène sulfuré. Catarrhes de l'estomac, de l'intestin, avec diarrhée chronique, rebelle. Maladies de la peau : eczéma chronique, humide ; acné, acné indurée notamment ; *furonculose* surtout (bons résultats, action microbicide de l'hydrogène sulfuré?). Scrofule, surtout la scrofule des muqueuses nasopharyngiennes chez les enfants.

CONTRE-INDICATIONS. — Affections cardiaques, états congestifs, fébriles.

Levico (Autriche, Tyrol).
Eau ferrugineuse sulfatée arsenicale.

ITINÉRAIRE. — A 20 kilomètres (3 heures et demie de voiture) de Trente, station du ch. de fer du Brenner. — ALTITUDE : 520 mètres. — SAISON : 1er juin au 30 septembre.

DESC. — Village dans le val Sugana, à l'O. de Trente, auprès du lac du même nom. La vallée est arrosée par le Brenta, qui va se perdre dans l'Adriatique. Nombreuses excursions dans les environs, canotage sur le lac.

CLIMAT. — Protégé par de hautes montagnes ; climat doux, chaud en été. Air pur, rafraîchi le matin et le soir par les brises qui descendent des montagnes.

ÉTABL.. BALN.

SOURCES. — Elles jaillissent à Vetriolo, au N. de Levico, sur le mont Fronte, à 1490 mètres d'altitude, dans deux grottes peu éloignées l'une de l'autre : *Eau faible*, 8.9°; débit 22 litres à la minute, conduite à Levico par un tuyau de bois; *eau forte* 10.8°, débit 10 litres, transportée à Levico en bouteilles.

PROP. PHYS. — Eaux limpides, incolores, jaunissant facilement, fortement acides, d'un goût astringent.

COMP. CHIM.

	Eau forte.	Eau faible.
Minéralisation totale.........	7.1	1.7
Sulfate de fer...............	3.8	0.9
Sulfate de cuivre............	0.04	0.005
— d'alumine............	0.6	0.1
— de chaux, magnésie..	0.6	0.5
Acide arsénieux.............	0.0086	0.0009

MODE D'EMPLOI. — Bains, boisson. Pour le bain, l'eau de la source faible est diluée d'abord avec deux tiers, plus tard avec un tiers d'eau douce. On emploie aussi en bains et applications le dépôt limoneux, ocracé, de la source. On boit l'eau de la source faible au début, une cuillerée à soupe deux fois par jour; plus tard on prend l'eau de la source forte (progressivement jusqu'à quatre à huit cuillerées à soupe).

ACT. PHYSIOL. — Ces eaux sont bien supportées par l'estomac; elles ont une action tonique et reconstituante, qu'elles doivent tant à l'arsenic qu'au fer.

INDICATIONS. — Dystrophies, anémie, chloro-anémie rebelles, névroses, affections nerveuses, affections paludéennes; dermatoses; affections de l'utérus et de ses annexes.

TRANSPORT. — L'eau est transportée.

Lion-sur-Mer (France, Calvados).
Bain de mer.

ITINÉRAIRE. — Tramway depuis Luc, ou conduit une ligne de ch. de fer partant de Caen.

DESC. — Plage de sable.

Lippspringe (Prusse, province de Westphalie).
Eau sulfatée calcique.

ITINÉRAIRE. — A 8 kilomètres (1 heure en voiture) de Paderborn, station du ch. de fer de Hanovre à Dusseldorf. — ALTITUDE : 139 mètres. — SAISON : 15 mai au 15 septembre.

DESC. — Ville dans une plaine protégée par une chaine de collines contre les vents du N. et du N.-E.

CLIMAT. — Doux, sédatif, air humide ; température égale, sans grandes variations.

ÉTABL. BALN.

SOURCES. COMP. CHIM. — Eau sulfatée calcique. Source *Arminius* 21.4° : Minéralisation totale 2,4.

Sulfate de chaux......................	0.70
Carbonates de chaux, magnésie...........	0.42
Sulfate de soude......................	0.80
Chlorure de magnésium.................	0.20

MODE D'EMPLOI. — En bains et surtout en boisson. On utilise aussi en inhalations les gaz qui s'élèvent de la source et qui contiennent 15 p. 100 d'acide carbonique, 82 d'azote et 3 d'oxygène.

INDICATIONS. — Affections chroniques des voies respiratoires, bronchites, phtisie pulmonaire. Dans cette dernière affection, les eaux sont utiles en ce sens qu'elles relèvent la nutrition générale, et qu'elles améliorent le catarrhe des bronches. Exsudats pleurétiques, pneumonies chroniques non tuberculeuses. Asthme nerveux. Catarrhe de l'intestin avec diarrhée.

TRANSPORT. — Ces eaux sont transportées.

Lons-le-Saunier (France, Jura).
Eaux chlorurées sodiques.

ITINÉRAIRE. — Station du ch. de fer de Lyon à Besançon. — ALTITUDE : 257 mètres. — SAISON : 1ᵉʳ mai au 15 octobre.

DESC. — Ville de 12 500 habitants, au pied des premiers contreforts du Jura, dans une vallée coupée de nombreuses collines. Environs pittoresques, excursions intéressantes.

CLIMAT. — Tempéré, mais il se ressent déjà du voisinage du Jura en ce que la température y possède une grande amplitude de l'excursion journalière et des variations assez brusques.

ÉTABL. BALN. — Installation hydrothérapique.

SOURCES. COMP. CHIM. — Eaux chlorurées sodiques de diverse origine : 1° *Eau des salines* : Minéralisation totale 319,0.

Chlorure de sodium......................	305.0
— de magnésium.................	2.0
Sulfate de soude.......................	5.0
— de magnésie.................	2.7
— de chaux....................	2.9

2° *Eau mère*, résidu de la fabrication industrielle du sel ; elle a une minéralisation totale de 380 grammes, dont 260 de chlorures, 88 de sulfates, et 5,5 de bromure de potassium.

3° Eau du *Puits Salé*, source jaillissante, 200 litres à la minute. Eau limpide, salée, gazeuse, légèrement sulfureuse. Minéralisation totale 18,2.

Chlorure de sodium............	10.3
— de magnésium..........	1.1
— de calcium............	0.7
Carbonates de chaux, de magnésie.	2.0
— de fer...............	0.095
Acide carbonique total...........	2.3 (1200 cent. cubes).
Hydrogène sulfuré...............	traces.

Remarquer la présence du fer et de l'acide carbonique.

MODE D'EMPLOI. — En boisson, l'eau du Puits Salé purge à la dose de 2 ou 3 verrées ; à petite dose, elle stimule les fonctions digestives, excite l'appétit, favorise la résorption et a une action tonique et reconstituante. Bains administrés avec l'une ou l'autre de ces eaux. Grande piscine à natation. Applications externes de gaz acide carbonique.

INDICATIONS. — Scrofule de tout genre, rachitisme, affections des articulations, rhumatisme chronique ; affections de l'utérus et de ses annexes. Faiblesse.

CONTRE-INDICATIONS. — Affections aiguës, goutte et rhumatisme aigu ; tendance à la congestion ; affections cardiaques.

Louèche-les-Bains (Suisse, canton du Valais).
Eaux sulfatées calciques chaudes.

ITINÉRAIRE. — A 3 heures et demie de voiture de la station de ch. de fer de Louèche-la-Souste, ligne de Lausanne à Brigue. — ALTITUDE : 1411 mètres. — SAISON : 1er juin au 30 septembre (surtout juillet et août).

DESC. — Village situé à une altitude élevée, au pied du célèbre passage de la Gemmi, au milieu de belles prairies, à proximité des forêts. Des montagnes abruptes l'entourent, mais forment un cirque assez large pour permettre une longue insolation journalière.

CLIMAT. — Climat de haute montagne ; air pur et léger ; forte insolation le jour, fort refroidissement la nuit. Air en général agité soit par le vent du N.-E., soit par le vent remontant la vallée. Température sujette à des variations étendues. Quantité de pluie faible. Vers la fin d'août, il y a souvent du mauvais temps, parfois avec chute de neige. En général, septembre est beau.

ÉTABL. BALN. — Plusieurs établissements en communication avec les hôtels. Installation hydrothérapique.

SOURCES. — Une vingtaine, dont les principales sont : *Saint-Laurent* 51.3°, *Bains de pieds* 39.2°, *Pauvres* 41.5°, *Guérisons* 48.7°. Débit considérable, Saint-Laurent à elle seule donne plus de 1880 mètres cubes par 24 heures.

PROP. PHYS. — Eau limpide, inodore, sans gaz, d'un goût fade, légèrement ferrugineux.

COMP. CHIM. — Source *Saint-Laurent* : Minéralisation totale 1,9.

Sulfate de chaux.........................	1.4
— de magnésie.....................	0.25
Carbonates de chaux, magnésie...........	0.16

En résumé, eau fortement sulfatée calcique, nullement sulfureuse.

MODE D'EMPLOI. — En boisson, à titre d'adjuvant de la balnéation. En bains de piscine, soit courts, soit prolongés (2-6 heures et plus, à 34-35°. Hydrothérapie combinée avec le climat d'altitude.

ACT. PHYSIOL. — A l'intérieur, eau diurétique. Les bains prolongés, administrés suivant certains errements con-

sacrés par une pratique séculaire, amènent au dixième
ou onzième jour en moyenne une éruption cutanée
polymorphe, la *poussée*, qui peut aller du simple érythème à la dermite exsudative, et s'accompagne parfois de
troubles généraux, inappétence, embarras gastrique. Elle
dure de 10 à 14 jours. Elle manque dans le 9 p. 100 des cas.

INDICATIONS. — En bains courts, ces eaux ont les indications des eaux thermales simples (voir page 23). Le
climat d'altitude a un caractère tonique très marqué ; la
balnéation est plutôt sédative.

INDICATIONS DES BAINS PROLONGÉS. — Avant tout, *affections de la peau*, eczéma, formes chroniques et sèches ;
lichen, impétigo, psoriasis, ichthyose, prurigo ; les formes
invétérées de ces affections sont souvent améliorées.
Urticaire chronique. Acné et furonculose, cure sympto-
matique. Rhumatismes et goutte (bains plus ou moins
prolongés, douche-massage). Affections chirurgicales,
contractures et raideurs articulaires, paralysies rhumatismales. Affections internes : reliquats de phlébites,
exsudats à résorber ; affections de l'utérus et de ses
annexes, accompagnées de névralgies. Syphilis, adjuvant
du traitement mercuriel.

CONTRE-INDICATIONS. — Formes aiguës et formes congestives de l'eczéma ; couperose ; grande faiblesse, anémie ; artério-sclérose et asystolie, disposition à la congestion vers la tête ; affections fébriles ; âge avancé.

Luchon, voir BAGNÈRES-DE-LUCHON.
Luxeuil-les-Bains (France, Haute-Saône).
Eaux thermales simples et eaux ferrugineuses.

ITINÉRAIRE. — Station de ch. de fer, ligne de Nancy à Belfort. —
ALTITUDE : 404 mètres. — SAISON : 15 mai au 30 septembre.

DESC. — Ville située au pied des derniers contreforts
occidentaux des Vosges, non loin de grandes forêts.

CLIMAT. — Doux et agréable ; les montagnes servent
d'abri du côté du N.

ÉTABL. BALN.

SOURCES. — Une quinzaine de sources, débitant près
de 600 mètres cubes par jour ; température élevée :

Grand Bain 51.5°, source des *Cuvelles* 42.5°, des *Dames* 42.4°, *Bain gradué* 43°, des *Bénédictins* 42.6°. Les sources du *Puits Romain* 27.9° et du *Temple* 28° sont ferrugineuses.

PROP. PHYS. — Eau limpide, sans couleur, ni saveur, sauf les eaux ferrugineuses.

COMP. CHIM. — 1° *Eaux thermales*. Analyse de la source du *Grand Bain* : Minéralisation totale 1,1.

Chlorures de sodium, potassium, lithium....	0.7
Sulfate de soude.........................	0.15
Carbonates de soude, chaux, magnésie......	0.08
Oxyde de fer............................	0.002
Oxyde de manganèse.....................	0.0035
Arsenic................................	traces.

En résumé, eaux faiblement chlorurées ; elle dégagent de l'azote qui s'élève à 25 centimètres cubes pour le bain des *Dames*.

2° *Eaux ferrugineuses et manganésiennes*. — Encore moins minéralisées que les précédentes, 45 et 55 centigrammes. La source du *Temple* renferme 12 milligrammes de sesquioxyde de fer et 5-7 milligrammes d'oxyde rouge de manganèse ; pour le *Puits Romain*, ces chiffres sont 9 et 4 milligrammes.

MODE D'EMPLOI. — Ces deux catégories d'eaux sont administrées en bains surtout, bains de piscine, à eau courante, parfois prolongés ; douches, boisson.

ACT. PHYSIOL. — 1° *Eaux thermales*. Elles sont excitantes au début, puis sédatives et décongestionnantes ; elles ont une action favorable sur le système nerveux et la nutrition.

2° *Eaux ferrugineuses*. — Elles ont une action générale très excitante, une action locale astringente, et en définitive agissent sur le système circulatoire et nerveux (Tillot).

INDICATIONS. — 1° *Eaux thermales*. — Rhumatisme articulaire, musculaire, noueux. Goutte atonique. Dyspepsie, gastralgie, entérite, constipation. Névroses, névralgies, sciatique ; hystérie, neurasthénie, paralysies fonctionnelles. Affections de l'utérus, métrites chroniques avec exsudats périmétritiques, et phénomènes nerveux, allant quelquefois jusqu'à la paralysie.

2° *Eaux ferrugineuses.* — Elles sont indiquées dans l'anémie, la chloro-anémie. Leur usage interne se combine souvent avec les bains d'eaux thermales.

CONTRE-INDICATIONS. — D'après Tillot, les affections cardiaques chez les rhumatisants ne sont pas une contre-indication dans les conditions suivantes : lésion aux orifices ventriculaires; absence d'hypertrophie, d'asystolie; jeune âge (pratiquement, affections mitrales récentes chez les jeunes sujets).

Marienbad (Autriche, Bohême).
Eaux bicarbonatées chlorurées sulfatées sodiques.

ITINÉRAIRE. — Station de ch. de fer, ligne Eger-Pilsen. — ALTITUDE : 640 mètres. — SAISON : 1er mai au 1er octobre.

DESC. — Ville à 30 kilomètres au S.-E. de Franzensbad et à la même distance au S. de Carlsbad, dans un vallon ouvert du côté du midi, et dont le centre est un véritable parc autour duquel les maisons et hôtels forment une ceinture. Les collines, qui touchent la ville, sont couvertes de forêts de sapins et sillonnées d'un grand nombre de sentiers.

CLIMAT. — On peut le qualifier de climat de montagne, malgré la faible altitude; abaissement notable de la température le matin et le soir. Moyenne de l'été 15°. Brusques variations de la température.

ÉTABL. BALN. — Trois établissements.

SOURCES. — Très nombreuses, toutes froides et très gazeuses. Le sol semble imprégné d'acide carbonique. On en utilise 7 : deux sulfatées sodiques, *Kreuzbrunnen* 11.8°, *Ferdinandsbrunnen* 9° ; deux ferrugineuses, *Ambrosiusbrunnen* 9°, *Carolinenbrunnen* 9°, deux alcalines, *Waldquelle* 10°, *Alexandrinenquelle* 11°. Enfin la *Marienquelle* 15.5°, pauvre en sels (20 centigrammes), riche en acide carbonique (630 centimètres cubes) sert aux bains.

PROP. PHYS. — Eau limpide, inodore, d'un goût piquant, puis salé ou ferrugineux.

COMP. CHIM. — 1º Sources alcalines, sulfatées et chlorurées sodiques. Eau du *Kreuzbrunnen* : Minéralisation totale 11,0.

Sulfate de soude	4.9
Bicarbonate de soude	1.6
Chlorure de sodium	1.7
Bicarbonates de chaux, magnésie	1.3
— de fer	0.048
Acide carbonique libre	552 cent. cubes.

2º Eaux ferrugineuses, source *Ambrosius* : Minéralisation totale 0,8.

Bicarbonate de fer	0.16
— de chaux, magnésie	0.35
Sulfate de soude	0.18
Acide carbonique libre	1173 cent. cubes

TERRE TOURBEUSE. — Préparée comme il est dit à l'article *Franzensbad*. Elle contient 46 p. 100 de substances organiques insolubles, résines, restes de plantes, 21 d'acide sulfurique, 9.3 d'oxyde de fer, 2.1 d'acide crénique, 0.4 d'acide formique, 1.4 d'acides volatils.

MODE D'EMPLOI. — Boisson surtout, à la dose de 1-6 verrées. Bains. Douches. Bains d'eau carbo-gazeuse, d'acide carbonique pur. Bains de terre tourbeuse, voir *Franzensbad*.

ACT. PHYSIOL. — L'eau produit souvent de l'ivresse carbonique et des phénomènes congestifs, surtout chez les pléthoriques. Elle est diurétique, augmente l'appétit. Elle a une action purgative très franche, et produit 2-3 selles coup sur coup. Elle est tonique par son chlorure de sodium et son fer. L'amaigrissement suit rapidement l'usage de cette eau, ce qui est dû surtout au fait que le contenu intestinal est expulsé avant d'avoir été utilisé. Le régime est d'ailleurs rationnellement prescrit et strictement observé (voir *Carlsbad*); il est difficile de trouver dans les restaurants des aliments qui ne rentrent pas dans le régime permis. Les sources *Ambrosiusbrunnen* et *Carolinenbrunnen* sont des ferrugineux efficaces. Pour l'action du bain de terre tourbeuse, voir page 14.

INDICATIONS. — Marienbad est une eau purgative franche, mais déploie par son fer, son acide carbonique, son chlorure de sodium d'une part, son bicarbonate de soude de l'autre, des qualités toniques et altérantes. D'après Kisch, on devra préférer Marienbad à Carlsbad dans les affections provenant des trois causes suivantes : pléthore abdominale, obésité, ménopause. Principales indications : Affections de l'estomac, du foie, calculs biliaires, foie gras ; obésité (la spécialité de Marienbad), surcharge graisseuse du cœur. Goutte, gravelle. Affections de l'utérus et de ses annexes, métrite chronique, exsudats dans le petit bassin. La source *Rudolfsquelle* sert principalement dans les affections des organes urinaires ; les eaux ferrugineuses s'appliquent avec succès à l'anémie, la chlorose. Pour les indications des bains d'eau carbo-gazeuse, voir page 27.

INDICATIONS DES BAINS DE TERRE TOURBEUSE (Kisch). — Affections nerveuses greffées sur l'anémie, paralysies périphériques *a frigore*, traumatiques, suites d'exsudats. Rhumatisme chronique musculaire et articulaire, arthrites et contractures. Affections de l'utérus et de ses annexes, métrite chronique, oophorite, exsudats. Impuissance. Affections malariennes du foie et de la rate. Hypertrophie scrofuleuse des glandes lymphatiques.

CONTRE-INDICATIONS. — Affections cardiaques, disposition à la congestion active, faiblesse, épuisement ; période cachectique des affections abdominales. Grande anémie (dans ce cas, sources ferrugineuses).

TRANSPORT. — Ces eaux sont transportées. On prépare aussi un sel extrait des eaux, *pulvérulent* (le sel cristallisé n'est que du sulfate de soude).

Marlioz (France, Savoie).
Eau sulfurée sodique froide.

ITINÉRAIRE. — A 2 kilomètres au sud d'Aix-les-Bains (tramway). — ALTITUDE : 250 mètres. — SAISON : 15 mai au 1er novembre.

ÉTABL. BALN.

SOURCES. — Trois sources sulfurées sodiques froides 14°, *Esculape, Bonjean, Adélaïde*. Débit : 51 mètres cubes par jour.

Prop. phys. — Eau limpide, onctueuse au toucher, d'une odeur et d'une saveur sulfureuses ; au contact de l'air, elle se trouble par précipitation du soufre.

Comp. chim. — Minéralisation totale 0,64.

Carbonate de soude........................	0.20
Sulfhydrate de sodium.....................	0,029
Sulfates de soude, chaux..................	0.26
Iodure de sodium.........................	0.0015

Mode d'emploi. — Boisson, inhalation, concurremment avec le traitement thermal d'Aix-les-Bains.

Indications. — Catarrhe chronique du nez, pharynx, larynx, des bronches; cystite.

Martigny-les-Bains (France, Vosges).
Eau sulfatée calcique.

Itinéraire. — Station de ch. de fer, ligne de Chalindrey à Remiremont. — altitude : 366 mètres. — saison : 20 mai au 20 septembre.

Desc. — Village dans une charmante région du pays vosgien, sur un plateau abrité par des collines.

Prop. phys. — Eau limpide, légèrement gazeuse, sans odeur, d'une saveur agréable.

Sources. — Trois sources sulfatées calciques froides, 11° ; débit, 180 mètres cubes par jour.

Comp. chim. — Minéralisation totale 2.5.

Sulfate de chaux........................	1.4
— de magnésie.....................	0.33
Bicarbonates de chaux, magnésie..........	0.36
Chlorure de lithium......................	0.03

Indications. — Cette eau, très analogue à celles de Contrexéville, Vittel, a les mêmes indications que celles-ci : catarrhe des voies urinaires, cystite, gravelle, goutte.

Transport. — Ces eaux sont transportées.

Middelkerke (Belgique, Flandre Occidentale).
Bain de mer.

Itinéraire. — A 3 kilomètres au S. d'Ostende, à laquelle il est relié par une voie ferrée.

Desc. — Plage de sable. Agréable situation, séjour plus modeste qu'Ostende.

Miers (France, Lot).
Eau sulfatée sodique.

Itinéraire. — A 7 kilomètres de Rocamadour, station de ch. de fer, ligne de Brive à Figeac. — altitude : 270 mètres.

Desc. — Eau purgative sulfatée sodique, limpide, inodore, légèrement amère et gazeuse. Débit faible.

Comp. chim. — Minéralisation totale 5,3.

Sulfate de soude..................... .....   2.6
    —   de chaux........................   0.9
Bicarbonates de magnésie, chaux...........   0.32
    —   de soude....................   0.07
Chlorures de sodium, magnésium...........   0.77

Act. physiol. — A faible dose, elle est apéritive, laxative ; à forte dose, 8-10 verrées, elle est purgative et diurétique.

Indications. — Constipation opiniâtre, engorgements du foie, pléthore abdominale, accidents congestifs cérébraux.

Transport. — Cette eau est transportée.

Molitg (France, Pyrénées-Orientales).
Eaux sulfurées sodiques chaudes.

Itinéraire. — A 8 kilomètres (1 h. 5 m. en voiture) de Prades, station-terminus d'une ligne partant de Perpignan. — altitude : 450 mètres. — saison : 1er mai au 1er novembre.

Desc. — Établissements situés à un kilomètre du village de ce nom, au fond d'une gorge étroite. De hautes montagnes les environnent.

Climat. — Doux, même en hiver, analogue à celui du Vernet.

Établ. baln. — Trois établissements.

Sources. — Au nombre de 12, fort abondantes ; température 31.8° à 38°.

Prop. phys. — Eau limpide, onctueuse au toucher, ne se troublant pas à l'air.

COMP. CHIM. — Eaux sulfurées sodiques. Analyse de la Source n° 1 : Minéralisation totale 0,75.

Carbonate de soude...................... 0.33
Silice................................... 0.34
Sulfure de sodium....................... 0.014

La glairine, fort abondante, rend l'eau douce et a valu à Molitg le nom de *bains de Délices*.

MODE D'EMPLOI. — Boisson, bains, douches, inhalations.

ACT. PHYSIOL. — En boisson, l'eau excite l'appétit ; elle est diurétique et modérément excitante du système nerveux et vasculaire.

INDICATIONS. — Eaux moyennement sulfurées, d'une action douce qui convient aux tempéraments excitables. Dermatoses surtout, eczéma, impétigo, psoriasis, ichtyose, lupus. Catarrhe des bronches, du tube digestif, des voies urinaires. Rhumatisme chronique chez les sujets nerveux et excitables.

Mont-Dore (France, Puy-de-Dôme).
Eaux oligo-métalliques chaudes.

ITINÉRAIRE. — A 17 kilomètres (1 h. 1/2 en voiture) de Laqueuille, station de ch. de fer, ligne de Montluçon à Clermont par Eygurande. — ALTITUDE : 1050 mètres. — SAISON : 15 juin au 15 septembre.

DESC. — Village situé dans la vallée de la Dordogne, qui se dirige en ce point du S. au N. pour tourner ensuite brusquement vers l'O. et arroser la Bourboule. Le fond de la vallée est large, nu, sans arbres, avec de belles prairies ; les flancs des montagnes du côté de l'O. sont couverts de forêts, à une certaine distance des Bains. Au S., le pic de Sancy (1886 mètres) ferme la vallée. Le village et les Bains sont adossés contre le flanc oriental de la vallée. Nombreuses promenades et excursions dans les environs.

CLIMAT. — De montagne. Air sec et pur, tonique. Température moyenne de juillet 15.2°, d'août 13.7°. Maximum 29.8°, minimum 2.8° (Vacher). Il se produit comme partout à la montagne en été des variations importantes dans la température après des orages, des pluies, qui sont d'ailleurs ~~peu~~ fréquentes en été. Les vents dominants sont ceux du nord-est et du sud-ouest.

ÉTABL. BALN.

SOURCES. — Plusieurs sources d'eau très chaude et faiblement minéralisée, entre autres : *César* 47.7°, (débit 77 litres à la minute); *Pavillon* 40-44° (49 litres); *Madeleine* 44.9° (140 litres); *Ramond* 44.5°, *Rigny* 42.7°, *Sainte-Marguerite* 10,5°.

PROP. PHYS. — Eau limpide (celle de quelques-unes des sources se trouble à l'air), inodore; elle a un goût légèrement salin, acidule, avec un arrière-goût désagréable.

COMP. CHIM. — Source *Bertrand* : Minéralisation totale 1,73.

Bicarbonate de soude....................	0.53
— de chaux, magnésie.........	0.51
— de fer......................	0.02
Chlorure de sodium....................	0.36
Silice	0.16
Arséniate de soude....................	0.0009
Acide carbonique libre....................	177 cent. cubes

Les autres sources ont une composition analogue; l'acide carbonique seul varie notablement (jusqu'à 700 centimètres cubes).

MODE D'EMPLOI. — Boisson. Bains de baignoire et de piscine, demi-bains, pédiluves à eau courante; douches générales et locales, inhalations, pulvérisations. Les bains sont donnés en général à des températures élevées. Bains et demi-bains du *Pavillon*, pris dans des baignoires au fond desquelles jaillissent les griffons de sources à 40-44°. Après ces bains, très courts, le malade est rapporté dans son lit dans une couverture et y traverse une période de sudation. Les inhalations jouent au Mont-Dore un rôle des plus importants; elles sont faites dans de grandes salles, où pénètre la vapeur de l'eau minérale chauffée à l'ébullition; cette vapeur entraîne avec elle les éléments minéraux de l'eau aussi longtemps que celle-ci contient de l'acide carbonique ; l'air de ces salles contient donc de l'arsenic.

Act. physiol. — L'eau prise à l'intérieur excite d'abord l'appétit ; plus tard, elle cause des troubles gastriques, de l'inappétence, de la diarrhée qui fait place ensuite à la constipation. L'eau diminue l'hyperémie et la sécrétion de la muqueuse bronchique, et calme la toux. Les bains tièdes ont les qualités sédatives de ce genre de balnéation. Les bains chauds sont excitants, accélèrent les mouvements respiratoires et cardiaques, font rougir la peau et provoquent la transpiration. Ils décongestionnent l'intérieur du corps. Les demi-bains congestionnent les extrémités inférieures aux dépens du tronc et de la tête. Vers la fin du traitement, on observe de la lassitude, des éruptions critiques (poussée). Les pédiluves chauds sont employés après les gargarismes, les douches pharyngiennes, etc. L'inhalation convient dans les affections pulmonaires, elle calme la dyspnée, diminue la sécrétion des muqueuses respiratoires et modifie l'état de celle-ci.

Indications. — Dans cette station, où l'on a su merveilleusement mettre à profit les propriétés thermales et les vapeurs d'une eau faiblement minéralisée, on attribue aussi une grande importance à l'arsenic contenu dans l'eau. Le traitement balnéaire est puissamment révulsif, mais en même temps excite le cœur et congestionne les centres. Enfin le climat de montagne joue un rôle de premier ordre qui se trouve caché par l'importance des pratiques balnéaires.

Affections catarrhales chroniques du nez, de l'espace naso-pharyngien, du larynx ; bronchite chronique, pneumonie et pleurésie chroniques. Le Mont-Dore s'adresse surtout aux sujets rhumatismants et arthritiques, plutôt qu'aux lymphatiques et aux scrofuleux. Asthme, soit l'asthme bronchique pur, soit celui qui accompagne la bronchite chronique; asthme des foins (Emond). Phtisie pulmonaire au début, phtisie laryngée ; disposition à la phtisie (climat). Rhumatismes, névralgies rhumatismales, sciatique, affections goutteuses. Affections chirurgicales, contractures, raideurs suite de traumatismes, atrophies. Névroses, hystérie, paralysie hystérique.

CONTRE-INDICATIONS. — Sujets excitables, éréthiques, hémoptysiques ; affections cardiaques ; tendance à la congestion cérébrale.

TRANSPORT. — Ces eaux sont transportées.

Monte-Catini (Italie, province de Lucques).
Eaux chlorurées sodiques chaudes.

ITINÉRAIRE. — Station du ch. de fer de Florence à Lucques. — ALTITUDE : 280 mètres. — SAISON : 1er mai au 30 septembre.

DESC. — Village au pied d'une colline, dans le val de la Nievole.

CLIMAT. — Tempéré et doux, chaud en été.

ÉTABL. BALN. — Quatre établissements.

SOURCES. — Nombreuses sources chlorurées sodiques chaudes ; température 21 à 30°. Une dizaine d'entre elles sont utilisées, entre autres les sources *Telluccio* 23°, des *Thermes de Léopold*, 29.7°, etc.

PROP. PHYS. — Eau limpide, légèrement gazeuse, inodore, d'un goût salé.

COMP. CHIM. — *Thermes de Léopold* : Minéralisation totale 22,5.

Chlorure de sodium.....................	18.5
— de magnésium...................	0.7
Sulfate de chaux......................	2.1
Bicarbonate de chaux..................	0.5
Iodures et bromures....................	traces.
Acide carbonique libre.................	267 cent. cubes.

D'autres sources plus faibles ne contiennent que 4 à 5 grammes de chlorures et 100 à 150 centimètres cubes d'acide carbonique.

MODE D'EMPLOI. — Bains et boisson.

ACT. PHYSIOL. — A l'intérieur, l'eau a une action purgative ; elle agit sur la sécrétion biliaire, sur le foie.

INDICATIONS. — Bains : scrofule, rhumatisme. Usage interne : affections du tube digestif et de ses annexes, engorgements du foie, de la rate ; calculs biliaires, constipation, diarrhée et dysenterie des pays chauds ; pléthore abdominale ; gravelle ; catarrhe des voies urinaires.

TRANSPORT. — Cette eau s'exporte sur une grande échelle.

Montmirail (France, Vaucluse).
Eau sulfatée magnésienne.

ITINÉRAIRE. — A 15 kilomètres (1 h. 1/2 en voiture) à l'O. d'Orange, station de ch. de fer, ligne de Lyon à Marseille.

DESC. — Établissement balnéaire situé sur les derniers contreforts du mont Ventoux, près du village de Vacqueyras, à proximité de grands bois. On y utilise trois sources, l'une ferrugineuse, la seconde sulfureuse (avec 4 centigr. de sulfure de calcium); la troisième enfin sulfatée sodique et magnésienne, l'*Eau verte*. Cette eau suinte à travers des rochers imprégnés de sels.

PROP. PHYS. — Eau limpide, verte, vue en masse, d'un goût amer, non gazeuse.

COMP. CHIM. — Minéralisation totale 17,3

Sulfate de magnésie........................	9.3
— de soude........................	5.0
— de chaux........................	1.0
Chlorures de magnésium, sodium, calcium...	1.0
Bicarbonates de chaux, de magnésie.........	0.5

INDICATIONS. — Cette eau, laxative à la dose d'un verre, est purgative à celle de 3 à 4 verres. Elle satisfait aux indications de la méthode purgative. Les sources ferrugineuses et sulfureuses sont aussi utilisées à l'établissement.

TRANSPORT. — L'*Eau verte* est transportée.

Montrond (France, Loire).
Eau bicarbonatée sodique ferrugineuse.

ITINÉRAIRE. — Station de ch. de fer, ligne de Roanne à Lyon par Saint-Étienne.

DESC. — En 1881, un sondage de plus de 500 mètres de profondeur fit jaillir du sol la source dite du *Geyser*.

ÉTABL. BALN. — Dans le voisinage immédiat de la Loire.

SOURCE. — Intermittente, elle s'élance par jets à la hauteur de 32 mètres; température 26°; débit, 180 mètres cubes par jour.

Prop. phys, — Eau limpide, piquante, d'une odeur légèrement sulfureuse.

Comp. chim. — Minéralisation totale 4,7.

Bicarbonate de soude...................... 4.3
—   de potasse, chaux, magnésio. 0.22
—   de fer...................... 0.04
Acide carbonique libre................... 1600 cent. cubes.

Mode d'emploi. — Boisson, bains de baignoire et de piscine à eau courante. Douches.

Indications. — Bicarbonatées sodiques et ferrugineuses, ces eaux ont une action altérante et tonique et conviennent aux sujets affaiblis et anémiques. Dyspepsies, affections du foie, engorgements, calculs biliaires, cachexie paludéenne ; gravelle, cystite ; affections catarrhales des voies urinaires ; anémie, chlorose.

Transport. — Cette eau est transportée.

Nauheim (Allemagne, duché de Hesse).
Eaux chlorurées sodiques carbo-gazeuses.

Itinéraire. — Station de ch. de fer, ligne Francfort-Cassel. — Altitude : 146 mètres. — Saison : 1er mai au 30 septembre.

Desc. — Ville située à 38 kilomètres au N. de Francfort-sur-le-Main, sur le versant oriental du Taunus. On y exploite des salines dont les eaux, obtenues par des forages, réunissent trois facteurs utiles : chaleur, acide carbonique, chlorures.

Climat. — Doux et tempéré.

Établ. baln. — Quatre établissements.

Sources. — D'une abondance remarquable ; l'une d'elles s'élève à plus de 20 mètres de hauteur, en donnant 16 mètres cubes à l'heure. Principales sources : *Friedrich-Wilhelm*, 35.3°, *Grosser Sprudel* 31.5°, *Curbrunnen* 21.4°, *Carlsbrunnen* 22.5° (ces deux dernières servent à la boisson).

Prop. phys. — Eau limpide, très gazeuse et d'un goût piquant, salé.

Comp. chim. — Source *Friedrich-Wilhelm* : Minéralisation totale 37,1

Chlorure de sodium...................... 29.2
— de calcium, potassium, magnésium. 4.9
Carbonate de chaux..................... 2.6
Acide carbonique libre.................. 578 cent. cubes

Pour les autres sources, les chlorures varient entre 10 et 22 grammes, et l'acide carbonique entre 712 et 995 centimètres cubes.

Eau mère. — Résidu de la fabrication industrielle du sel ; elle contient :

Chlorure de calcium.................... 300.0
— de magnésium, potassium, sodium. 61.0
Bromure de magnésium................. 0.8

Mode d'emploi. — Bains à eau dormante ou courante. Dans une variété de ces derniers, on fait pénétrer directement dans la baignoire l'eau telle qu'elle sort de la terre, avec tout son gaz. Bains d'eau salée sans gaz. Bains de gaz pur emprunté à l'une des sources. Bains additionnés d'eau mère. Boisson.

Act. physiol. — A l'intérieur, l'eau est constipante à faible dose, purgative au contraire à la dose de 2 ou 3 verrées. Les bains ont une action fortement excitante sur la peau et la circulation cutanée, surtout pour les bains très chargés d'acide carbonique (voir page 26). Au bout de quelque temps, il se produit une poussée érythémateuse ou vésiculeuse. Action tonique et fortifiante de premier ordre, d'autant plus forte que les bains sont plus gazeux ; l'action résolutive dépend de la concentration en sel et en eau mère. Aussi dose-t-on avec grand soin les degrés de salure et de gaz.

Indications. — Avant tout, scrofule. Rhumatisme articulaire, musculaire. Affections nerveuses, névroses, neurasthénie, ataxie locomotrice, irritation spinale. Affections cardiaques, névroses, palpitations ; insuffisance du fonctionnement du cœur dans les affections valvulaires ; troubles de la compensation d'intensité moyenne. Dans ces derniers cas, les bains sont plus ou moins salés et gazeux et plus ou moins longs. Affections de l'utérus et de ses annexes, exsudats à résorber, endométrite chronique ; paramétrite, périmétrite, oophorite, métrite, fibroïdes; grands exsudats du bassin (bains sans gaz, eau mère). Faiblesse générale, atonie, anémie.

CONTRE-INDICATIONS. — Faiblesse cardiaque notable, troubles graves de la compensation.

TRANSPORT. — On exporte l'eau du Kurbrunnen, l'eau mère et les sels d'eau mère.

On boit aussi à Nauheim l'eau de *Schwalheim*, petite localité à une demi-heure de la ville, où jaillit une eau faiblement chlorurée sodique et riche en acide carbonique. Elle renferme au litre 2^{gr},5 de matières solides, dont chlorure de sodium 1,4; en outre de l'acide carbonique libre, 1650 centimètres cubes. Cette eau est exportée comme eau de table.

Néris (France, Allier).
Eaux oligo-métalliques thermales.

ITINÉRAIRE. — A 5 kilomètres (40 m. en voiture) de Chamblet, station de ch. de fer, ligne de Montluçon à Clermont-Ferrand par Gannat. — ALTITUDE : 354 mètres. — SAISON : 1er mai au 30 septembre.

DESC. — Village situé sur le plateau qui s'étend au S. de Montluçon; l'établissement se trouve au pied de la pente rapide d'une colline sur laquelle est bâtie le village.

CLIMAT. — Tempéré, plutôt chaud en été.

ÉTABL. BALN.

SOURCES. — Au nombre de 6, à peu de distance les unes des autres : puits de la *Croix*, de *César*, *Carré*, etc. Température, 39 à 53°. Débit, 1700 mètres cubes par jour. Vu sa haute température, l'eau passe avant le bain dans des bassins de réfrigération.

PROP. PHYS. — Eau limpide, onctueuse au toucher, sans odeur ni goût.

COMP. CHIM. — *Puits de César* : Minéralisation totale 1,2.

Bicarbonate de soude......................	0.11
— de magnésie, potasse...........	0.15
Sulfate de soude........................	0.38
Chlorure de sodium......................	0.17

Dans les bassins où l'eau séjourne longtemps, il se développe des conferves d'une longueur souvent considérable, utilisées autrefois en applications et frictions sur la peau.

MODE D'EMPLOI. — En boisson; en bains, surtout bains de baignoire, de piscine; douches d'eau, de vapeur. Le bain de baignoire a une température variant entre 30 et 40°, les piscines sont tempérées 34°, ou chaudes 36-42°. Étuves à 40-44°. On donne aussi des bains prolongés (2 à 7 heures), dans de petites piscines pourvues d'un hamac sur lequel le malade s'étend.

ACT. PHYSIOL. — Traitement balnéaire excitant par les bains très chauds ou sédatif par les bains tempérés; actions d'ailleurs modifiées profondément par les pratiques très variées de l'hydrothérapie thermale.

INDICATIONS (Morice). — Avant tout, affections nerveuses, contractures, paraplégie rhumatismale, hystérique, ataxie locomotrice à la période d'irritation douloureuse; névralgies; névroses, hystérie en particulier, neurasthénie; chorée. Rhumatismes articulaire, musculaire, chroniques de tout genre, chez des sujets ni lymphatiques ni scrofuleux. Goutte atonique nerveuse. Affections subaiguës et chroniques de l'utérus et de ses annexes *avec symptômes d'irritation nerveuse*; névralgie dans les organes sexuels; dysménorrhée nerveuse, vaginisme; prurit. Dermatoses. Affections chirurgicales.

CONTRE-INDICATIONS. — Affections aiguës, poussées congestives actives des lésions cérébrales et médullaires. Dysménorrhée congestive, ménorragie, métrorragie. La cure peut être faite avec prudence chez les malades porteurs d'une affection cardiaque.

Neuenahr (Prusse, province Rhénane).
Eaux bicarbonatées sodiques chaudes.

ITINÉRAIRE. — Station de ch. de fer, embranchement de Remagen, ligne de Coblence à Cologne. — ALTITUDE: 87 mètres. — SAISON : 1er mai au 15 octobre.

DESC. — Village de la vallée de l'Ahr, affluent du Rhin.

ÉTABL. BALN. — Deux établissements.

SOURCES. — Eaux bicarbonatées sodiques, jaillissant de quatre puits artésiens, à la température de 20 à 40°.

COMP. CHIM. — Eau de la source *Grosser Sprudel*, 40° : Minéralisation totale 2,0.

Bicarbonate de soude....................	1,0
— de magnésie, chaux..........	0,7
Chlorure de sodium.....................	0,1
Acide carbonique libre.................	480 cent. cubes.

MODE D'EMPLOI. — Boisson, bains, douches.

INDICATIONS. — Indications des eaux bicarbonatées sodiques (voir *Vichy*). On traite en particulier le diabète.

TRANSPORT. — L'eau est transportée.

Niederbronn (Allemagne, Basse-Alsace).
Eaux chlorurées sodiques.

ITINÉRAIRE. — Station du ch. de fer de Hagenau à Saargemunde. — ALTITUDE : 192 mètres. — SAISON : 1ᵉʳ mai au 30 septembre.

DESC. — Village sur les pentes orientales des Vosges, au milieu d'une belle vallée. Promenades et excursions nombreuses.

ÉTABL. BALN. — Bains installés dans les hôtels et les maisons particulières.

SOURCES. — Deux sources d'eau chlorurée sodique faible, 17°.

PROP. PHYS. — Eau limpide, d'un goût salé.

COMP. CHIM. — Minéralisation totale 4,0.

Chlorure de sodium.....................	3,0
Chlorures de calcium, magnésium, potassium.	1,2
Bicarbonate de chaux...................	0,17

ACT. PHYSIOL. — L'eau prise à l'intérieur est apéritive, laxative, diurétique. A la dose de 6-8 verrées, absorbées à peu de distance les unes des autres, elle est purgative.

INDICATIONS. — Dyspepsie, constipation chronique, affections du foie, calculs biliaires, pléthore abdominale. Affections congestives des centres nerveux. — Bains : scrofule, rhumatisme, affections chirurgicales.

Obersalzbrunn ou Salzbrunn (Prusse, Silésie).
Eau bicarbonatée sodique.

ITINÉRAIRE. — Station du ch. de fer de Breslau à Fribourg. — ALTITUDE : 407 mètres.

SOURCES. — Eau alcaline lithinée, utilisée dans trois établissements. Principales sources : *Oberbrunnen* et *Kronenquelle*, toutes deux froides.

COMP. CHIM.

	Oberb.	Kronenq.
Bicarbonate de soude	2,1	0,8
— de lithine	0,013	0,011
Acide carbonique libre	985 c. c.	849 c. c.

INDICATIONS. — Cette quantité de lithine a valu à ces eaux une vogue spéciale dans la goutte, la gravelle, etc.

TRANSPORT. — Eaux exportées sur une grande échelle.

Olette (France, Pyrénées-Orientales).
Eaux sulfurées sodiques chaudes.

ITINÉRAIRE. — A 16 kilomètres (2 h. 10 m. en voiture) de Prades, terminus d'une ligne de ch. de fer partant de Perpignan. — ALTITUDE : 700 mètres (établissements). — SAISON : 1er juin au 30 septembre.

DESC. — Bourg situé dans une vallée étroite, entre la montagne et la Têt.

CLIMAT. — De montagne, avec une forte différence entre la température du jour et de la nuit.

ÉTABL. BALN. — A 3 kilomètres d'Olette, dans une gorge étroite où coule la Têt.

SOURCES. — Sulfurées sodiques, au nombre de 18, chaudes 27-78°.

PROP. PHYS. — Eau limpide, ayant une odeur sulfureuse, s'altérant facilement en blanchissant par précipitation du soufre.

COMP. CHIM. — Minéralisation faible, sulfuration de 1 à 30 milligrammes de sulfure de sodium, diminuant avec la température (eaux désulfurées).

Source de la *Cascade* : minéralisation totale 0,45.

Sulfure de sodium	0,03
Carbonate de chaux	0,038
Sulfate de soude	0,062
Silice	0,16
Chlorure de sodium	0,032

MODE D'EMPLOI. — Boisson, bains, douches, inhalations.

ACT. PHYSIOL. — Varie suivant les sources qui sont d'autant plus excitantes qu'elles sont plus chaudes et plus sulfurées; les sources les moins sulfurées, dites dégénérées, sont sédatives.

INDICATIONS. — Affections des voies respiratoires, digestives, urinaires. Rhumatismes sous toutes ses formes, rhumatisme atonique (sources hyperthermales). Dermatoses. Affections chirurgicales, suites de traumatisme, anciennes blessures. Névralgies, névroses (eaux désulfurées).

Orezza (France, Corse).
Eau ferrugineuse.

ITINÉRAIRE. — A 32 kilomètres (diligence) de Ponte alla Leccia, station de ch. de fer, ligne de Bastia à Ajaccio. — ALTITUDE: 600 mètres

DESC. — Sources jaillissant dans les montagnes de l'intérieur de la Corse. Les malades se logent dans les localités voisines.

SOURCES. — Deux sources ferrugineuses, voisines l'une de l'autre, 11°.

PROP. PHYS. — Eau limpide, gazeuse, d'une saveur piquante agréable.

COMP. CHIM. — Minéralisation totale 0,85.

Bicarbonates de chaux, magnésie.......	0.67
Sulfate de chaux......................	0.02
Bicarbonate de fer....................	0.128
Acide carbonique libre ou combiné.....	1248 cent. cubes

Malgré cette abondance de gaz, le sel de fer se précipite facilement en un dépôt qui peut atteindre la moitié de sa quantité primitive (Labat).

INDICATIONS. — Cette eau, qui est digestive et dont le fer est facilement assimilé, satisfait à toutes les indications de la médication ferrugineuse.

TRANSPORT. — Eau transportée sur une grande échelle.

Ostende (Belgique), Flandre Occidentale.
Bain de mer.

ITINÉRAIRE. — Station terminus de la ligne Bruxelles-Gand. — SAISON : 1er mai au 15 octobre.

DESC. — Ville importante, bains de mer très fréquentés. Belle plage de sable. La mer du Nord y a de fortes lames et son maximum de salure. Belle promenade sur la digue. Établissements de bain.

Palavas (France, Hérault).
Bain de mer.

ITINÉRAIRE. — Station terminus d'une ligne de ch. de fer partant de Montpellier (12 kilomètres). — Saison longue, juin à octobre.

DESC. — Modeste bain de mer avec une belle plage de sable. Lame faible.

CLIMAT. — Chaud; eau tempérée, fortement salée.

INDICATIONS. — Convient aux sujets délicats et incapables d'affronter le climat et les vagues de l'Océan.

Paramé (France, Ille-et-Vilaine).
Bain de mer.

ITINÉRAIRE. — A 5 kilomètres de Saint-Malo (omnibus).

DESC. — Belle plage de sable.

Passugg (Suisse, canton des Grisons).
Eau bicarbonatée sodique et eau ferrugineuse.

ITINÉRAIRE. — A 1 heure de voiture de Coire, terminus du ch. de fer venant de Zurich. — ALTITUDE : 829 mètres. — SAISON : 20 mai à 20 septembre.

DESC. — Établissement balnéaire situé dans une position élevée, dans le voisinage des forêts.

CLIMAT. — Tonique et fortifiant.

SOURCES. — Froides, 6.2° à 8.1°. La source *Ulricus* a 5gr,6 de bicarbonate de soude sur une minéralisation totale de 8gr,4, celle de *Fortunatus* 4,7 sur 6,7 ; les deux ont à peu près la même quantité d'acide carbonique libre, 954 et 924 centimètres cubes.

La source ferrugineuse dite *Belvedraquelle*, débite 1 litre 1/2 à la minute d'une eau à 9.2°, faiblement ferrugineuse (30 milligrammes de bicarbonate de fer), fortement bicarbonatée calcique (2 grammes) et gazeuse, 1041 centimètres cubes d'acide carbonique libre.

INDICATIONS. — Les eaux bicarbonatées sodiques sont administrées pour remplir les indications de la méthode alcaline (voir *Vals, Vichy*). L'eau ferrugineuse, dans l'anémie, la chlorose. Bains d'eau carbo-gazeuse. Le climat tonique de Passugg, son altitude, donne à ces sources une caractéristique spéciale.

TRANSPORT. — Ces eaux sont transportées.

Passy (France, Seine).
Eaux ferrugineuses sulfatées.

DESC. — Ces eaux jaillissent à Paris, dans une propriété particulière, située sur le quai de Passy.

SOURCES. — Trois sources, 8-9°. Eau inodore, limpide, d'un goût ferrugineux.

COMP. CHIM. — *Source n° 1* : minéralisation totale 2,5.

Sulfate de chaux........................	1.5
— de magnésie, de soude...........	0.18
Chlorure de sodium.....................	0.26
Sulfate de fer..........................	0.015

Source n° 2. — Elle contient 41 milligrammes de ce dernier sel.

Eaux actuellement inutilisées.

Penticouse (Espagne, province du Haut-Aragon).
Eaux oligo-métalliques chaudes.

ITINÉRAIRE. — Accès assez difficile. On y arrive le plus directement depuis les Eaux-Chaudes, en 12 heures à cheval. Depuis l'Espagne, on va en ch. de fer jusqu'à Huesca ; de là à Penticouse, 72 kilomètres en voiture. — ALTITUDE : 1636 mètres. — SAISON : 15 juin au 15 septembre.

DESC. — Une des stations balnéaires les plus élevées de l'Europe, à 7 kilomètres 1/2 du village du même nom, qui lui est relié par un chemin difficile.

ÉTABL. BALN. — Dans une vallée pittoresque, environnée de hautes montagnes, près d'un lac, de cascades.

CLIMAT. — Rude, comme on peut s'y attendre à une altitude semblable ; température basse pendant la nuit.

SOURCES. — Quatre sources, *del Higado* (du foie), la principale, 29°, *de los Herpes* (des dartres) 29°, *del Estomago* (de l'estomac) 29°, de la *Laguna*, 25°.

COMP. CHIM. — La source de l'*Estomac* est sulfureuse et a une minéralisation totale de 15 centigrammes, dont 3 centigrammes de sulfate de soude et 2 milligrammes de sulfure de sodium; en outre elle contient de l'hydrogène sulfuré libre. Les autres sources sont aussi très faiblement minéralisées, *Higado* 13 centigrammes, *Herpes* 14 centigrammes, et fortement azotées (*Higado* 644 centimètres cubes, *Herpes* 129 centimètres cubes d'azote). L'eau de la source *Higado* est limpide, inodore, sans saveur.

MODE D'EMPLOI. — Bains, boisson. Action sédative. On absorbe l'eau en quantité considérable. Inhalations d'azote : on leur attribue une action sédative spéciale.

INDICATIONS. — Catarrhe chronique des voies respiratoires, nez, larynx, bronches. Tuberculose pulmonaire (inhalations d'azote ; influence de l'altitude). Dyspepsies, rhumatismes, affections chirurgicales, dermatoses.

TRANSPORT. — L'eau de l'*Higado* est transportée.

Pfaefers (Suisse, canton de Saint-Gall).
Eaux thermales simples.

ITINÉRAIRE. — A 4 kilomètres au sud de Ragatz, auquel il est relié par une belle route. — ALTITUDE : 683 mètres. — SAISON : 1er juin au 1er septembre.

DESC. — Établissement placé dans la gorge sauvage et profonde de la Tamina, à 450 mètres des sources. Bains de baignoire et de piscines. Station plus modeste et plus tranquille que Ragatz.

CLIMAT. — Plus frais que celui de Ragatz, la moyenne de juillet est de 1.5° inférieure, celle d'août de 0.5°.

SOURCES. — Pour la description des eaux et leurs indications, voir *Ragatz*.

Pierrefonds (France, Oise).
Eau hydrosulfurée calcique froide.

ITINÉRAIRE. — Station du ch. de fer de Compiègne à Villers-Cotterets. — ALTITUDE : 84 mètres. — SAISON ; 1ᵉʳ juin au 30 septembre.

DESC. — Ville agréablement située à l'extrémité orientale de la forêt de Compiègne ; parc, joli lac.

CLIMAT. — Tempéré, sédatif, plutôt humide.

ÉTABL.. BAIN.

SOURCES. — Deux sources, l'une ferrugineuse froide 9,9° (13 centigrammes de bicarbonate et de crénate de fer), l'autre sulfurée calcique froide, 12°.

PROP. PHYS. — Eau limpide, possédant un fort goût et une forte odeur hépatiques, incolore ; elle devient jaune à l'air, puis blanchit en se troublant.

COMP. CHIM. — Source sulfureuse : Minéralisation totale 0,33.

Sulfure de calcium......................	0.015
Sulfate de chaux.......................	0.26
Bicarbonates de chaux, magnésie........	
Hydrogène sulfuré libre...............	1.4 cent. cube.

MODE D'EMPLOI. — Boisson, bains, douches, pulvérisations.

ACT. PHYSIOL. — Eau facilement tolérée par l'estomac ; elle augmente l'appétit, améliore la nutrition, et possède une action modérément excitante sur les muqueuses.

INDICATIONS. — Affections chroniques des voies respiratoires, du pharynx, du larynx, des bronches. Bains : rhumatisme, lymphatisme, scrofule. Dermatoses.

TRANSPORT. — Cette eau est transportée.

Plombières (France, Vosges).
Eaux thermales simples.

ITINÉRAIRE. — Station terminus de l'embranchement d'Aillevillers, ligne de Nancy à Belfort. — ALTITUDE : 450 mètres. — SAISON : 15 mai au 15 octobre.

DESC. — Petite ville de 2000 habitants, dans l'étroite vallée de l'Augronne, qui se dirige du N.-E. au S.-O. ; elle s'étage sur les deux versants de la vallée. Promenades et nombreuses excursions dans le voisinage.

CLIMAT. — Variable ; à des journées fort chaudes succèdent des soirées très fraîches ; la température baisse notablement aussi après les orages. Il y a un assez grand nombre de jours de pluie.

ÉTABL. BALN. — Sept.

SOURCES. — Au nombre de 27, chaudes, entre 25 et 70°. Débit total : 750 mètres cubes par jour. Seize sources sont recueillies par la galerie du *Thalweg*, passant sous la ville, entre autres celle du *Robinet Romain* 69.5°, *Stanislas*, 69.7°, *Vauquelin* 69.5° ; un autre groupe de cinq sources, de 15 à 59°, est capté par la galerie dite des *Savonneuses* nos 1 à 5 ; enfin, il existe des sources isolées, *Bourdeille* 12°, des *Dames* 52°, du *Crucifix* 43°, etc.

PROP. PHYS. — Eau limpide, sans odeur, sans saveur.

COMP. CHIM. — Toutes les sources, sauf celle de *Bourdeille*, qui est ferrugineuse (16 milligrammes de bicarbonate de fer), ont à peu près la même composition. Analyse de la source *Vauquelin* : minéralisation totale 0.37.

Sulfate de soude.......................... 0.13
Silicate de soude.......................... 0.12
Bicarbonate de soude...................... 0.02

Les *Savonneuses*, qui doivent leur nom à l'onctuosité spéciale de leur eau due à la présence du silicate d'alumine, renferment 20 centigrammes de sels seulement.

Enfin, on a constaté dans l'eau une très faible quantité d'arséniate de soude, 0.6 à 0.7 milligramme.

MODE D'EMPLOI. — Boisson, bains de baignoire ou de piscines, douches, bains de vapeur, en étuves de 38 à 43°. On boit l'eau de *Bourdeille*, ferrugineuse, ou celle du *Crucifix*, des *Dames*.

ACT. PHYSIOL. — Cette dernière, qui n'a aucun goût, a une action stimulante sur le système vasculaire ; elle excite l'appétit et ne purge pas. On attribue à l'arsenic son action tonique et reconstituante. Plombières représente la balnéation dans toute sa pureté ; son effet est tantôt sédatif, tantôt excitant, suivant la température des bains et de l'eau bue. D'une façon générale, les bains créent à la périphérie une hyperémie favorable au dégorgement des organes internes. Si on abuse de ces bains, ils causent une excitation exagérée, de l'insomnie et en définitive de l'épuisement.

INDICATIONS. — Rhumatismes articulaires, musculaires, nerveux, c'est-à-dire plus douloureux qu'exsudatifs. Goutte. Névralgies, sciatique. Paralysies, paraplégies rhumatismales ; névroses douloureuses, hystérie, chorée. Affections de l'appareil digestif, dyspepsie douloureuse, gastralgie, gastro-entéralgies ; diarrhées chroniques, catarrhe intestinal avec alternatives de diarrhée et de constipation. Dermatoses. Affections utérines et périutérines douloureuses. Il existe une douche, dite des *Capucins*, qui est excitante, emménagogue, et congestionne le bassin.

Pornic (France, Loire-Inférieure).
Bains de mer.

ITINÉRAIRE. — Station terminus d'une ligne de ch. de fer partant de Nantes.

DESC. — Village situé à 57 kilomètres au S.-O. de Nantes, en face de l'île de Noirmoutiers. Plusieurs belles plages de sable. Établissement de bains de mer chauds.

Source ferrugineuse à 1 kilomètre, froide 15°, contenant 14 milligrammes de bicarbonate de fer.

Porretta (Italie, province de Bologne).
Eaux hydrosulfurées chlorurées chaudes.

ITINÉRAIRE. — Station du ch. de fer de Bologne à Pistoie. — ALTITUDE : 370 mètres. — SAISON : 30 juin au 30 septembre.

DESC. — Eaux connues depuis les temps les plus reculés, probablement à cause du fait que l'eau dégage des gaz inflammables à la surface de la source. Ville du versant N. des Apennins, dans la vallée du Reno.

CLIMAT. — De montagne, variable.

ÉTABL. BALN.

SOURCES. — Au nombre de neuf, température 33 à 35°. Sources *Leone* et *Porretta Vecchia* servant à la boisson, *Bove* et *Marte* aux bains.

Prop. phys. — Eau limpide, d'une odeur hépatique, d'un goût amer et désagréable, onctueuse au toucher ; elle contient une matière huileuse et bitumineuse.

Comp. chim. — Eau de la source *Leone* : minéralisation totale 9,0.

Chlorure de sodium............................	8,2
Iodure de sodium.............................	0,08
Bromure de sodium...........................	0,10
Bicarbonates de chaux, soude, magnésie....	0,30
Substances organiques........................	0,06
Arsenic...	traces.
Carbure d'hydrogène..........................	0,036
Hydrogène sulfuré libre......................	1 cent. cube.

Le carbure d'hydrogène est inflammable ; il sort aussi de la terre par les fissures de la montagne Sasso-Cardo, qui domine la ville. La source *Porretta Vecchia* est beaucoup plus sulfurée (13 centimètres cubes d'hydrogène sulfuré).

Mode d'emploi. — Boisson, bains, douches, inhalations.

Indications. — A l'intérieur, eau purgative et diurétique. Affections congestives du foie, calculs biliaires, pléthore abdominale, hémorroïdes. En bains : affections chroniques de la peau, eczéma humide, acné, acné rosacée, psoriasis ; rhumatismes.

Pougues (France, Nièvre).
Eaux bicarbonatées calciques.

Itinéraire. — Station de ch. de fer, ligne de Paris à Nevers. — Altitude : 200 mètres. — Saison : 15 mai au 1er octobre.

Desc. — Ville sur la rive droite de la Loire, entre ce fleuve et des collines boisées, dans une charmante vallée. Environs intéressants.

Climat. — Régulier, sans variations brusques.

Établ. baln.

Sources. — Trois, froides 12.5°, *Saint-Léger* (débit : 90 mètres cubes par jour), *Bert*, *Saint-Marcel*.

Prop. phys. — Eau limpide, fraîche, piquante.

Comp. chim. — *Saint-Léger* : minéralisation totale 5,5.

Bicarbonates de chaux, magnésie........ 2.1
— de soude..................... 0.78
— de lithine 0.003
— de fer..................... 0.006
Sulfate de soude..................... 0.17
Chlorure de sodium.................. 0.21
Acide carbonique libre.............. 1100 cent. cubes.

Saint-Marcel, non gazeuse, sert aux bains.

MODE D'EMPLOI. — Boisson, bains, douches. Bains et douches de gaz acide carbonique.

ACT. PHYSIOL. — Eau digestive, excitant l'appétit ; elle a une action sédative sur l'estomac ; constipe au début, purge plus tard. Très diurétique, elle alcalinise l'urine, diminue l'acide urique, augmente l'urée, et entraîne mécaniquement les graviers et sables. Action générale tonique.

INDICATIONS. — Affections du système digestif et urinaire. Dyspepsies chroniques, spécialement avec gastralgie, diarrhée chronique ; engorgement du foie, calculs biliaires. Pyélite, coliques néphrétiques, gravelle urique et phosphatique, cystite, goutte, diabète. Affections de l'utérus jointes à l'anémie.

TRANSPORT. — L'eau de *Saint-Léger* est transportée.

Préfailles (France, Loire-Inférieure).
Bain de mer.

ITINÉRAIRE. — A 8 kilomètres au N.-O. de Pornic, station d'un ch. de fer partant de Nantes.

DESC. — Plage de galets et de sable.
Eau ferrugineuse à un kilomètre du village.

Preste (La) (France, Pyrénées-Orientales).
Eau sulfurée sodique.

ITINÉRAIRE. — A 40 kilomètres (4 heures 40 min. en voiture) de Ceret, station de ch. de fer à 38 kilomètres de Perpignan. — ALTITUDE : 1118 mètres. — SAISON : 1er mai au 1er octobre.

DESC. — Bains dans une vallée étroite entourée de hautes montagnes.
CLIMAT. — Climat de montagne, air pur et tonique

l'établissement étant exposé au midi, la saison se prolonge plus tard que l'altitude ne semblerait le permettre.

ÉTABL. THERM. — Réuni à un hôtel.

SOURCES. — Quatre sources sulfurées sodiques : *Apollon* 44° (débit 300 mètres cubes par jour), *Diane* 43°, des *Lépreux* 43.1°, *Faryasse* 31.2°.

PROP. PHYS. — Eau onctueuse, limpide, d'un goût faiblement salé et amer, d'une faible odeur hépatique.

COMP. CHIM. — Source *Apollon* : minéralisation totale 0,13.

Sulfure de sodium	0,012
Carbonate de soude	0.01
Sulfate de soude	0.02
Chlorure de sodium	0.04

Le principe sulfuré de ces sources est si instable qu'il se décompose et disparaît en peu de temps en se transformant en hyposulfite. Ce sont des eaux sulfurées dégénérées, où l'alcalinité a plus d'importance que l'action du sulfure.

MODE D'EMPLOI. — Boisson, bains, douches, inhalations.

ACT. PHYSIOL. — L'eau à l'intérieur a une action sédative, et non point excitante comme les eaux sulfurées sodiques des Pyrénées en général; elle est diurétique et a une action favorable sur les muqueuses.

INDICATIONS. — Affections des muqueuses, spécialement de celle du *système urinaire*, de la vessie ; catarrhe vésical douloureux chronique, engorgements de la prostate. Affections de l'utérus. Diabète, goutte, affections calculeuses, gravelle urique et surtout phosphatique ; coliques néphrétiques (Companyo). L'eau est surtout efficace quand ces affections sont douloureuses. En outre, elle a les indications des sulfurées sodiques en général : affections des voies respiratoires, rhumatismes, dermatoses.

CONTRE-INDICATIONS. — Cystite aiguë, subaiguë.

TRANSPORT. — L'eau est transportée.

Pullna (Autriche, Bohême).
Eau sulfatée magnésienne.

DESC. — A peu de distance de Teplitz (voir ce nom).

SOURCES. COMP. CHIM. — Eau recueillie dans des puits. Minéralisation totale 32,0.

Sulfate de soude........................... 15,3
— de magnésie........................... 12,0
Chlorure de magnésium........................... 2,0

PROP. PHYS. ET PHYSIOL. — Eau amère, purgative.

TRANSPORT. — Eau transportée sur une grande échelle.

Pyrmont (Allemagne, principauté de Waldeck-Pyrmont).

Eaux ferrugineuses et eaux chlorurées sodiques gazeuses.

ITINÉRAIRE. — Station de ch. de fer, ligne Altenbeck-Hanovre. — ALTITUDE : 130 mètres. — SAISON : 15 mai au 10 octobre.

DESC. — Ville à 53 kilomètres au S.-O. de Hanovre, dans une vallée formée par des collines boisées.

CLIMAT. — Plutôt rude : les vents du N. et de l'E. se font sentir ; l'air est humide.

ÉTABL. BALN. — Cinq.

SOURCES. — Ferrugineuses, très gazeuses, au nombre de trois, *Stahlbrunnen, Helenenbrunnen, Brodelbrunnen.* Température 10 à 12°. *Sources chlorurées* sodiques, froides, gazeuses.

COMP. CHIM. — Source *Stahlbrunnen :* Minéralisation totale 2,7.

Bicarbonates de chaux, magnésie...... 1.1
— de fer................. 0.077
— de manganèse.......... 0.006
Sulfates de chaux, magnésie........... 1.2
Chlorure de sodium................. 0.15
Acide carbonique libre............... 1270 cent. cubes.

Les sources chlorurées contiennent de 6 à 30 grammes de chlorure de sodium et de 300 à 760 centimètres cubes d'acide carbonique.

MODE D'EMPLOI. — Boisson, bains, douches. Bains d'eau carbo-gazeuse simple ou chlorurée.

INDICATIONS. — Anémie, faiblesse, dystrophies, nervosisme. La combinaison des médications ferrugineuse et chlorurée est excellente dans la scrofule jointe à l'anémie, dans les dyspepsies.

TRANSPORT. — L'eau ferrugineuse est transportée.

Ragatz (Suisse, canton de Saint-Gall).
Eaux thermales simples.

HISTOIRE. — Station du ch. de fer de Zurich à Coire. — ALTITUDE 521 mètres. — SAISON : 1er juin au 1er octobre.

DESC. — Village situé dans la vallée du Rhin, sur sa rive gauche, à peu de distance de Coire, dans la plaine, au pied de hautes montagnes boisées, sur le torrent la Tamina. Pays couvert de prairies, de vergers ; environs pittoresques. Parc et beaux ombrages. Une route conduit le long de la Tamina jusqu'à *Pfaefers* (voir ce nom). où jaillissent les eaux thermales.

CLIMAT. — Tempéré et doux, parfois très chaud. Il est sédatif, et doit au voisinage des montagnes une protection efficace contre les vents, mais aussi une certaine variabilité.

ÉTABL., BAIN. — Quatre.

SOURCES. — Elles jaillissent à Pfaefers, et sont amenées à Ragatz par une conduite en bois de 3750 mètres de longueur. Les sources se trouvent au bord ou dans le lit de la Tamina. Au nombre de 4 ; débit variable, maximum 4,2 mètres cubes à la minute. Température au griffon 37.5°, à Ragatz 34 et 35°.

PROP. PHYS. — Eau très pure, limpide, bleuâtre vue en masse, sans odeur ni saveur.

COMP. CHIM. — Eau à peine minéralisée : Minéralisation totale 0.30.

Carbonates de chaux, magnésie..........	0.18
Chlorure de sodium....................	0.04
Sulfate de soude.....................	0.03
Silice..............................	0.015

MODE D'EMPLOI. — Bains, douches, bains de baignoire a eau courante ; bains de piscine, grande piscine à natation. Boisson.

ACT. PHYSIOL. — A l'intérieur eau diurétique ; stimule la

sécrétion biliaire, augmente l'excrétion de l'urée, des phosphates et chlorures. Action calmante sur l'estomac et les intestins.

INDICATIONS. — Bains éminemment sédatifs, qui fortifient sans exciter et conviennent aux malades nerveux, ainsi que le climat sédatif également. Hyperesthésie, hystérie, neurasthénie, chorée ; hémiplégie, suite d'apoplexie cérébrale ; congestion chronique de la moelle, méningite spinale chronique rhumatismale, traumatique, irritation spinale ; ataxie locomotrice ; paralysies rhumatismales ; névralgies, sciatique. Rhumatisme articulaire chronique, nerveux ; goutte. Affections cardiaques, névroses, palpitations ; lésions valvulaires aux premières périodes chez les rhumatisants. Cystite chronique avec irritation nerveuse. Affections de l'utérus et de ses annexes avec névralgies, dysménorrhée ; névroses utérines, engorgements douloureux. Fatigue, épuisement, surmenage, convalescence.

CONTRE-INDICATIONS. — Affections fébriles aiguës, artériosclérose et affections cardiaques chez les vieillards.

Rakoczy (Hongrie, comitat de Buda-Pest).
Eau sulfatée magnésienne.

DESC. — Eau recueillie dans des puits à peu de distance au sud de la ville de Bude.

COMP. CHIM. — Minéralisation totale 56,4.

Sulfate de magnésie............................	25.0
— de soude............................	20.0
— de chaux............................	6.6
Chlorure de sodium............................	2.3
Carbonate de chaux............................	0.7

ACT. PHYSIOL. — Cette eau est purgative.
TRANSPORT. — Eau transportée.

Reichenhall (Bavière, province de la Haute-Bavière).
Eaux chlorurées sodiques.

ITINÉRAIRE. — Station de ch. de fer, embranchement de Freilassing, ligne de Munich à Salzbourg. — ALTITUDE : 440 mètres. — SAISON : 15 mai au 30 septembre.

DESC. — Station climatique d'été, au bord de la Salzach, dans une vallée pittoresque, entourée de trois côtés de hautes montagnes boisées.

CLIMAT. — Doux.

SOURCES. COMP. CHIM. — Eaux chlorurées provenant des salines voisines. L'une d'entre elles, la source *Edelquelle* contient 240 grammes de chlorure de sodium par litre. Eau mère, contenant 274 grammes de chlorures et 6,8 de bromure de sodium.

MODE D'EMPLOI. — Bains d'eau chlorurée pure ou additionnée d'eau mère. Inhalations de l'air des bâtiments de graduation ou des vapeurs des chaudières d'évaporation, ou enfin d'eau salée pulvérisée.

On administre à l'intérieur l'eau de l'*Edelquelle*, diluée et imprégnée artificiellement d'acide carbonique.

INDICATIONS. — Celles des eaux chlorurées sodiques fortes (p. 37).

Renaison (France, Loire).
Eau bicarbonatée mixte.

ITINÉRAIRE. — Station de ch. de fer de Saint-Germain-Lespinasse, ligne de Roanne à Moulins.

COMP. CHIM. —Eau froide, 13.8°. Minéralisation totale 1,5.

Bicarbonate de chaux......................	0,66
— de soude, potasse, magnésie,	0,54
Silicates alcalins........................	0,20
Chlorures de sodium, potassium.........	0,10
Acide carbonique libre...................	560 cent. cubes.

TRANSPORT. — Eau exportée comme eau de table.

Renlaigue (France, Puy-de-Dôme).
Eau ferrugineuse.

ITINÉRAIRE. — A 19 kilomètres de Coudes, station de ch. de fer, ligne de Clermont-Ferrand à Issoire.

COMP. CHIM. — Minéralisation totale 1,4.

Bicarbonates de soude, chaux, magnésie.	0,86
— de fer...................	0,081

Chlorures de sodium, potassium........ 0.43
Acide carbonique libre.............. 1695 cent. cubes.

INDICATIONS. — Celles des eaux ferrugineuses fortement gazeuses (page 44).

TRANSPORT. — Eau transportée seulement.

Rennes-les-Bains (France, Aude).
Eaux ferrugineuses et eaux chlorurées sodiques chaudes.

ITINÉRAIRE. — A 10 kilomètres (50 min. en voiture) de Couiza, station de ch. de fer, ligne de Carcassonne à Quillan. — ALTITUDE : 319 mètres.

DESC. — Ville dans une profonde vallée, sur la rivière la Salz.

ÉTABL. BALN.

SOURCES. — Intéressantes en leur qualité de ferrugineuses chaudes, au nombre de 5 : *Bain fort* 51°, *Bain doux* 40°, *Bain de la Reine* 31°, *Eau du Pont* 12°, *Eau du Cercle* 12°.

COMP. CHIM. — *Bain fort :* Minéralisation totale 1,0.

Carbonates de chaux, magnésie......... 0.32
—   de fer.................... 0.031
Chlorure de sodium................... 0.35
Sulfate de chaux..................... 0.16
Acide carbonique libre............... 162 cent. cubes.

Les autres sources sont chlorurées sodiques très faibles (au maximum 50 centigrammes), bicarbonatées et sulfatées calciques. L'*eau du Cercle* contient 15 milligrammes de sulfate de fer. On emploie aussi l'eau de la rivière la Salz, qui contient 2 grammes de sulfate de chaux, soude et magnésie, et autant de chlorure de sodium et magnésium.

MODE D'EMPLOI. — Boisson, bains ; l'eau des sources est employée pure ou parfois additionnée d'eau de la rivière.

INDICATIONS. — A l'intérieur, les eaux sont diurétiques, toniques. Scrofule, rhumatisme, anémie, faiblesse, lymphatisme. Affections chirurgicales, contractures, raideurs articulaires, etc.

Rheinfelden (Suisse, canton d'Argovie).
Eaux chlorurées sodiques.

ITINÉRAIRE. — Station de ch. de fer, ligne de Bâle à Zurich. — ALTITUDE : 270 mètres. — SAISON : 1er mai au 1er octobre.

DESC. — Petite ville sur la rive gauche du Rhin, à 12 kilomètres à l'E. de Bâle. Excursions faciles et variées.

CLIMAT. — Doux, chaud en été ; air rafraîchi par le puissant courant du Rhin.

ÉTABL. BALN.

SOURCES. — Proviennent de roches salines exploitées depuis une cinquantaine d'années par un puits foré de 128 mètres de profondeur. Les eaux d'infiltration sont pompées à la surface.

COMP. CHIM.

Minéralisation totale 318,0.

Chlorure de sodium...................... 311,0
— de magnésium, aluminium...... 1,0
Sulfate de chaux...................... 5,0

L'eau mère, résidu de la fabrication industrielle du sel, a la composition suivante : Minéralisation totale 317,0.

Chlorure de sodium...................... 310,0
— d'aluminium, calcium.......... 5,0
Sulfate de chaux...................... 1,0

MODE D'EMPLOI. — Bains d'eau douce additionnée d'eau salée ou d'eau mère, aux titres les plus divers : faibles jusqu'à 1,5 p. 100 de sels, moyens 1,5 à 2, forts 3 et au-dessus. Eau salée en compresses, injections, pulvérisations. Hydrothérapie. Bains du Rhin.

INDICATIONS. — Celles d'une eau chlorurée forte. Scrofule sous toutes ses formes; rachitisme, anémie; rhumatisme chronique. Disposition à la goutte, affections de l'utérus et de ses annexes, engorgements, exsudats à résorber, fibroïdes.

Roncegno (Autriche, Tyrol).
Eau ferrugineuse sulfatée arsenicale.

ITINÉRAIRE. — A 30 kilomètres à l'est de Trente, station du ch. de fer du Brenner. — ALTITUDE : 535 mètres. — SAISON : 1er mai au 30 septembre.

DESC. — Village situé dans le val Suganna, arrosé par le fleuve Brenta, au pied de hautes montagnes.

CLIMAT. — Doux, grâce au voisinage des montagnes, qui brisent les vents, mais qui lui donnent aussi des qualités toniques et reconstituantes.

ÉTABL. BALN.

SOURCE. — L'eau minérale provient d'une galerie de mine, dans la montagne.

PROP. PHYS. — Trouble à la source, cette eau est éclaircie par séjour dans des bassins ; elle est alors jaunâtre, d'un goût astringent.

COMP. CHIM. — Analyse de Spica, 1888 : Minéralisation totale 7,8.

Sulfates de chaux, magnésie, soude, potasse.	2.4
— d'alumine..........................	1.3
— de fer.............................	3.1
Arséniate de soude..........................	0.10
Acide arsénieux.............................	0.11

MODE D'EMPLOI. — A l'intérieur, à la dose de 1 à 5 (maximum) cuillerées dans de l'eau pure. En bains, eau diluée avec de l'eau douce.

INDICATIONS. — Eau bien supportée, même par des estomacs délicats. Anémie, chlorose, fièvre intermittente ; affections nerveuses ; hystérie, neurasthenie ; affections de la peau.

TRANSPORT. — Cette eau est exportée.

Roucas-Blanc (France, Bouches-du-Rhône).
Eau chlorurée sodique. Bain de mer.

ITINÉRAIRE. — De Marseille, tramway.

DESC. — Sur la route de la Corniche, belle plage de sable, avec une installation balnéaire circonscrite par des jetées, et un établissement thermal.

SOURCE. — Une source chlorurée sodique, à 20.5°, sourd du rocher contre lequel l'établissement est adossé ; débit : 3 mètres cubes par minute.

COMP. CHIM. — Minéralisation totale 24,0.

Chlorure de sodium........................ 18,0
    — de magnésium................... 2,0
Sulfate de soude........................ 1,6
Sulfates et bicarbonates de chaux et magné-
sie.................................... 1,0

MODE D'EMPLOI. — Eau administrée en bains et en boisson.

INDICATIONS. — C...s des eaux chlorurées sodiques (page 37); le climat doux et chaud de la Méditerranée peut être fort utile à certains malades.

Royan (France, Charente-Inférieure).
Bain de mer.

ITINÉRAIRE. — Terminus d'une ligne de ch. de fer venant de Saintes. Communication régulière par steamers avec Bordeaux.

DESC. — Bain à l'embouchure de la Gironde, sur sa rive N. Quatre grandes et belles plages de sable, présentant divers degrés d'intensité de la lame et des vents, suivant leur exposition.

CLIMAT. — La température est élevée en été, ce qui prolonge la saison des bains.

ÉTABL. BALN. — Établissement d'hydrothérapie marin

Royat (France, Puy-de-Dôme).
Eaux bicarbonatées chlorurées sodiques.

ITINÉRAIRE. — Station de ch. de fer, à 2 kilomètres de Clermont-Ferrand. Tramway électrique depuis cette ville. — ALTITUDE : 250 mètres. — SAISON : 15 mai au 15 septembre.

DESC. — Bâti en partie dans le frais vallon de Saint-Mart, en partie sur les pentes d'une colline tournées au N., Royat possède une position charmante et une belle vue sur les plaines fertiles de la Limagne. Un ruisseau d'eaux vives, la Tiretaine, s'est creusé un lit profond au pied de la colline et traverse le parc de l'établissement, en y entretenant une fraîcheur agréable. Nombreuses promenades et excursions.

CLIMAT. — Doux, sans variations brusques, chaud en été.

Sources. — Les quatre sources chlorurées bicarbonatées
jaillissent dans le vallon de Saint-Mart, à peu de distance
les unes des autres : *Eugénie* 35.5°, magnifique source
bouillonnante avec un débit d'un mètre cube à la minute ;
Saint-Mart 30°, fortement gazeuse (débit 25 mètres cubes
par jour) ; *Saint-Victor* 20° (30 mètres cubes), *César* 29°,
(34 mètres cubes).

Prop. phys. — L'eau est limpide, gazeuse, d'un goût
piquant ; elle se trouble par l'exposition à l'air.

Comp. chim. — Les trois premières sources ont une
composition analogue, *César* est plus faible. Analyse de
la source *Eugénie* : Minéralisation totale 5,0.

Bicarbonate de soude......................	1.1
— de chaux, potasse, magnésie.	1.75
— de fer......................	0.042
Chlorure de sodium.....................	1.7
— de lithium.....................	0.035
Arsenic...........................	traces.
Acide carbonique libre.................	645 cent. cubes.

L'arséniate de soude se trouve dans l'eau de *Saint-
Mart* (1ᵐᵍʳ,3), *Saint-Victor* (4ᵐᵍʳ,5) et *César* (0ᵐᵍʳ,7).
Saint-Victor est la plus ferrugineuse de toutes (56 milligrammes). Enfin l'acide carbonique de ces trois sources
s'élève respectivement à 1709, 1492 et 1229 centimètres
cubes, et le chlorure de lithium à 35,35 et 9 milligr.

Mode d'emploi. — Boisson, bain, inhalation, pulvérisation. Bains de baignoire à eau courante provenant de la
source Eugénie. Grande piscine à natation à 31-32°.
L'eau de *César* sert à des bains d'eau carbo-gazeuse.
Douches générales et locales. Bains et douches de gaz
acide carbonique. Inhalations des vapeurs de l'eau dans
des salles dont la température n'excède pas 22 à 27°,
avec gradins permettant au malade de choisir un milieu
plus ou moins chaud. Les vapeurs de l'eau chauffée
entraînent avec elles les principes minéraux de l'eau
aussi longtemps que celle-ci contient de l'acide carbonique. Hydrothérapie.

Act. physiol. — Eau plus tonique et reconstituante que

l'eau bicarbonatée sodique simple. Elle augmente l'appétit, la diurèse, diminue l'acidité des urines et constipe légèrement. On attribue en outre à la lithine (eau de *Saint-Mart* surtout, la « fontaine des Goutteux »), une action favorable sur la dissolution et l'élimination de l'acide urique. Par son fer et son arsenic, l'eau de *Saint-Victor* est aussi spécialement reconstitutive, fortifiante, stimulante.

Indications. — Royat a été comparé avec raison à Ems. Si Ems est plus chaud, plus sodique, dit Labat, Royat est plus gazeux, plus lithiné, plus chloruré, plus ferrugineux. Si donc le premier semble devoir être plus pénétrant, altérant, le second paraît devoir produire des effets plus toniques. Arthritisme en général, dans ses formes nerveuses et viscérales. Rhumatisme erratique, viscéral, nerveux ; goutte, gravelle (lithine). Dermatoses qualifiées d'arthritiques, eczéma sec des mains, des pieds des parties génitales et pileuses; pityriasis, psoriasis, sycosis, acné rosacée, couperose. Dyspepsies atoniques flatulentes, gastralgie des anémiques. Affections des voies respiratoires, pharyngite, laryngite chroniques, bronchite chronique des goutteux. Diabète, affections cutanées chez les diabétiques (Fredet). Anémie, névropathies à fond anémique. Affections nerveuses fonctionnelles. Affections de l'utérus et de ses annexes, aménorrhée, dysménorrhée, métrite chronique et catarrhe utérin.

En résumé, Royat s'adresse aux arthritiques nerveux, anémiques, aux sujets atteints d'affections des voies digestives. Son eau gazeuse, chlorurée et arsenicale, ses bains à eau courante, son air pur, tout concourt à lui donner des qualités reconstituantes.

Contre-indications. — Affections cardiaques, goutte à la période aiguë, sujets pléthoriques ayant une tendance aux hémorragies ou aux congestions vers la tête.

Transport. — *Saint-Mart, Saint-Victor* et *César* sont transportées.

Rubinat-Llorach (Espagne).
Eau sulfatée sodique.

Desc. — Cette source froide 13°1, jaillit d'un terrain gypseux, à peu de distance du village du même nom.

Comp. chim. — Minéralisation totale 104,0.

Sulfate de soude...................... 96.0
—   de magnésie.................. 3.2
—   de potasse, chaux............ 2.1
Chlorure de sodium.................... 2.0

Cette eau purge sous un petit volume (un verre à bordeaux).

Transport. — Exportée seulement.

Sables d'Olonne (Les) (France, Vendée).
Bain de mer.

itinéraire. — Station terminus du ch. de Saumur-La Roche-sur-Yon.

Desc. — Belle plage de sable, une des plus belles des côtes de France. Lame faible.

Climat. — Doux en été ; les vents ne sont pas trop forts, ni les pluies trop fréquentes.

Sail-les-Bains (France, Loire).
Eaux thermales simples.

itinéraire. — A 40 minutes en voiture de la station de Saint-Martin-d'Estréaux, ligne de Moulins à Lyon par Roanne. — altitude : 230 mètres. — saison : 1er juin au 1er octobre.

Desc. — Village dans un vallon abrité par des collines du côté du N. et du N.-E.

Établ. baln.

Sources. — Au nombre de six, débitant ensemble 1400 mètres cubes par jour : *Du Hamel* 34°, d'*Urfé* 26.5°, des *Romains* 27°, etc.

Prop. phys. — Eau limpide, ayant un goût alcalin, fortement gazeuse ; deux sources ont une odeur légèrement sulfureuse.

Comp. chim. — Très faible minéralisation. Source *Du Hamel* : Minéralisation totale 0,45.

Bicarbonates de chaux, magnésie.......... 0.11
Silicates de soude, potasse.............. 0.10
Chlorure de sodium...................... 0.09

MODE D'EMPLOI. — Boisson, bains, douches, pulvérisations. Piscine à natation. Hydrothérapie.

INDICATIONS. — En boisson, dans les affections de l'estomac, dyspepsies, anémie (source *Bellety*, ferrugineuse). En bains : rhumatismes, dermatoses.

TRANSPORT. — Eau transportée.

Sail-sous-Couzan (France, Loire).
Eau bicarbonatée mixte.

ITINÉRAIRE. — Station du ch. de fer de Clermont à Saint-Étienne par Montbrison. — ALTITUDE : 400 mètres. — SAISON : 1er juin au 15 septembre.

DESC. — Village dans la plaine de la Loire, au N.-O. de Montbrison, au pied du versant oriental des montagnes du Forez.

ÉTABL. BALN.

PROP. PHYS. — Eau très gazeuse, agréable à boire.

SOURCES. — Deux : *Fontfort* 13°, *Rimaud* 12° ; débit 22 mètres cubes par jour.

PROP. PHYS. — Eau limpide, sans odeur, d'une saveur ferrugineuse faible.

COMP. CHIM. — Eaux bicarbonatées mixtes : Minéralisation totale 3,2.

Bicarbonates de potasse, magnésie, chaux.	1.0
— de soude...............	1.95
— de fer...................	0.017
Acide carbonique libre............	225 cent. cubes.

MODE D'EMPLOI. — Boisson, bains, douches; bains d'eau carbo-gazeuse; bains et douches de gaz acide carbonique.

ACT. PHYSIOL. — Eau digestive et diurétique, tonique. Elle donne parfois lieu aux phénomènes de l'ivresse carbonique.

INDICATIONS. — Dyspepsie, affections du foie, paludisme, gravelle. Anémie.

TRANSPORT. — Eau transportée comme eau de table.

Saint-Alban (France, Loire).
Eaux bicarbonatées mixtes.

ITINÉRAIRE. — A 10 kilomètres (2 heures en voiture) de Roanne, station de ch. de fer, ligne de Lyon à Moulins. — ALTITUDE : 400 mètres — SAISON : 1er juin au 30 septembre.

DESC. — Village sur un coteau au pied duquel se trouvent les sources de l'établissement.

CLIMAT. — Variable.

ÉTABL. BALN.

SOURCES. — Quatre, froides, 17.5°, *César*, *Faustine Antonin* et *Julia*, dont la composition est presque identique.

PROP. PHYS. — Eau limpide, très gazeuse, d'un goût agréable.

COMP. CHIM. — Source *César* : Minéralisation totale 2,44.

Bicarbonate de chaux......................	0.93
— de soude......................	0.85
— de magnésie......................	0.45
— de fer......................	0.023
Acide carbonique libre......................	1 litre.

MODE D'EMPLOI. — Boisson. Bains de baignoire, de piscine; établissement spécial pour le traitement par l'acide carbonique (inhalations, bains, douches locales).

ACT. PHYSIOL. — Eau apéritive, digestive, diurétique, excitante (faisant naître parfois de l'ivresse carbonique); elle donne quelquefois de la diarrhée au début du traitement.

INDICATIONS. — Anémie, chlorose, dyspepsie, gastralgie. Dermatoses chez les lymphatiques. Le gaz acide carbonique est employé dans les catarrhes chroniques du pharynx, larynx, des bronches, l'asthme; les affections catarrhales de la conjonctive, de la vessie, des organes génitaux de la femme, simples ou compliqués de névralgies; les affections de l'oreille; les paralysies et paraplégies rhumatismales.

TRANSPORT. — Eau transportée sur une grande échelle.

Saint-Amand (France, Nord).

Eaux sulfatées calciques. Boues sulfureuses.

ITINÉRAIRE. — Station de ch. de fer, ligne de Lille à Valenciennes. — ALTITUDE : 37 mètres. — SAISON : 1er juin au 30 septembre.

ÉTABL. BALN. — A 3 kilomètres de la ville; on y utilise surtout les bains de boue.

SOURCES. — Eaux sulfatées calciques légèrement sulfureuses, 19,5°.

COMP. CHIM. — Minéralisation totale 1,4.

Sulfate de chaux........................... 0.84
— de magnésie, soude............... 0.29
Hydrogène sulfuré.......................... traces.

Composition des boues pour 100 parties :

Eau... 58
Matières solides, silice.................. 30.4 ⎫
— extractives..................... 1.2 ⎪
— végéto-animales............... 6,8 ⎬ 42
Carbonates de chaux, de magnésie...... 2.0 ⎪
— de fer..................... 1.4 ⎪
Soufre..................................... 0.2 ⎭
Hydrogène sulfuré..................... 20 cent. cubes.

MODE D'EMPLOI. — Bains, boisson, pulvérisation. Les bains de boue, spécialité de Saint-Amand, sont pris en commun dans une vaste rotonde contenant 68 cases remplis de boue. Celle-ci se compose de trois couches. terre tourbeuse à la surface, marne argileuse, enfin sable, le tout traversé par des filets d'eau minérale et chauffé au point convenable par des moyens *ad hoc*. Durée du bain 1 à 6 heures ; il est suivi d'un bain simple, et d'un séjour au lit.

ACT. PHYSIOL. — Les boues ont sur la peau une action révulsive; elles excitent les fonctions nerveuses et circulatoires, la diaphorèse. Elles sont toniques et fortifiantes.

INDICATIONS. — Rhumatisme chronique, articulaire, musculaire; névralgies. Paralysies centrales et surtout périphériques et fonctionnelles. Affections chirurgicales des os et des articulations, arthrites chroniques, raideurs et contractures. Anciens traumatismes. Dermatoses à forme sèche, psoriasis, ichtyose.

Saint-Christau (France, Basses-Pyrénées).
Eau oligo-métallique froide.

ITINÉRAIRE. — A 8 kilomètres d'Oloron, station terminus d'une ligne venant de Pau. — ALTITUDE : 300 mètres. — SAISON : 15 mai au 1er octobre.

DESC. — Village à l'entrée de l'étroite vallée d'Aspe, qui s'enfonce du N. au S. dans le massif pyrénéen.

CLIMAT. — Doux.

ÉTABL. BALN. — Deux.

SOURCES. — Cinq, ayant une température de 14 à 15°. La source des *Arceaux*, la principale, a un débit de 134 litres à la minute.

PROP. PHYS. — Eau limpide, d'un goût un peu astringent.

COMP. CHIM. — Eau très faiblement minéralisée. Source des *Arceaux* : Minéralisation totale 0,29.

Bicarbonates de chaux, de magnésie.......	0.20
Chlorures de sodium, magnésium..........	0.05
Sulfate de fer.........................	0.0042
— de cuivre.....................	0.00035
Arséniate de chaux.....................	traces.

La source du *Pêcheur*, d'une composition analogue, contient 1 centigramme de sulfure de calcium.

MODE D'EMPLOI. — Boisson (*Pêcheur*); bains, lotions, pulvérisations, fomentations.

ACT. PHYSIOL.. — A l'intérieur, l'eau est diurétique, parfois laxative. En bains, elle agit sur la peau qu'elle congestionne; du 3e au 8e jour, on observe chez un tiers des malades une poussée érythémateuse ou lichénoïde. L'eau a une action reconstituante, cicatrisante et modificatrice de la peau (Tillot).

INDICATIONS. — Maladies cutanées surtout, scrofulides, lupus, eczéma suintant, acné; psoriasis de la langue. Catarrhe du nez. Ozène. Eau pulvérisée dans les blépharites, kératites, conjonctivites.

CONTRE-INDICATIONS. — Affections aiguës ou subaiguës de la peau et des muqueuses.

TRANSPORT. — L'eau des *Arceaux* est transportée.

Saint-Galmier (France, Loire).
Eau bicarbonatée mixte.

ITINÉRAIRE. — Station de ch. de fer, ligne de Roanne à Saint-Étienne.

DESC. — Ville dans la plaine de la Loire, avec plusieurs sources froides, le *Fontfort*, la source *Badoit* 8°, etc.

COMP. CHIM. — Source *Badoit* : Minéralisation totale 2,8.

Bicarbonates de chaux, soude, potasse, magnésie...........................	2.0
Sulfates de chaux, soude..............	0.2
Chlorures de sodium, magnésium......	0.48
Acide carbonique libre................	1500 cent. cubes.

TRANSPORT. — Eau transportée en très grande quantité, comme eau de table.

Saint-Gervais (France, Haute-Savoie).
Eaux hydrosulfurées chlorurées chaudes.

ITINÉRAIRE. — A 21 kilomètres (2 heures 5 minutes en voiture) de Cluses, station terminus d'une ligne partant d'Annecy. — ALTITUDE : 630 mètres. — SAISON : 1er juin au 1er octobre.

DESC. — L'établissement de bains était placé dans la gorge étroite du Bonnant, torrent qui l'a détruit au mois de juillet 1892. Un nouvel établissement a été reconstruit dans une situation favorable, à l'abri des ravages du torrent. Promenades et excursions dans les environs.

SOURCES. — Quatre : sources du *Torrent* 39° (débit 1 mètre cube par jour), de *Mey* 42°, *Gontard* 39°, *Ferrugineuse* 20°.

PROP. PHYS. — Eau limpide, répandant une forte odeur d'hydrogène sulfuré, d'un goût amer et un peu astringent.

COMP. CHIM. — Eau du *Torrent* : Minéralisation totale 5,0.

Chlorure de sodium......................	1.7
Sulfate de soude.......................	1.6
— de chaux.......................	1.1
— de potasse, lithine...............	0.17
Bicarbonates de chaux, magnésie..........	0.22
Hydrogène sulfuré libre.................	3 cent. cubes.

L'eau ferrugineuse, à peine sulfureuse, contient 6 mil-

ligrammes d'oxyde de fer, et a une minéralisation semblable à celle du *Torrent*.

Mode d'emploi. — Boisson, bains, douches, inhalation,
pulvérisation.

Act. physiol. — A l'intérieur, l'eau du *Torrent* est bien
tolérée, augmente l'appétit, facilite la digestion ; elle est
laxative à haute doses.

Indications. — Affections de la peau et affections des
voies digestives. Eczéma, formes subaiguës et chroniques
mais suintantes, eczémas nerveux, irritables, eczéma
chez les enfants de tout âge ; impétigo, lichen, acné, couperose. L'eau a une action sédative qui fait disparaître
l'hyperémie et les démangeaisons. Saint-Gervais n'agit
donc pas par la production d'une inflammation substitutive et curative dans une affection de la peau. Embarras
gastrique chronique ; constipation ; état hémorroïdaire ;
engorgement du foie. Gastralgie (eau employée en bains
et non en boisson). Rhumatisme, scrofule.

Saint-Honoré (France, Nièvre).
Eau hydrosulfurée calcique tiède.

Itinéraire. — A 10 kilomètres (1 heure en voiture) de Vandenesse,
station de ch. de fer, ligne de Cercy à Clamecy. — Altitude : 302 mètres. — Saison : 15 mai au 1er octobre.

Desc. — Situé à 52 kilomètres à l'O. de Nevers, sur
les derniers contreforts du Morvan, dont les pentes
boisées le protègent contre les vents du N. et du N.-E.
Environs boisés offrant de charmants buts d'excursion.

Climat. — Doux, sans variations brusques.

Établ. baln.

Sources. — Cinq : *Crevasse* 26°, *Acacia* 26° *Marquise*
31°, *Romains* 31°, *Grotte* 22°. Débit total, 960 mètres
cubes par jour.

Prop. phys. — Eau claire, onctueuse au toucher, alcaline, d'une saveur et d'une odeur hépatiques.

Comp. chim. — Eau hydrosulfurée avec sulfure alcalin.
Minéralisation totale 0,67.

Chlorure de sodium	0.30
Bicarbonates de soude, chaux	0.13
Sulfates de soude, chaux	0.16

Sulfure alcalin....................... 0,003
Hydrogène sulfuré libre............... 2 à 7 cent. cubes.
Acide carbonique libre................ 111   —
Glairine.............................. abond.

En outre, l'eau renferme de l'arsenic 1^{mgr},2 (*Crevasse*), 0^{mgr},7 (*Romains*), 0^{mgr},8 (*Grotte*).

MODE D'EMPLOI. — Boisson ; bains ; piscine de natation à eau courante, 27° ; inhalations froides ; pulvérisation, douches, douches de pieds.

ACT. PHYSIOL. — A l'intérieur, l'eau augmente l'appétit, constipe ou donne de la diarrhée ; elle augmente l'urine, mais l'urée diminue ; provoque une irritation passagère de la muqueuse des voies respiratoires, état qui fait bientôt place à une période de sédation. Action sédative aussi sur le système nerveux. On attribue à l'arsenic une action reconstituante. En bains, l'eau irrite la peau et fait naître une faible poussée dans la première semaine.

INDICATIONS. — Avant tout, affections chroniques des muqueuses respiratoires. Catarrhe chronique du nez, de l'espace naso-pharyngien ; laryngite, bronchite, asthme, phtisie pulmonaire à forme torpide (inhalations, pulvérisations). Scrofule et lymphatisme, rhumatisme. Syphilis. Dermatoses, eczéma surtout. Affections chroniques de l'utérus, métrite, engorgement, endométrite, leucorrhée.

TRANSPORT. — Ces eaux sont transportées.

Saint-Malo (France, Ille-et-Vilaine).

ITINÉRAIRE. — Station du ch. de fer de l'Ouest.

DESC. — Belle plage de sable à l'embouchure de la Rance.

CLIMAT. — Doux, souvent pluvieux.

Il en est de même de *Saint-Servan*, bain avec une plage de sable, situé en amont de Saint-Malo.

Saint-Moritz (Suisse, canton des Grisons).
Eau ferrugineuse.

ITINÉRAIRE. — A 13 heures de diligence de Coire, station-terminus du ch. de fer venant de Zurich. On y parvient facilement aussi depuis

le lac de Côme (ch. de fer de Colico à Chiavenna ; de là, 8 heures e
demie de diligence). — ALTITUDE : 1769 mètres, — SAISON : 15 juin au
15 septembre.

DESC. — Dans la belle vallée de l'Engadine supérieure.
Établissements balnéaires dans l'isthme qui sépare le lac
de Saint-Moritz de celui de Campfer. La vallée est en ce
point plate, resserrée entre les flancs de hautes montagnes
boisées. Vue grandiose sur les hautes montagnes. Environs
riches en promenades et excursions. Beaucoup de malades
habitent Saint-Moritz-Village (1856 mètres), et viennent
chaque jour aux bains suivre leur traitement.

CLIMAT. — De haute montagne. Température basse en été :
moyenne de juin 9.4°, juillet 11.9°, août 11.1°, septembre
7.3° ; maximum noté, 25,5°. Insolation considérable,
soleil brûlant ; en revanche, température basse dès qu'il
a disparu. Air fort sec, humidité relative moyenne
variant, pour ces quatre mois, entre 46,5 et 47,2 au
milieu du jour. Air agité en général par un vent régulier et fort, venant du S.-O. (vent de la vallée) ou par
celui du N.-E. Variations de température souvent étendues et rapides ; au bout de quelques jours de pluie, il
tombe de la neige, parfois en juillet et en septembre. En
résumé, climat d'altitude fortement excitant, caractérisé
par la sécheresse et l'agitation de l'air.

ÉTABL. BALN. — Deux, à 1,5 kil. du village.

SOURCES. — Trois sources ferrugineuses très froides,
jaillissant à peu de distance du lac : *Ancienne Source*,
5.4° (débit, 22 litres à la minute), *Nouvelle Source* ou
source *Paracelse* 5,3°, (3 litres) ; *Funtauna-Surpunt*, 7°
(200 litres).

PROP. PHYS. — Eau limpide, très agréable à boire,
piquante, d'un goût caractéristique, mais très froide.

COMP. CHIM. — Source *Paracelse* : Minéralisation
totale 2,1.

Bicarbonates de chaux, magnésie.....	1.50
Sulfate de soude....................	0.3
Bicarbonate de fer..................	0.038
Oxyde de fer hydraté...............	0.006
Acide carbonique libre.............	1280 cent. cubes.

La source *Funtauna-Surpunt* a une minéralisation totale de 1gr,2 avec 67 milligrammes de bicarbonate de fer et 1600 centimètres cubes d'acide carbonique.

MODE D'EMPLOI. — Boisson ; bains d'eau carbo-gazeuse entre 25 et 30e, dix à vingt minutes.

ACT. PHYSIOL. — L'eau augmente l'appétit, la diurèse, régularise les fonctions intestinales ; à forte dose, elle donne de l'embarras gastrique, constipe et amène la céphalalgie, la congestion. Il n'est pas possible de séparer l'action des eaux ferrugineuses de celle du climat d'altitude, tonique et reconstituante.

INDICATIONS. — Anémie, chloro-anémie, excellents succès dans les cas rebelles (action globuligène du climat d'altitude). Cachexie paludéenne. Prédisposition à la tuberculose pulmonaire. Dyspepsie simple ou liée à la neurasthénie. Affections atoniques du système nerveux jointes à l'anémie, névroses, neurasthénie. Dysménorrhée, ménorragie, leucorrhée. Troubles anémiques et hydrémiques de la ménopause. Faiblesse, débilité, scrofule, lymphatisme, toutes les fois qu'une médication fortement excitante sera indiquée.

CONTRE-INDICATIONS. — Outre celles des ferrugineux en général, notons celles qui dépendent de l'altitude : affections cardiaques, emphysème très prononcé, tuberculose du larynx ou de l'intestin, disposition aux rhumatismes aigus, aux inflammations aiguës du pharynx et du larynx : constitution éréthique ou excitable. Il est quelquefois bon de faire un séjour intermédiaire dans une station d'altitude moyenne (800 à 1200 mètres), avant de se rendre à Saint-Moritz, surtout si le malade vient d'un pays de faible altitude.

TRANSPORT. — L'eau est transportée.

Saint-Nectaire (France, Puy-de-Dôme).
Eaux chlorurées bicarbonatées.

ITINÉRAIRE. — A 2 heures de voiture de Coudes, station de ch. de fer, ligne de Clermont à Issoire. — ALTITUDE : 784 mètres. — SAISON : 1er juin au 1er octobre.

DESC. — Village de la charmante vallée du Frédet, sur le versant oriental de la chaîne des Puys. Il est divisé

12.

en deux parties distantes d'un kilomètre, *Saint-Nectaire-le-Bas*, *Saint-Nectaire-le-Haut*, au pied du mont Cornadore.

CLIMAT. — Tempéré, assez chaud en été, avec variations rapides de la température.

ÉTABL. BALN. — Trois.

SOURCES. — Chlorurées et bicarbonatées sodiques, gazeuses ; fort nombreuses (une dizaine) ; température 10 à 46°. Sources du *Mont-Cornadore* 38° (débit : 75 mètres cubes par jour), du *Rocher* 43°, (150 mètres cubes), *Boëtte* 46° (42 mètres cubes), *Saint-Césaire* 40°.

PROP. PHYS. — Eau claire, se troublant et devenant jaunâtre en refroidissant, d'une saveur salée, ferrugineuse, alcaline.

COMP. CHIM. — Source du *Mont-Cornadore* : Minéralisation totale 5,5.

Chlorure de sodium.........................	2,0
Bicarbonate de soude.......................	2,0
— de chaux, magnésie, potasse.	1,1
Sulfate de soude...........................	0,13
Arséniate de soude.........................	traces.
Acide carbonique libre.....................	500 cent. cubes

Les autres sources ont une composition analogue ; celle du *Rocher* a en outre 57 milligrammes de bicarbonate de lithine ; la source *Rouge* est ferrugineuse.

MODE D'EMPLOI. — Boisson ; bains, bains de piscine, douches générales et locales. Bains et douches de gaz acide carbonique.

ACT. PHYSIOL. — A l'intérieur, l'eau stimule la digestion, elle a une action excitante sur la muqueuse gastro-intestinale ; à haute dose, elle amène les vomissements et la diarrhée ; elle est diurétique et alcalinise l'urine.

INDICATIONS (Labat). — Avant tout l'anémie, le lymphatisme, la scrofule chez les enfants, les rhumatismes (les rhumatisants cardiaques supportent bien le traitement de Saint-Nectaire). Goutte atonique. Névralgies, sciatique. Dyspepsie, affections du foie, constipation, pléthore abdominale. Affections de l'utérus.

CONTRE-INDICATIONS. — Tempérament sanguin, éréthique, congestif. Affections des organes thoraciques.

TRANSPORT. — L'eau de la source *Rouge* est transportée.

Saint-Pardoux (France, Allier).
Eau bicarbonatée mixte carbo-gazeuse.

ITINÉRAIRE. — A peu de distance de Bourbon-l'Archambault.

COMP. CHIM. — Source, très froide 8.8°, peu minéralisée et fortement gazeuse. C'est une excellente eau de table apéritive, digestive, diurétique et légèrement ferrugineuse. Le total des sels s'élève à 18 centigrammes, principalement des bicarbonates alcalins, des silicates, et du crénate de fer (2 centigrammes) ; en outre, 1248 centimètres cubes d'acide carbonique libre ou combiné.

MODE D'EMPLOI. — Eau utilisée surtout à Bourbon-l'Archambault.

Saint-Sauveur (France, Hautes-Pyrénées).
Eaux sulfurées sodiques chaudes.

ITINÉRAIRE. — A 13 kilomètres (1 heure 3/4 en voiture) de Pierrefitte terminus d'une ligne partant de Lourdes. — ALTITUDE : 770 mètres. — SAISON : 1er juin au 1er octobre.

DESC. — Village dans la vallée du Gave de Gavarnie, étroite et bordée de hautes montagnes. Au pied du versant occidental de cette vallée, à quinze minutes au sud de Luz, dans une position pittoresque, comme suspendu aux flancs de la montagne, au-dessus du torrent. Forêts voisines.

CLIMAT. — Doux ; vents brisés par les montagnes, sauf ceux du nord et du sud. Air à la fois tonique et fortifiant grâce au voisinage des montagnes, et sédatif par la douceur de la température et l'absence de vents.

ÉTABL. BALN. — Deux.

SOURCES. — Deux sources : des *Bains* ou des *Dames* 34.6° (débit : 14 mètres cubes par jour), de la *Hontalade*, 29.9°.

PROP. PHYS. — Eau claire, alcaline, ne blanchissant pas à l'air, d'une odeur et d'une saveur hépatiques, très onctueuse au toucher (beaucoup de barégine).

COMP. CHIM. — Eau des *Bains* : Minéralisation totale 0,25.

Sulfure de sodium........................ 0.021
Chlorure de sodium....................... 0.06
Sulfate de soude......................... 0.04
Silicates divers......................... 0.03
Matière organique........................ 0.032

L'eau de la *Montalade* a un peu moins de sulfure de sodium, 19 milligrammes, et en revanche 3 milligrammes d'hyposulfite de soude.

MODE D'EMPLOI. — Bains, douches, gargarismes; on boit l'eau de la Montalade, qui est facile à digérer, diurétique et modifie les muqueuses du canal intestinal.

INDICATIONS. — Eau sulfurée à caractère sédatif, à l'inverse des autres eaux des Pyrénées, caractère qu'elle doit pour une part à son climat doux et mou. On la prescrira spécialement aux sujets éréthiques, excitables, affaiblis, aux névrosés. Avant tout, affections de l'utérus et de ses annexes, métrites chroniques, engorgements utérins, exsudats périutérins, périmétrite; ovarites; anomalies de la menstruation avec état de nervosisme irritable, dysménorrhée; l'eau a une action congestionnante sur l'appareil sexuel féminin. Hystérie, migraines, névralgies. Rhumatisme musculaire, nerveux, Catarrhe de la vessie, cystite chronique. Affections des voies respiratoires avec éréthisme nerveux ou vasculaire. Dyspepsie gastralgique.

TRANSPORT. — L'eau est transportée.

Saint-Valery-en-Caux.
Bain de mer.

ITINÉRAIRE. — Station du ch. de fer de Paris au Havre, embranchement de Motteville, à 28 kilomètres à l'O. de Dieppe.

DESC. — Plage de galets.

Salies-de-Béarn (France, Basses-Pyrénées).
Eaux chlorurées sodiques.

ITINÉRAIRE. — Station de ch. de fer, embranchement de Puyoo, ligne de Toulouse à Bayonne. — ALTITUDE : 30 mètres. — SAISON : Toute l'année.

DESC. — Ville située dans la petite vallée du Saleys, à

60 kilomètres à l'E. de Bayonne, entourée de coteaux. Salies est depuis longtemps une saline exploitée industriellement ; mais l'emploi médical de son eau date d'une cinquantaine d'années.

CLIMAT. — Doux et sédatif, analogue à celui de Dax. L'hiver est assez chaud pour que la cure puisse se faire aussi en cette saison.

ÉTABL. BALN.

SOURCES. — *Fontaine salée* ou *Bayáa* 14.5° (débit : 70 mètres cubes par jour), *Carsalade* 15° (80 mètres cubes).

COMP. CHIM. — Eau du *Bayáa* : Minéralisation totale 255,0.

Chlorure de sodium.......................	245,0
— de potassium.....................	2.3
— de lithium.......................	0.017
Bromure de sodium	0.16
Sulfates de chaux, magnésie, soude........	6.8

L'eau mère, résidu provenant de l'exploitation industrielle de l'eau salée, a la composition suivante : Minéralisation totale 487,0.

Chlorure de sodium.......................	223,0
— de magnésium...................	155,0
— de potassium...................	55,0
— de lithium...................	1.5
Sulfate de magnésie....................	11.2
Bromure de magnésium..................	10,0
Iodure —	0.9
Matière organique.......................	15,0

MODE D'EMPLOI. — En bains plus ou moins mitigés par de l'eau douce. Vu la grande densité de l'eau chlorurée pure, le corps flotte dans le bain. Douches locales et générales.

ACT. PHYSIOL. — A l'intérieur, l'eau est purg-tive ; fortement diluée, au dixième, elle est prise comme tonique et altérante.

INDICATIONS. — Eau chlorurée forte, d'une action puissante. Scrofule superficielle ou profonde, osseuse, articulaire. Rhumatisme articulaire et musculaire chronique, noueux, déformant. Paralysie infantile. Affections de l'utérus et de ses annexes, métrites, périmétrites, fibroïdes, exsudats dans le petit bassin. Chorée chronique. Hypoazoturie, uricémie, arthritisme, goutte atonique, chronique, obésité (Alb. Robin).

CONTRE-INDICATIONS. — Entérites aiguës et chroniques : état pléthorique, congestif ; affections cardiaques ; grossesse, plaies.

TRANSPORT. — On exporte l'eau mère et les sels extraits de celle-ci.

Salins (France, Jura).
Eaux chlorurées sodiques.

ITINÉRAIRE. — Station terminus de l'embranchement de Mouchard, ligne de Dijon à Pontarlier. — ALTITUDE : 354 mètres. — SAISON : 1ᵉʳ juin au 1ᵉʳ octobre.

DESC. — Ville dans un vallon assez étroit, sur le torrent la Furieuse, entourée de coteaux élevés.

CLIMAT. — Tempéré ; mais le voisinage du Jura donne aux nuits une certaine fraîcheur. Air souvent agité par les vents, surtout par le *joran*, ou vent du nord-est.

ÉTABL. BALN.

SOURCES. — Le *Puits à Muire* donne une eau limpide, inodore en général, quelquefois d'odeur sulfureuse, froide, 10-20°.

COMP. CHIM. — Minéralisation totale 26,0.

Chlorure de sodium...................... 22.7
Sulfates de chaux, potasse............... 2.0
Bromure de potassium.................. 0.030

L'eau mère, résidu de la fabrication industrielle du sel, a pour composition : Minéralisation totale 350,0.

Chlorure de sodium...................... 168.0
   — de magnésium................. 60.0
Sulfates de potasse, soude.............. 87.0
Bromure de potassium.................. 2.8

MODE D'EMPLOI. — Bains, grande piscine, douches, applications locales d'eau mère. Pour la boisson, l'eau salée est diluée et additionnée de sirops, etc.

ACTION PHYSIOL. — A l'intérieur, l'eau a une action altérante, tonique, elle purge au début ; on absorbe avec cette eau une faible quantité de bromure de potassium.

INDICATIONS. — Eau de concentration moyenne, dans un climat tonique et fortifiant. Scrofule des enfants, superficielle, glandulaire, des organes des sens, et aussi scrofule profonde, osseuse, articulaire. Lymphatisme, rachitisme, chlorose. Affections de l'utérus et de ses annexes. Bains de piscine utiles dans la faiblesse, chez les sujets délicats, convalescents.

Salins-Moutiers (France, Savoie).
Eaux chlorurées sodiques carbo-gazeuses.

ITINÉRAIRE. — A 1 kilomètre de Moutiers, station terminus de l'embranchement de Saint-Pierre d'Albigny, ligne de Culoz à Modane. — ALTITUDE : 492 mètres. — SAISON : 1er juin au 1er octobre.

DESC. — Dans l'étroite vallée du Doron, entre ce torrent et la montagne. La vallée, qui se dirige du S. au N., est bornée de tous côtés par de hautes montagnes.

CLIMAT. — Chaud en été, avec fraîcheur notable le soir et le matin.

ÉTABL. BALN. — Nouvellement construit.

SOURCES. — La source sort comme un petit ruisseau sous une roche calcaire ; température 35°, débit : 5826 mètres cubes par jour.

PROP. PHYS. — Eau claire, incolore, traversée par des bulles de gaz ; goût salé, piquant.

COMP. CHIM. — Minéralisation totale 16,0.

Chlorure de sodium	10.7
— de magnésium	0.3
Sulfates de chaux, soude, magnésie	4.0
Carbonate de chaux	0.76
— de fer	0.013
Acide carbonique libre	398 cent. cubes.

MODE D'EMPLOI. — Bains de baignoire, de piscine à eau courante. Boisson.

ACT. PHYSIOL. — A l'intérieur, l'eau est facilement tolérée ; elle est tonique et reconstituante ; à haute dose, purgative et diurétique. Les bains agissent comme eaux chlorurées sodiques et comme eaux carbo-gazeuses. L'abondance de l'eau courante, la température, le gaz de l'eau les rendent très agréables, reconstituants, vivifiants. Par leur action révulsive de la surface, ils sont utiles en cas de congestion dans les organes internes.

INDICATIONS. — Enfants, personnes délicates, *Scrofule*. Rachitisme. Affections du système nerveux, névroses, paralysies asthéniques, toxiques, de convalescences, même organiques, longtemps après l'accident initial. Spermatorrhée, impuissance. Affections de l'utérus et de ses annexes, fibroïdes, engorgement, exsudats à résorber. Anémie, chloro-anémie.

Affections chirurgicales.

CONTRE-INDICATIONS. — Éréthisme, grande excitabilité; phtisie pulmonaire; pléthore, tendance aux congestions cérébrales. Pour les affections cardiaques, Salins pourrait servir comme Nauheim (voir ce nom).

Salvator (Hongrie, comitat de Saros).
Eau bicarbonatée calcique lithinée iodurée.

DESC. — Cette source jaillit près d'Éperies, dans le N.-E. de la Hongrie.

COMP. CHIM. — Minéralisation totale 2,5.

Carbonates de chaux, magnésie............	1.5
— de soude,......................	0.12
— de lithine............	0.12
Chlorure de sodium....................	0.10
Sulfate de soude.......................	0.10
Borate de soude......	0.32
Iodure de sodium......................	0.012
Acide carbonique total...................	3.9
Hydrogène sulfuré....................	traces.

Une seconde source contient seulement 0,088 de carbonate de lithine.

INDICATIONS. — Goutte, uricémie, gravelle, cystite.

TRANSPORT. — Cette eau est transportée seulement.

Salzbrunn, voyez OBERSALZBRUNN.

Santenay (France, Côte-d'Or).
Eau chlorurée sodique lithinée.

ITINÉRAIRE. — Station du ch. de fer de Dijon à Lyon, embranchement de Chagny. — ALTITUDE : 240 mètres. — SAISON : 1er mai au 1er octobre.

ÉTABL. BALN. — Hydrothérapie.

SOURCE. COMP. CHIM. — Eau chlorurée sodique fortement lithinée : Minéralisation totale 9.2.

Chlorure de sodium........................ 5.9
— de lithium........................ 0.092
Sulfates de chaux, magnésie, soude......... 3.2

INDICATIONS. — Goutte, gravelle; affections calculeuses du foie et de l'appareil urinaire.

TRANSPORT. — Eau transportée.

Saxon (Suisse, canton du Valais).
Eau bicarbonatée calcique iodurée.

ITINÉRAIRE. — Station du ch. de fer de Lausanne à Brigue. — ALTITUDE : 476 mètres. — SAISON : 1er juin au 15 octobre.

DESC. — Village agréablement situé dans la plaine de la vallée du Rhône, au pied des montagnes de son versant méridional, autrefois insalubre et marécageux, assaini et devenu centre important de culture maraîchère.

CLIMAT. — Chaud en été, mais l'air est rafraîchi par un vent régulier de l'O., soufflant chaque jour entre onze et cinq heures.

ÉTABL. BALN.

SOURCE. — La *Fontaine Chaude*, ou *Fontaine aux Croix*, a 23.5°, et un débit de 300 mètres cubes par jour.

PROP. PHYS. — Eau claire, inodore, sans goût particulier.

COMP. CHIM. — Minéralisation totale 0,95.

Bicarbonate de chaux...................... 0.32
Sulfates de magnésie, de soude............. 0.38
Bromures de calcium, magnésium........... 0.041
Iodures de calcium, magnésium............. 0.11

La quantité d'iodure est variable; elle tombe même à

zéro, pendant un temps qui ne dépasse pas deux jours
(Dénériaz). Une analyse récente (Gondoin, 1891) a constaté 24 milligrammes d'iodure de magnésium seulement.
Ces intermittences proviennent de la manière irrégulière
dont l'iode est distribué dans la roche d'où jaillit l'eau.

MODE D'EMPLOI. — Boisson (8 à 10 verrées par jour),
bains de baignoire, de piscine. On emploie aussi la
poudre de la roche iodurée en applications externes, révulsives et résolutives; elle contient jusqu'à 0,4 p. 100
d'iode.

ACT. PHYSIOL. — A l'intérieur, l'eau, qui est facilement
tolérée, excite l'appétit, est diurétique et constipe légèrement.

INDICATIONS. — On administre cette eau partout où l'on
cherche l'effet fondant et résolutif de l'iode. Scrofule;
goutte, rhumatisme; accidents syphilitiques secondaires
et tertiaires; affections de la peau, eczéma, psoriasis;
tumeurs diverses, goitre; affections de l'utérus, exsudats
périutérins, engorgements, obésité. La poudre de la roche
iodurée est appliquée sur les plaies atoniques, les tumeurs et exsudats à résorber.

TRANSPORT. — Cette eau est transportée.

Schinznach (Suisse, canton d'Argovie).
Eau hydrosulfurée calcique chaude.

ITINÉRAIRE. — Station de ch. de fer, ligne Bâle-Olten-Zurich. — ALTI-
TUDE : 351 mètres. — SAISON : 1er mai au 1er octobre.

DESC. — Établissement balnéaire situé au bord de
l'Aar, entre cette rivière et la voie ferrée. Pays cultivé,
couvert de prairies. Charmant bois à proximité immédiate de l'établissement.

CLIMAT. — Doux et tempéré, chaud en été (moyenne 17°);
la forêt voisine offre un abri agréable; l'Aar rafraîchit
d'ailleurs l'air d'une façon sensible par son courant rapide.

ÉTABL. BALN.

SOURCES. — A l'ouest des bains, au bord de l'Aar.
Débit 19 litres 1/2 à la minute, température entre 28 et 35°.

PROP. PHYS. — Eau limpide, un peu verdâtre dans la

baignoire, d'une forte odeur hépatique et d'une saveur salée et amère.

COMP. CHIM. — Eau fortement sulfhydriquée : Minéralisation totale 2,1.

Sulfate de chaux...................... 1,0
Carbonates de chaux, magnésie.......... 0,37
Chlorure de sodium.................... 0,60
Hydrogène sulfuré libre............... 37,8 cent. cubes.

MODE D'EMPLOI. — Boisson, bains, douches, pulvérisations, inhalations, gargarismes. Bâtiment spécialement construit pour ces trois dernières applications.

ACT. PHYSIOL. — A l'intérieur, l'eau donne souvent un peu d'anorexie et de constipation; elle est diurétique, mais diminue l'urée et l'acide urique; les sulfates augmentent dans l'urine qui contient aussi des sulfures. Les *bains* augmentent l'azote de l'urine de 14 à 28 p. 100 (Dronke); ils irritent la peau, et font naître au bout d'un certain temps une *poussée* ou éruption érythémateuse plus ou moins forte. Les bains durent une demi-heure à une heure; dans les affections cutanées, ils sont prolongés.

INDICATIONS. — Affections de la peau, eczéma de toute espèce, spécialement l'eczéma ancien, chronique, avec peau squameuse, infiltrée; impétigo; herpès, acné vulgaire et rosacée; maladies parasitaires, teigne, pityriasis, furonculose; urticaire chronique. Lupus. Ulcères variqueux. Scrofule, affections osseuses; rhumatismes, affections articulaires. Catarrhe chronique des muqueuses du nez et des voies respiratoires; bronchite chronique, tuberculose pulmonaire. Syphilis. Intoxication mercurielle, saturnine. Affections chroniques de l'utérus et de ses annexes. On administre souvent l'eau de la source iodurée de *Wildegg* (voir ce nom).

Schlangenbad (Prusse, province de Hesse-Nassau).

ITINÉRAIRE. — A 8 kilomètres (1 h. en voiture) d'Eltville, station du ch. de fer de Francfort à Coblence par la rive droite du Rhin. — ALTITUDE : 310 mètres. — SAISON : 15 mai au 30 septembre.

DESC. — Village dans une vallée du versant méridional du Taunus, entourée de montagnes boisées.

CLIMAT. — Tempéré, air pur et vif.

ÉTABL. BALN. — Trois.

SOURCES. — Au nombre de huit ; température 28-32°.

PROP. PHYS. — L'eau a un caractère d'onctuosité toute spéciale, qui rend le bain fort agréable.

COMP. CHIM. — Minéralisation totale 0,33.

Chlorure de sodium......................	0.22
Carbonate de chaux.....................	0.03
Silice................................	0.03

INDICATIONS. — Les bains ont un caractère sédatif et conviennent surtout quand il y a irritabilité nerveuse, nervosisme. Rhumatisme nerveux, hystérie, hypocondrie douloureuse, névralgies, chorée, hyperkinésies ; affections névralgiques de l'utérus et de ses annexes. Goutte, dépôts goutteux. Bain fréquenté surtout par les malades du sexe féminin.

Schœnbrunn (Suisse, canton de Zoug).
Établissement hydrothérapique.

ITINÉRAIRE. — A une heure en voiture de Zoug, station du ch. de fer venant de Zurich. — ALTITUDE : 698 mètres. — SAISON : 15 mai au 15 octobre.

DESC. — Établissement situé au milieu d'une fertile campagne, dans le pays accidenté et entrecoupé de ruisseaux qui s'étend à l'E. du lac de Zoug. Des collines le protègent du côté de l'est et du nord-ouest. Environs offrant de nombreux buts de promenade.

CLIMAT. — Tempéré, doux et régulier ; humidité de l'air faible ; la chaleur n'est pas excessive en été (maximum moyen en juillet, 28.4°). Brouillards rares en automne.

SOURCES. — L'eau utilisée dans l'établissement est aussi froide (7°) que pure (20 centigr. de sels).

MODE D'EMPLOI. — Bains, douches, maillots, application de tous les procédés de la méthode hydrothérapique.

Schwalbach ou Langenschwalbach (Prusse, province de Hesse-Nassau).
Eaux ferrugineuses gazeuses.

ITINÉRAIRE. — Station terminus d'un ch. de fer partant de Wiesbaden.
— ALTITUDE : 316 mètres. — SAISON : 1er mai au 1er octobre.

DESC. — Village sur le versant septentrional du Taunus, à 21 kilomètres au N.-O. de Wiesbaden, au fond d'un vallon entouré de montagnes. Nombreuses promenades et excursions.

CLIMAT. — Assez chaud en été, la chaleur du jour faisant place à la fraîcheur des soirées et de la nuit.

ÉTABL. BALN. — Deux principaux, et quelques bains particuliers.

SOURCES. — Nombreuses ; température 8.7° à 12.5°: *Weinbrunnen, Stahlbrunnen, Paulinenbrunnen,* etc.

PROP. PHYS. — Eau limpide, très gazeuse, avec un goût piquant et ferrugineux.

COMP. CHIM. — Eau du *Stahlbrunnen* : Minéralisation totale 0,58.

Bicarbonates de chaux, magnésie........	0.41	
— de fer....................	0.08	
— de manganèse...............	0.017	
Acide carbonique libre................	1675 cent. cubes.	

Le *Weinbrunnen* a 55 milligrammes de bicarbonate de fer et 1520 centimètres cubes d'acide carbonique, le *Paulinenbrunnen* 64 et 1333. Ces eaux ont une stabilité remarquable ; elles perdent lentement leur gaz et leur fer.

MODE D'EMPLOI. — Boisson ; bains. Pour ceux-ci, l'eau est chauffée dans une baignoire à double fond au moyen d'une circulation de vapeur.

ACT. PHYSIOL. — A l'intérieur, l'eau fait naître souvent de l'ébriété carbonique, avec congestion passagère, excitation nerveuse, insomnie. Elle augmente l'appétit, et donne de la constipation ; elle est tonique et reconstituante.

INDICATIONS. — Anémie, chlorose ; affections nerveuses à caractère atonique ; faiblesse, paludisme. Affections des organes génitaux de la femme, greffées sur l'état anémique et compliquées de symptômes nerveux. Les bains ont les indications des bains carbo-gazeux (page 26).

TRANSPORT. — Les eaux du *Stahlbrunnen* et du *Weinbrunnen* sont exportées.

Schwalheim, voir NAUHEIM.

Sedlitz (Autriche, Bohême).
Eau sulfatée magnésienne.

DESC. — Village à 30 kilomètres de Teplitz. On y recueille une eau purgative, d'une saveur amère et désagréable.

COMP. CHIM. — Cette eau, froide, 15°, contient sur un total de 33 grammes, 31gr,8 de sulfate de magnésie. Elle purge à la dose de une à trois verrées.

TRANSPORT. — L'eau est transportée.

Selters ou **Seltz** (plus exactement **Niederselters** (Prusse, province de Hesse-Nassau).
Eau bicarbonatée et chlorurée sodique.

ITINÉRAIRE. — Station de ch. de fer, ligne de Francfort à Limbourg.

DESC. — Village sur le versant septentrional du Taunus. On y exploite une source d'eau bicarbonatée et chlorurée sodique froide, 16.8°, limpide, très gazeuse.

COMP. CHIM. — Minéralisation totale 4,4.

Bicarbonate de soude.................	1.2
— de magnésie, chaux........	0.74
Chlorure de sodium...................	2.3
Acide carbonique libre...............	1204 cent. cubes.

TRANSPORT. — Cette eau est exportée en grande quantité comme eau de table.

Sermaize (France, Marne).
Eau bicarbonatée sulfatée calcique.

ITINÉRAIRE. — Station de ch. de fer, ligne de Paris à Nancy. — ALTITUDE : 120 mètres.

DESC. — Village à 23 kilomètres à l'O. de Bar-le-Duc, bâti au pied d'une colline, dans un pays fertile, dans le voisinage des forêts. Excursions agréables dans les environs.

ÉTABL. BALN. — A deux kilomètres du village.

SOURCE. — La source des *Sarrazins* jaillit dans le parc

de l'établissement ; froide, 11°; débit : 21 litres à la minute.

Prop. phys. — Eau limpide, inodore, légèrement alcaline, avec un arrière-goût ferrugineux.

Comp. chim. — Minéralisation totale 1,5.

Sulfates de chaux, magnésie, soude........ 0.80
Bicarbonates de chaux, magnésie.......... 0.18

Mode d'emploi. — Boisson, bains, douches. Établissement hydrothérapique.

Act. physiol. — A l'intérieur, à haute dose, l'eau est purgative au début ; cette action s'atténue plus tard ; diurétique, elle alcalinise l'urine; elle augmente l'appétit et accélère la digestion.

Indications (Damourette). — Maladies chroniques des voies digestives et de leurs annexes (effet laxatif et purgatif), et des voies urinaires. Calculs biliaires, gravelle ; goutte, rhumatisme. Chloro-anémie, affections greffées sur cette dystrophie, leucorrhée, stérilité. Scrofule.

Contre-indications. — Affections aiguës du tube digestif, des reins et de la vessie.

Transport. — Eau transportée.

Siradan (France, Hautes-Pyrénées).
Eaux: sulfatées calciques et eaux ferrugineuses.

Itinéraire. — A 2 kilomètres de Salechan, station de ch. de fer, ligne de Montrejeau à Luchon. — altitude : 450 mètres. — saison : 1er avril au 30 novembre.

Desc. — Ville dans une vallée auprès d'un charmant lac.

Climat. — Doux et tempéré, grâce à son altitude moyenne et à l'abri assuré par les montagnes.

Établ. baln.

Sources. — Froides ; les unes ferrugineuses bicarbonatées, les autres sulfatées calciques. Les premières ont une minéralisation totale de 19 centigrammes, dont 1 de fer, avec peu d'acide carbonique (14 à 33 centim. cubes).

Comp. chim. — Eaux sulfatées calciques : Minéralisation totale 1,9.

Sulfate de chaux.....................	1.3
— de magnésie.....................	0.28
Bicarbonate de chaux.....................	0.20

INDICATIONS. — Ces eaux sont employées comme eaux alcalines et diurétiques dans les affections des organes digestifs, la gravelle, la cystite, les dystrophies arthritiques. L'eau ferrugineuse, dans l'anémie, la chlorose la faiblesse.

TRANSPORT. — Ces eaux sont transportées.

Soden (Prusse, province de Hesse-Nassau).
Eaux chlorurées sodiques tièdes.

ITINÉRAIRE. — Station terminus d'un embranchement de la ligne Francfort-Wiesbaden. — ALTITUDE : 145 mètres. — SAISON : Mai à octobre.

DESC. — Village sur le versant méridional du Taunus, à peu de distance de Francfort, dans une vallée, adossé aux montagnes qui le protègent contre les vents froids.

CLIMAT. — Régulier, doux ; sédatif. L'humidité de l'air dépasse la moyenne, les vents violents sont rares. Chaleur parfois forte en été, aussi le printemps et l'automne sont-ils les saisons les plus agréables. Climat très favorable aux tempéraments excitables, congestifs.

ÉTABL. BALN.

SOURCES. — Très nombreuses, 24, désignées par des numéros. Température, entre 15 et 28.7°.

COMP. CHIM. — On peut distinguer des eaux chlorurées faibles (0,2 à 3,4 de chlorure de sodium), et fortes (jusqu'à 14,5 de chlorure) lesquelles ont aussi le plus de gaz (de 756 à 1500 centimètres cubes) et possèdent une notable quantité de fer (jusqu'à 6 centigr.).

Analyse de la source n° 4 : Minéralisation totale 16,9.

Chlorure de sodium.....................	14.2
— de magnésium.....................	0.65
Sulfate de potasse.....................	0.31
Acide carbonique libre.....................	845 cent. cubes.

La source *Soolensprudel*, 30.5°, avec 14gr,5 de chlorure de sodium et 756 centimètres cubes d'acide carbonique, sert à la balnéation.

On utilise aussi la source ferrugineuse de *Neuenhain*
à 20 minutes de Soden (45 milligr. de carbonate de fer et
1260 cent. cubes d'acide carbonique.)

Mode d'emploi. — Boisson, bains.

Act. physiol. — A l'intérieur, l'eau est, suivant la dose,
laxative ou purgative. A faible dose, elle améliore la
digestion, excite l'appétit, stimule les sécrétions intestinales et améliore la nutrition. L'effet purgatif est utile
pour combattre les congestions, la pléthore, etc.

Indications. — Scrofule, anémie, faiblesse, nervosisme.
Affections de l'utérus et de ses annexes. A l'intérieur,
affections de l'estomac, dyspepsie, catarrhe chronique
chez les sujets faibles et délicats. On traite spécialement
les affections des organes respiratoires, catarrhe chronique du larynx avec irritation de la muqueuse, reliquats de pneumonies et de broncho-pneumonies,
épanchements pleurétiques chroniques; tuberculose pulmonaire. Ces affections sont dirigées sur Soden quand un
climat sédatif est indiqué et que les sujets sont délicats,
excitables.

Transport. — Ces eaux sont transportées.

Soultzmatt (Allemagne, Haute-Alsace).
Eau bicarbonatée mixte.

Itinéraire. — A 7 kilomètres (55 m. en voiture) de Rouffach, station
de ch. de fer, ligne de Bâle à Strasbourg. — Altitude : 275 mètres. —
Saison : 15 mai au 1er octobre.

Desc. — Village dans une vallée des Vosges, qui s'étend
de l'E. à l'O., bien abrité par des montagnes couvertes
de forêts. Excursions nombreuses.

Établ. baln.

Sources. — Au nombre de 6, froides, 12.2°.

Prop. phys. — Eaux limpides, gazeuses, d'un goût piquant.

Comp. chim. — Source *Nessel* : Minéralisation totale 2,0.

Bicarbonate de soude....................	0.95
— de chaux, magnésie..........	0.74
— de lithine....................	0.019

Sulfates de potasse, soude.............. 0.16
Borate de soude...................... 0.065
Acide carbonique libre................ 980 cent. cubes.

On a relevé le fait que cette eau ne contient pas de fer.

MODE D'EMPLOI. — Boisson, bains.

ACT. PHYSIOL. — L'eau donne facilement de l'ivresse carbonique; elle est apéritive, digestive, très diurétique, elle rend l'urine neutre et modifie les dépôts muqueux ou uriques.

INDICATIONS. — Dyspepsie, gastralgie, affections du système urinaire; goutte, gravelle. Excellente eau de table.

TRANSPORT. — Cette eau est transportée.

Spa (Belgique, province de Liége.)
Eaux ferrugineuses.

ITINÉRAIRE. — Station de ch. de fer, embranchement de Pépinster, ligne de Liége à Aix-la-Chapelle. — ALTITUDE : 250 mètres. — SAISON : 1er mai au 1er novembre.

DESC. — Ville de 6000 hab., dans une position charmante, au milieu d'un vallon orienté de l'E. à l'O., entourée de collines boisées. Forêts à proximité, avenues plantées de beaux arbres, nombreuses promenades et excursions.

ÉTABL. BALN.

CLIMAT. — Air vif et pur. Spa doit au voisinage des forêts et des montagnes de l'Ardenne de ne pas avoir de chaleurs excessives en été; cependant la moyenne des six mois de la saison est de 17°. Il se produit des variations très subites et très importantes de la température.

SOURCES. — Sources ferrugineuses types, au nombre de neuf : *Pouhon-Pierre le Grand* (bicarbonate de fer 112 milligr.), *Pouhon-Prince de Condé* (98 milligr.), *Marie-Henriette* (99 milligr.), *Sauvenière* (89 milligr.), *Géronstère* (55 milligr.) etc.(Delwacque, 1887).Température 9.7° à 10.8°. Le *Pouhon-Pierre le Grand*, la plus réputée des sources, a un débit de 21 mètres cubes par jour. Elle se trouve, ainsi que le *Prince de Condé*, dans la ville; les autres sources sont plus ou moins éloignées.

Pour les bains, on a capté l'eau de la source du *Nivezé*, jaillissant à 3 kilomètres de la ville, dans une prairie tourbeuse, et on l'a conduite à l'établissement.

PROP. PHYS. — Eau gazeuse, inodore, ayant un goût piquant, ferrugineux; quelques sources ont une odeur bitumineuse ou sulfureuse.

COMP. CHIM. — *Pouhon-Pierre le Grand* : Minéralisation totale 0,61.

Bicarbonate de fer......................	0.112
— de soude....................	0.12
Chlorure de sodium	0.05
Acide carbonique libre................	1288 cent. cubes.

BOUES. — Les boues utilisées par les bains contiennent sur 100 parties, 69 d'eau et 31 de matières solides; celles-ci sont composées d'oxyde de fer, d'alumine, chaux, magnésie, soude, potasse et silice.

MODE D'EMPLOI. — Boisson, bains, douches. Bains d'eau carbo-gazeuse, bains de boue ferrugineuse. Hydrothérapie.

ACT. PHYSIOL. — Eau très froide, que certains malades chauffent avant de la boire; elle donne parfois de la gastralgie, de l'anorexie au début de la cure, mais en général elle excite l'appétit et stimule la digestion; elle constipe et est diurétique. L'eau mal supportée donne au contraire de la diarrhée.

INDICATIONS. — Spa est une des plus fortes eaux ferrugineuses d'Europe, en même temps qu'une station balnéaire de premier ordre. Anémie, chlorose, affections nerveuses, névralgies, migraine, chorée, hystérie, neurasthénie, impuissance. Goutte atonique, albuminurie, mal de Bright. Affections de l'utérus, métrite parenchymateuse chronique, engorgements des ovaires. Aménorrhée, leucorrhée, ménorragie.

Les bains de boue sont utilisés dans les névralgies, le rhumatisme et la goutte chroniques, les raideurs articulaires, l'atrophie musculaire, l'ataxie locomotrice, les exsudats et engorgements dans les organes du petit bassin chez la femme, etc.

CONTRE-INDICATIONS. — Tendance à la congestion goutte franche; sujets excitables, éréthiques.

TRANSPORT. — L'eau du *Pouhon* est transportée.

Sylvanès (France, Aveyron).
Eaux ferrugineuses chaudes.

ITINÉRAIRE. — Desservi par la station de ch. de fer de Ceilhes-Roqueredonde, ligne d'Arvant à Béziers. — ALTITUDE : 400 mètres.

DESC. — Village dans la région méridionale du département, dans un pays montagneux. Les sources jaillissent à quelque distance dans un vallon.

SOURCES. — Des *Moines* 36° (débit : 27 mètres cubes par jour), des *Petites eaux*, 34° (14 mètres cubes).

COMP. CHIM. — Minéralisation totale 1,0

Carbonates de chaux, magnésie.............	0.31
— de fer......................	0.021
— de manganèse.................	0.016
Chlorure de sodium.....................	0.36
Arséniates de fer, magnésie.............	0.016

C'est donc une des rares eaux ferrugineuses chaudes.

MODE D'EMPLOI. — Bains, douches, boisson.

ACT. PHYSIOL. — A l'intérieur, l'eau a une action favorable sur la digestion, elle est laxative. Action générale tonique et reconstituante (arsenic).

INDICATIONS. — Anémie, état de faiblesse générale, névroses, affections des voies respiratoires, métrites chroniques.

On utilise aussi les eaux bicarbonatées sodiques d'*Andabre* (voir ce nom), qui est à peu de distance.

Tarasp-Schuls (Suisse, canton des Grisons).
Eaux bicarbonatées chlorurées sulfatées; eaux ferrugineuses.

ITINÉRAIRE. — A 6 h. 1/2 de diligence de Davos, station-terminus de l'embranchement de Landquart, ligne de Zurich à Coire. Il est regrettable que cette station soit d'un accès difficile; un ch. de fer est en projet. — ALTITUDE : 1185 mètres. — SAISON : 1er juin au 15 septembre.

DESC. — Sous ce nom, on comprend trois localités situées dans la vallée de la Basse-Engadine.

1) Le Kurhaus *Tarasp*, 1185 mètres, hôtels et établissement de bains, au bord de la rive gauche de l'Inn, dans un endroit encaissé, vis-à-vis des sources sulfatées.

2) Le village de *Schuls*, 1210 mètres, à 20 minutes en aval de Tarasp, sur le flanc nord de la vallée, dans une situation ouverte et ensoleillée (service journalier d'omnibus pour Tarasp).

3) Le hameau de *Vulpera*, 1275 mètres, sur la rive droite de l'Inn, dans une position agreste et charmante, à la lisière des forêts, et à quelques minutes du Kurhaus Tarasp.

CLIMAT. — Tarasp-Schuls est une station de montagne avec un air pur et vivifiant, un climat tonique, chaud au milieu du jour et frais la nuit (étendue de l'excursion thermométrique journalière à Tarasp 8° à 9°). Il pleut très peu, l'air est sec; il est peu agité. Les qualités reconstituantes de ce climat ne sauraient être trop rappelées.

ÉTABL. BALN. — Un à Tarasp, un à Schuls.

EAUX SALINES. SOURCES. — Jaillissent à Tarasp au nombre de 4, *Lucius*, 6.7°, *Emerita* 6.7°, *Ursus* 9.3°, *Badequelle* 9.7°. Les deux premières seules servent à la boisson ; elles ont la même composition et un débit total de 2 litres à la minute.

PROP. PHYS. — Eau limpide, fortement gazeuse, d'un goût salin bien déguisé par l'acide carbonique.

COMP. CHIM. — Eau de *Lucius* : Minéralisation totale 14,7.

Bicarbonate de soude..................	4.8
— de chaux..................	2.4
— de magnésie..................	0.9
Chlorure de sodium..................	3.6
Sulfate de soude..................	2.4
Acide carbonique libre	1060 cent. cubes.

En somme, une minéralisation tout à fait exceptionnelle.

MODE D'EMPLOI. — Boisson, bains.

ACT. PHYSIOL. — A l'intérieur, l'eau excite les sécrétions gastrique, intestinale, biliaire ; elle est diurétique, l'urine devient neutre ou alcaline. Elle donne à faible dose une ou deux selles demi-liquides, sans coliques ; à haute dose, elle purge fortement. L'eau doit à son sel alcalin une action profonde sur les échanges organiques et la nutrition. Les bains sont des bains d'eau carbo-gazeuse plus ou moins chlorurée sodique.

EAUX FERRUGINEUSES. SOURCES. — Quatre, abondantes, dont deux, *Bonifacius* 7.5° et *Carola* 7.5° se trouvent à Tarasp et deux *Wyh* 8.7° et *Suotsass* 9.3° (inutilisée), à Schuls.

COMP. CHIM. — Le fer varie dans ces eaux de 17 à 45 milligrammes, l'acide carbonique, de 900 à 1230 centimètres cubes. Analyse de l'eau de *Bonifacius* : Minéralisation totale 5,1.

Bicarbonates de chaux, magnésie.......	3.2	
— de soude................	1.4	
— de fer....................	0.045	
Acide carbonique libre................	1184 cent. cubes.	

La source de *Wyh* alimente l'établissement de Schuls.

MODE D'EMPLOI. — Boisson, bains d'eau carbo-gazeuse, chauffés au moyen d'un tuyau de vapeur qu'on introduit temporairement dans la baignoire.

INDICATIONS. — *Eaux salines*. L'eau de *Lucius* a autant de sulfate de soude que Carlsbad (*Sprudel*), près de 4 fois plus de chlorure de sodium et 3 fois plus de bicarbonate de soude. Sa température très basse et sa richesse en acide carbonique l'éloignent de la source de Carlsbad et la rapprochent de celle de Marienbad ; mais on pare à ces inconvénients en chauffant le verre d'eau au bain-marie. Tarasp a l'avantage considérable d'un climat de montagne tonique et reconstituant.

Dyspepsies, catarrhe chronique de l'estomac, constipation chronique ; hémorroïdes, pléthore abdominale, engorgement du foie, calculs biliaires, engorgement de la rate. Goutte, gravelle. *Obésité*, surcharge graisseuse du cœur. Bronchite chronique. Diabète chez des sujets pléthoriques.

Eaux ferrugineuses. — Indications de ces eaux en général (voir page 44), mais il faut relever ce fait, qu'elles sont administrées dans un climat d'altitude moyenne, dans un air tonique pas trop excitant, conditions très favorables pour le traitement des sujets faibles et excitables. L'eau de *Bonifacius* convient en cas d'affections de l'estomac, vu ses éléments alcalins.

CONTRE-INDICATIONS. — Affections cardiaques, artériosclérose, tendance à la congestion cérébrale.

En résumé, Tarasp-Schuls est une station fort remarquable, qui peut jusqu'à un certain point remplacer les eaux de Bohême.

TRANSPORT. — L'eau de *Lucius* est transportée.

Teplitz-Schœnau (Autriche, Bohême).
Eaux thermales simples.

ITINÉRAIRE. — Station de ch. de fer, ligne d'Eger à Aussig. — ALTITUDE : 230 mètres. — SAISON : 1er mai au 1er octobre.

DESC. — Teplitz et le village de Schœnau, qui lui est annexé, sont placés dans une large vallée, entre les prolongements de l'Erzgebirge et du Mittelgebirge.

CLIMAT. — Doux.

ÉTABL. BALN. — Dix.

SOURCES. — Au nombre de onze ; température 28 a 49.3°. La source *Hauptquelle*, 49,3°, débite 599 mètres cubes par jour, la *Frauenbadquelle* 47.5°, 385 mètres cubes, la *Steinbadquelle* 38.2°, 385 mètres cubes. Teplitz possède les eaux les plus chaudes et les plus froides, Schœnau, les eaux de température moyenne.

PROP. PHYS. — Eau limpide, inodore, d'un goût fade.

COMP. CHIM. — Semblable pour toutes les sources ; eau de la *Hauptquelle* : Minéralisation totale 0,71.

Carbonate de soude.....................	0.51
Sulfates de potasse, chaux..............	0.07
Chlorure de sodium.....................	0.06

MODE D'EMPLOI. — Bains de baignoire, ou de piscines établies sur le griffon même des sources.

ACT. PHYSIOL. — Teplitz est un type d'eau thermale simple (acratotherme des Allemands) ; la haute thermalité des eaux leur donne un caractère stimulant, excitant, bien marqué.

INDICATIONS. — Rhumatisme articulaire et musculaire, hémiplégie suite de lésion centrale ; paralysies traumatiques, rhumatismales, toxiques ; paraplégies ; névralgies, sciatique. Affections chirurgicales, suites de traumatismes, raideurs articulaires, fistules, corps étrangers ; ulcères.

Thonon (France, Haute-Savoie).
Eau oligo-métallique froide.

ITINÉRAIRE. — Station de ch. de fer, ligne de Bellegarde à Évian, et débarcadère des bateaux à vapeur du lac Léman. — ALTITUDE : 430 mètres. — SAISON : 1er juin au 30 septembre.

DESC. — Ville de 5000 habitants, à 30 kilomètres à l'E. de Genève, sur le bord du lac, mais à 60 mètres environ au-dessus du niveau de l'eau, la rive étant escarpée en cet endroit. Situation agréable à l'entrée d'un golfe qui se creuse profondément du côté du S.

ÉTABL. BALN. — Hydrothérapie.

SOURCE. — Elle jaillit à 2 kilomètres de Thonon, où elle a été amenée.

COMP. CHIM. — Minéralisation totale 0,58.

Bicarbonate de chaux......................	0.29
— de magnésie...................	0.12
— de soude.....................	0.03
Acide carbonique libre..................	36 cent. cubes.

L'eau contient des substances organiques et résineuses empruntées peut-être à des résines fossiles.

INDICATIONS. — Eau faiblement alcaline, diurétique. Goutte, gravelle, affections catarrhales du système urinaire, utérin, intestinal, biliaire.

Tréport (Le) (France, Seine-Inférieure).
Bain de mer.

ITINÉRAIRE. — Station terminus du ch. de fer du Nord, par Beauvais.

DESC. — Plage de galets à l'embouchure de la Bresle. Lame forte. Station tonique, excitante.

ÉTABL. HYDROTHÉRAP.

A un kilomètre, se trouve le village de *Mers*, modeste bain de mer, plage de galets.

Trouville (France, Calvados).
Bain de mer.

ITINÉRAIRE. — Station du ch. de fer de l'Ouest.

DESC. — Bain et station d'été à l'embouchure de la Touques. Belle plage de sable. Lame forte. Climat moins rude que sur les côtes septentrionales. Établissement hydrothérapique. Bain excitant.

Uriage (France, Isère).
Eau hydrosulfurée chlorurée.

ITINÉRAIRE. — A 6 kilomètres (50 minutes en voiture) de la station de Gières, ligne de Grenoble à Chambéry. — ALTITUDE : 414 mètres. — SAISON : 15 mai au 15 octobre.

DESC. — Établissement et hôtels dans la vallée de Vaulnaveys qui se dirige du N. au S. pour déboucher à Vizille dans la vallée de la Romanche. On y parvient facilement depuis la vallée de l'Isère, par une belle route. Uriage est dominé par des collines boisées qui l'entourent presque de toutes parts ; le fond de la vallée, plat, est aménagé en parc et pelouses, entourés d'une allée-promenade.

CLIMAT. — En été, chaud au milieu du jour, avec fraîcheur du matin et du soir.

ÉTABL. BALN.

SOURCES. — Sulfurée chlorurée, 27° ; débit, 409 mètres cubes par jour.

PROP. PHYS. — Eau limpide, se troublant facilement à l'air en précipitant du soufre ; goût sulfureux et salin, odeur fortement hépatique.

COMP. CHIM. — Minéralisation totale 10,4.

Chlorure de sodium......................	6.0
— de potassium....................	0.4
Sulfate de chaux......................	1.52
— de magnésie....................	0.69
— de soude......................	1.18

Bicarbonate de soude...................... 0.55
Arséniate de soude........................ 0.0031
Hydrogène sulfuré libre................... 7,3 cent. c.

Il existe aussi une source ferrugineuse.

MODE D'EMPLOI. — Boisson, bains, douches, pulvérisations. Bains préparés avec de l'eau minérale pure ou mitigée par de l'eau douce. Douche et massage opérés dans la position horizontale sur des couchettes.

ACT. PHYSIOL. — A l'intérieur, l'eau, à faible dose, augmente l'appétit, constipe, stimule les fonctions digestives, augmente la diurèse et agit favorablement sur la nutrition A forte dose, elle est purgative. Les bains ont une action excitante et conviennent aux tempéraments lymphatiques, mous. Ils font naître parfois une poussée plus ou moins intense.

INDICATIONS. — La combinaison du soufre et du chlorure de sodium rend ces eaux très utiles dans le lymphatisme et spécialement dans la scrofule superficielle et profonde (enfants scrofuleux). *Affections cutanées :* eczéma, lichen, psoriasis, acné, furoncles, urticaire, scrofulides, lupus, herpès récidivant ; les cas les plus favorables sont ceux greffés sur la diathèse scrofuleuse. Rhumatismes, lésions articulaires rhumatismales. Affections de l'utérus ; évolution et ménopause difficiles. Syphilis (comme adjuvant du traitement mercuriel et comme traitement d'épreuve). A l'intérieur, états de pléthore abdominale, constipation chronique. Asthme nerveux (inhalations).

CONTRE-INDICATIONS. — Tempérament sanguin, congestif, éréthique, inflammations des organes digestifs ; affections cardiaques.

TRANSPORT. — L'eau est transportée.

Ussat (France, Ariège).
Eaux thermales simples.

ITINÉRAIRE. — Station du ch. de fer de Toulouse à Ax. — ALTITUDE : 428 mètres.

DESC. — Village dans une étroite vallée au pied de montagnes abruptes et nues.

ÉTABL. THERM.

Source. — Eau chaude, 31-41°, débit 820 mètres cubes par jour.

Comp. chim. — Minéralisation totale 1,27.

Carbonate de chaux........................	0.69
Sulfates de magnésie, soude, potasse, chaux.	0.43
Chlorure de magnésium.....................	0.04

Mode d'emploi. — Bains à eau courante, dans des baignoires, à la température de 36 à 31.5°.

Indications. — Bains ayant un caractère sédatif bien marqué. Affections de l'utérus et de ses annexes dans la période sub-inflammatoire, avec névralgies et troubles nerveux généraux ; métrite subaiguë. Névroses irritables ou convulsives ; hystérie, chorée, névralgies, sciatique. Rhumatisme chronique.

Vals (France, Ardèche).
Eaux bicarbonatées sodiques.

Itinéraire. — Station de ch. de fer, ligne de Vogué à Nieigles, embranchement du Teil. — Altitude : 243 mètres. — Saison : 15 mai au 15 octobre.

Desc. — Bourg situé entre deux coteaux élevés, dans la vallée étroite de la Volane, torrent parfois assez considérable. Il y a peu de promenades dans les environs immédiats, mais en revanche de nombreuses et fort belles excursions.

Climat. — Doux, la vallée, qui s'ouvre au midi, étant protégée contre les vents de trois côtés ; la chaleur est forte en été.

Établ. baln. — Deux.

Sources. — Très nombreuses (plus de 80); il suffit d'un sondage peu profond pour trouver de l'eau minérale. Toutes les sources sont froides, 13-16°, très gazeuses ; leur teneur en bicarbonate de soude varie de quelques décigrammes à 7 grammes. Citons les plus connues d'entre elles : *Marquise, Souveraine, Magdeleine, Saint-Jean, Précieuse, Vivaraises* n° 1 à 9, etc.

Prop. phys. — Eaux limpides, mousseuses, d'un goût piquant, masquant le goût alcalin.

Comp. chim. — Trois groupes de sources :

1° *Eaux bicarbonatées sodiques*, dont quelques-unes (p. ex. *Précieuse*, *Désirée*) sont aussi bicarbonatées magnésiennes et laxatives. D'autres contiennent du bicarbonate de lithine (*Chloé* 22 milligr., *Marquise* 33, *Souveraine*, 42). Analyse sommaire de la *Marquise* : Minéralisation totale 8,6.

Bicarbonate de soude......................	7.1
— de chaux, magnésie...........	0.3
— de lithine.....................	0.033
— de fer	0.015
Sulfate de soude......................	0.95
Acide carbonique libre....................	1340 c. c.

2° *Eaux bicarbonatées ferrugineuses*, par exemple *Vivaraise* n° 1 (56 milligr. de sel de fer), *Rigolette* (24 milligr.).

3° *Eaux ferrugineuses sulfatées arsenicales*, sans bicarbonate de soude (*Dominique, Saint-Louis*), très faiblement minéralisées. Analyse de *Saint-Louis* : Minéralisation totale 0,42.

Sulfate de fer........................	0.04
— de soude, chaux, potasse..........	0.18
Arséniates..........................	0.001

La source *Dominique* contient 3 milligrammes d'arséniate de fer.

MODE D'EMPLOI. — Boisson, bains ; bains et douches d'acide carbonique.

ACT. PHYSIOL. — A l'intérieur, l'eau a par son acide carbonique une action excitante, qui peut aller jusqu'à l'ébriété : elle augmente l'appétit, excite les fonctions de l'estomac et du tube digestif; elle est diurétique, l'urine devient neutre ou alcaline. Les eaux les plus ferrugineuses ont une action tonique et reconstituante. La basse température et la richesse en acide carbonique caractérisent ces eaux vis-à-vis de celles de Vichy.

INDICATIONS. — Affections du tube digestif et de ses annexes, des voies urinaires, diabète (voir *Vichy*). Vals possède de bonnes eaux faibles en bicarbonate sodique, ce qui est souvent fort avantageux pour les estomacs délicats qui ne supportent pas un titre trop fort de ce sel.

Les eaux ferrugineuses arsenicales sont indiquées dans la fièvre intermittente, le paludisme, la chlorose, l'anémie, les affections arthritiques de la peau, le psoriasis, la faiblesse d'une façon générale.

CONTRE-INDICATIONS. — Tendance à la congestion, affections cardiaques.

TRANSPORT. — Eaux transportées sur une grande échelle.

Vernet (Le) (France, Pyrénées-Orientales).
Eaux sulfurées sodiques chaudes.

ITINÉRAIRE. — A 12 kilomètres (1 h. 35 m. en voiture) de Prades, station terminus du ch. de fer venant de Perpignan. — ALTITUDE: 629 mètres. — SAISON: Toute l'année.

DESC. — Village dans une vallée couverte de prairies et plantée de châtaigniers, au pied du versant N. du Canigou.

CLIMAT. — La vallée est ouverte du côté du N., et es exposée au mistral. Cependant le climat est doux, spécialement en hiver, les journées sont claires, les pluies rares.

ÉTABL. BAIN. — Deux, à une faible distance du village.

SOURCES. — Sulfurées sodiques chaudes, au nombre d'une dizaine. Source des *Anciens Thermes* 58°, *Élisa* 33°. Une source, de la *Comtesse*, est froide, 8°.

PROP. PHYS. — Eau limpide, onctueuse au toucher, ayant une odeur et une saveur hépatiques.

COMP. CHIM. — L'eau contient, suivant les sources, une quantité de sulfure de sodium qui s'élève à 42 milligrammes au maximum. Analyse de la source du *Torrent :*

Minéralisation totale 0,27.

Sulfure de sodium......................	0.042
Sulfite de soude.......................	0.045
Sulfates de soude, magnésie, chaux........	0.026
Carbonates alcalins....................	0.10
Matière organique.....................	abondante.

MODE D'EMPLOI. — Boisson, bains, douches, étuves (vaporarium à 44°, sur une source), inhalations. Hydrothérapie.

ACT. PHYSIOL. — Les eaux du Vernet, étant des sulfurées sulfitées ou dégénérées ont une action plus douce, moins excitante que celle des sulfurées sodiques pures.

INDICATIONS. — Affections catarrhales chroniques des voies respiratoires, bronchites, phtisie pulmonaire. Le Vernet a l'avantage d'offrir en hiver un climat doux et favorable pour le traitement de cette affection. (Il y existe un sanatorium dirigé par le Dr Sabourin.) Rhumatismes, dermatoses, syphilis.

Veulettes (Seine-Inférieure).
Bain de mer.

ITINÉRAIRE. — A 10 kilomètres de Cany, terminus de l'embranchement de Motteville, ligne de Paris au Havre.

DESC. — Plage de galets fort étendue.

Vichy (France, Allier).
Eaux bicarbonatées sodiques.

ITINÉRAIRE. — Station de chemin de fer, ligne de Saint-Germain-des-Fossés à Ambert. — ALTITUDE : 240 mètres. — SAISON : 15 mai au 30 septembre.

DESC. — Ville de 8500 hab., dans une plaine, sur la rive droite de l'Allier, qui décrit une courbe gracieuse. Charmant parc au bord de la rivière.

CLIMAT. — Tempéré, mais chaud en été; les mois de mai, juin et septembre seront préférables pour les malades qui craignent la chaleur.

ÉTABL. BALN. — Établissement modèle.

SOURCES. — Très nombreuses; il y en a dix à Vichy et huit dans le voisinage de cette ville. Les sources de Vichy même ont un débit de 570 mètres cubes par jour; elles sont froides ou chaudes. Noms, température, et titre de bicarbonate de soude des principales sources :

	Température.	Bicarbonate de soude	Acide carbonique.
Grande-Grille.........	42.5	4.8	460
Hôpital..............	31.7	5.0	520
Célestins	14.3	5.1	520
Mesdames	17.0	4.0	1000

On utilise aussi les eaux des sources *Puits Carré* 43.6°, *Puits Chomel* 43.6°, *Lucas* 28.5°, du *Parc* 22°, *Lardy* 23.7, *Hauterive* 15°. Voici le débit de quelques-unes d'entre elles : *Puits Carré* 240 mètres cubes par jour, *Grande-Grille* 96, *Célestins* 25, *Mesdames* 20, *Hauterive* 30.

PROP. PHYS. — Eau limpide, gazeuse, d'un goût alcalin plus ou moins masqué par l'acide carbonique, sans odeur.

COMP. CHIM. — Eau de la *Grande-Grille* : Minéralisation totale 7,0.

Bicarbonate de soude......................	4.8
— de potasse, magnésie, chaux....	1.08
Sulfate de soude..........................	0.20
Chlorure de calcium.......................	0.50
Arséniate de soude........................	0.002

La plupart des eaux de Vichy renferment 2 à 3 milligrammes d'arséniate de soude; les *Célestins*, 16 milligrammes de lithine; le bicarbonate de fer se trouve à la dose de 26 et 28 milligrammes dans les sources *Lardy* et *Mesdames*.

MODE D'EMPLOI. — Boisson, bains de baignoire et de piscine; lavages d'estomac; les bains sont préparés avec l'eau minérale mitigée par de l'eau douce ; bains et douches de gaz acide carbonique emprunté à la source Chomel. L'eau est bue à la dose de 3 à 4 verrées; on boit surtout la *Grande-Grille*, l'*Hôpital* et les *Célestins*. Hydrothérapie.

EAUX DES ENVIRONS DE VICHY. — Plusieurs sources, la plupart obtenues par un forage, dont les principales sont : *Mesdames* (voir ci-dessus), sur la route de Cusset à 2 kilomètres de Vichy, où elle est conduite; sources de *Saint-Yorre* (nombreux puits artésiens, 45°,8 de bicarbonate sodique), village à 7 kilomètres de Vichy ; sources de *Cusset*, à 3 kilomètres (voir ce nom). Toutes ces sources ont une composition analogue à celles de Vichy, mais sont plus ferrugineuses.

ACT. PHYSIOL. — L'eau augmente l'appétit, favorise la digestion ; elle constipe en général; rarement, elle est laxative ; elle a une action tonique et fortifiante. Certains sujets éprouvent les phénomènes de l'ivresse carbonique. La sueur, les urines, plus abondantes, deviennent neutres ou alcalines. Ces phénomènes sont l'expression de l'alcalinisation du sang ; on admet que l'alcalinité de ce fluide améliore les conditions de la nutrition, de l'assimilation, et d'autre part favorise la résorption, la résolution des exsudats dans les tissus. A la longue, on note l'amélioration de la nutrition, le relèvement des forces. L'action intime de ces eaux se fait sentir sur le vaste groupe des maladies de Bouchard par ralentissement de la nutrition. Moins ces eaux déterminent d'effets physiologiques appréciables, dit Durand-Fardel, plus leurs effets thérapeutiques sont tranchés.

INDICATIONS GÉNÉRALES. — La variété de température de ces eaux permet de les adapter sur place aux différentes constitutions des malades, ce qui n'est guère possible avec les eaux transportées. L'eau de l'*Hôpital* convient aux estomacs délicats ; moins excitante que la *Grande-Grille* ou les *Célestins*, elle s'applique aussi aux affections relevant de ces sources mais présentant un caractère d'inflammation, d'excitabilité (Durand-Fardel). Les sources ferrugineuses *Lardy*, *Mesdames*, s'adressent aux malades affaiblis anémiés, la source *Chomel* aux affections des voies respiratoires. Les *Célestins* ont une application classique dans la gravelle, l'uricémie, les maladies de l'appareil urinaire, mais en même temps, dit Durand-Fardel, ils favorisent les congestions actives vers la tête, et c'est à tort qu'on les considère comme particulièrement applicables aux goutteux. La *Grande-Grille*, très chaude, très minéralisée, très active, a une spécialisation particulière dans les affections du foie. L'appropriation de ces sources est moins en rapport avec les maladies elles-mêmes qu'avec les conditions générales de la constitution des malades et particulières de l'appareil digestif (Durand-Fardel).

INDICATIONS SPÉCIALES. — Dyspepsies : atonique avec dilatation de l'estomac (lavage), alcoolique, arthritique, goutteuse. Gastralgie par accès francs, dans la période de repos entre ces accès. Engorgements, congestions du foie, alcooliques, paludéens, des pays chauds, de la lithiase biliaire. Coliques hépatiques. En général, la cure de

Vichy fait naître des coliques hépatiques pendant le traitement ou immédiatement après. Ictère catarrhal. Débuts de la cirrhose. Goutte franche, dans la période d'accalmie entre les accès. Arthritisme, obésité, diabète, les diabétiques gras avant tout. Gravelle urique. Cachexie des pays chauds, suite d'affections du tube digestif, du foie. Les eaux ferrugineuses sont utiles dans l'anémie, la chloro-anémie.

CONTRE-INDICATIONS. — Affections inflammatoires aiguës ou poussées aiguës dans une affection chronique. Gastralgie avec douleur permanente, habituelle ; affections organiques de l'estomac, du foie ; foie cardiaque ; gravelle avec rétention, pyélite, douleur permanente ; goutte avec complication ou cachexie ; diabète maigre, avec azoturie, cachexie diabétique ; albuminurie chez les diabétiques, les goutteux (en revanche, elle est plutôt une indication dans la dilatation de l'estomac, le paludisme, (Souligoux). En général, formes cachectiques des affections qui constituent les meilleures indications des eaux de Vichy. La cure ne doit pas être commencée pendant les périodes de crises douloureuses, goutteuses, hépatiques, mais bien quelque temps après leur fin.

TRANSPORT. — On transporte ces eaux en grande quantité (*Célestins, Hauterive, Grande-Grille, Hôpital*, etc.; les deux premières se conservent le mieux).

Vic-le-Comte ou Saint-Maurice (France, Puy-de-Dôme).

Eaux bicarbonatées chlorurées sodiques.

ITINÉRAIRE. — Station du ch. de fer de Clermont-Ferrand à Issoire (à 5 kilomètres de la gare, omnibus). — SAISON : 10 juin au 30 septembre.

DESC. — Village sur la rive droite de l'Allier, à 51 kilomètres au S. de Clermont.

ÉTABL. BALN.

SOURCES. — Plusieurs sources ; la plus importante est celle de *Sainte-Marguerite*, 32.8°.

PROP. PHYS. — Eau limpide, d'un goût salé et ferrugineux, rendu piquant par l'acide carbonique.

COMP. CHIM. — Minéralisation totale 6,7.

Bicarbonate de soude		2.9
—	de chaux, magnésie	1.2
—	de fer	0.049
Chlorure de sodium		2.0
Sulfate de soude		0.20

MODE D'EMPLOI. — En boisson et en bains.

INDICATIONS. — Celles des eaux bicarbonatées chlorurées (voir *Royat*).

TRANSPORT. — Ces eaux sont transportées.

Vic-sur-Cère (France, Cantal).
Eaux bicarbonatées chlorurées ferrugineuses.

ITINÉRAIRE. — Station de ch. de fer, ligne d'Aurillac à Neussargue. — ALTITUDE : 670 mètres. — SAISON : 15 juin au 15 septembre.

DESC. — Établissement balnéaire à 1 kilomètre du village, utilisant quatre sources froides ferrugineuses 12.?

COMP. CHIM. — Minéralisation totale 5,5.

Bicarbonate de soude		1.8
—	de chaux, magnésie	1.2
—	de fer	0.03
Chlorure de sodium		1.2
Sulfate de soude		0.8
Arséniate de soude		0.008
Acide carbonique libre		766 c. c.

INDICATIONS. — Eaux intéressantes par la présence simultanée du bicarbonate et du chlorure sodiques et du fer; elles sont à la fois modificatrices, altérantes, et reconstituantes.

Chloro-anémie, faiblesse, convalescence, dyspepsies gastralgie; paludisme; affections du foie et des intestins goutte, gravelle.

TRANSPORT. — Ces eaux sont transportées.

Victoria (Hongrie, comitat de Budapest).
Eau sulfatée magnésienne.

DESC. — Cette eau purgative est recueillie dans des puits, dans la plaine au S. de Bude.

COMP. CHIM.

Sulfate de magnésie......................	32.3
— de soude	29.9
— de chaux......................	1.6

TRANSPORT. — Cette eau est transportée seulement.

Villacabras (Espagne, province de Madrid).
Eau sulfatée sodique.

ITINÉRAIRE. — A quelque distance du village de Cieuzpozuela, station de ch. de fer, ligne de Madrid à Aranjuez.

SOURCES. — Deux sources, *Augustin, Joaquin* (débit 1700 litres en 24 heures), jaillissent d'un terrain gypseux, au fond d'un ravin inculte.

COMP. CHIM. — Minéralisation totale 126,0.

Sulfate de soude......................	122.0
— de magnésie......................	0.98
— de chaux......................	2.0
Chlorure de sodium..	0.9

INDICATIONS. — Cette eau est purgative sous un petit volume.

TRANSPORT. — Eau transportée seulement.

Villers-sur-Mer (France, Calvados).
Bain de mer.

ITINÉRAIRE. — Station de ch. de fer, ligne de Dives à Trouville.

DESC. — Protégée par des collines contre les vents violents de l'O. Belle plage de sable ; la mer y présente des courants contre lesquels il faut être en garde. Agréables promenades dans les environs.

Villerville (France, Calvados).
Bain de mer.

ITINÉRAIRE. — A 6 kilomètres de Trouville, omnibus.

DESC. — Village sur une falaise. Plage de sable et de galets. Séjour modeste et tranquille.

Vittel (France, Vosges).

Eau sulfatée calcique et eau sulfatée calcique et magnésienne.

ITINÉRAIRE. — Station de ch. de fer, embranchement de Chalindrey, ligne de Paris à Belfort. — ALTITUDE : 336 mètres. — SAISON : 25 mai au 25 septembre.

DESC. — Village dans la vallée du Vair, sur le versant septentrional des Monts Faucilles, à 3 kilomètres de Contrexéville.

CLIMAT. — Tempéré, variable.

ÉTABL. BALN. — A peu de distance du village.

SOURCES. — Plusieurs sources froides, 11.2° ; on en utilise quatre : *Grande Source* (débit, 428 m. cubes par jour), *Source Salée* (débit, 129 m. cubes), des *Demoiselles*, *Marie*. Les plus employées sont les deux premières.

PROP. PHYS. — Eau limpide, sans odeur, d'une saveur légèrement atramentaire ou salée.

COMP. CHIM. — Minéralisation totale : *Grande Source*, 1,7, *Source Salée*, 2,9.

	Grande Source.	Source Salée.
Sulfate de chaux...........	0.44	1.42
— de magnésie.........	0.43	0.82
— de soude...........	0.33	»
Bicarbonates de chaux, magnésie	0.25	0.31
Chlorures de sodium, magnésium	0.22	0.01
Acide carbonique libre......	100 c.c.	(total) 140 c.c.

L'eau des *Demoiselles* contient 4 centigrammes de bicarbonate de fer.

MODE D'EMPLOI. — Boisson, bains, douches. Hydrothérapie. L'eau de la *Grande Source* est absorbée à forte dose.

ACT. PHYSIOL. — Cette dernière eau est alcaline ; elle augmente l'appétit, stimule la digestion, elle est diurétique et augmente la production de l'acide urique. L'eau de la *Source Salée* est franchement purgative, elle amène des selles sans coliques ; elle est diurétique.

INDICATIONS. — *Grande Source* : Spécialement, affections dépendant de l'arthritisme, de l'uricémie. Gravelle urinaire de quelque genre qu'elle soit, goutte à tendance anémique, à manifestations articulaires; dyspepsie; diabète, albuminurie; affections des voies urinaires, catarrhe de la vessie, prostatite.

Source Salée : constipation chronique, calculs biliaires, hyperémie et engorgement du foie et de la rate, pléthore abdominale.

L'anémie et la chlorose sont traitées par l'eau des *Demoiselles*.

TRANSPORT. — Ces eaux sont transportées.

Weissenbourg (Suisse, canton de Berne).
Eau sulfatée calcique.

ITINÉRAIRE. — A 3 h. 1/2 en voiture de Thoune, station d'une ligne de ch. de fer venant de Berne. — ALTITUDE : 874 mètres. — SAISON : 15 mai au 30 septembre.

DESC. — Deux établissements balnéaires perdus dans la verdure et les forêts d'un vallon très étroit qui débouche dans la belle vallée du Simmenthal. Les Anciens Bains sont placés dans une partie de la gorge si étroite qu'ils occupent tout l'espace laissé libre entre un torrent impétueux et les parois de la montagne. Les Nouveaux Bains, situés plus bas que les Anciens, se trouvent dans une région élargie de la vallée et jouissent pleinement de la lumière et du soleil.

CLIMAT. — Tempéré, variable; air très calme, humide, pur, imprégné des émanations aromatiques des forêts qui touchent l'établissement. Action sédative et douce sur les organes respiratoires.

ÉTABL. BALN.

SOURCES. — Eau sulfatée calcique, subthermale, 26°; débit : 42 litres à la minute.

PROP. PHYS. — Limpide, sans odeur, sans gaz, l'eau n'a presque pas de goût.

COMP. CHIM. — Minéralisation totale 1,39.

Sulfate de chaux..........................	0.95
— de magnésie, soude, potasse........	0.33
Carbonates de chaux, magnésie..........	0 06

Mode d'emploi. — Boisson surtout, en doses progressivement augmentées jusqu'à 600-800 grammes.

Act. physiol. — Eau très diurétique, constipant au début et produisant parfois de la pesanteur de tête, de l'abattement ; au bout de quelques jours, elle purge.

Indications. — Weissenbourg est en outre un établissement spécialement destiné aux affections des voies respiratoires, où les malades sont tenus sous une surveillance médicale pour ce qui concerne leurs repas, promenades, etc. Laryngite chronique, bronchite chronique, reliquats d'inflammations pulmonaires, de broncho-pneumonies. Tuberculose pulmonaire à forme excitable, congestive, éréthique, surtout les lésions du début, bronchite suspecte du sommet, infiltrations. Sous l'influence des eaux et du climat, il se produit un mouvement fluxionnaire vers les régions malades, suivi d'une amélioration notable. Épanchements pleurétiques chroniques séreux, suites d'une affection aiguë (résultats souvent excellents.)

Contre-indications. — Phtisie à forme aiguë, ou phtisie chronique dans une période fébrile ou avec hémoptysie. Épanchement pleurétique manifestation de l'anasarque.

Transport. — Cette eau est transportée.

Wiesbaden (Prusse, province de Hesse-Nassau).
Eaux chlorurées sodiques chaudes.

Itinéraire. — Station de ch. de fer, ligne de Francfort à Coblence par la rive droite du Rhin. — Altitude : 117 mètres. — Saison : Toute l'année, surtout d'avril à octobre.

Desc. — Ville de 55 000 hab. ; situation très agréable dans une vallée du versant méridional du Taunus, entourée de collines qui atténuent la violence des vents.

Climat. — En été, la température est peu variable, les jours clairs nombreux, la chaleur forte. Climat doux en hiver aussi ; beaucoup de malades y séjournent en cette saison.

Établ. baln. — Nombreux.

Sources. — Vingt-trois sources ayant toutes, sauf une, une température élevée (entre 35 et 68.7°) et un débit total de 1me,4 à la minute. Les principales sont le *Kochbrunnen*, 67.7°, qui jaillit en bouillonnant, l'*Adler-quelle* 62.5°, la *Spiegelquelle* 66.1° etc.

Prop. phys. — Eau limpide, d'un goût salé faible.

Comp. chim. — Eau chlorurée faible. Analyse du *Koch-brunnen* : Minéralisation totale 8,2.

Chlorure de sodium.....................	6.8
— de potassium, magnésium, cal-cium	0.8
— de lithium....................	0.0001
Carbonates de chaux, magnésie.........	0.42
Acide carbonique libre...............	200 cent. cubes

Mode d'emploi. — Bains, douches, boisson. Hydrothé-rapie.

Act. physiol. — A l'intérieur, à faible dose, l'eau a une action stimulante sur les sécrétions des muqueuses ; elle est diurétique, le chiffre des chlorures de l'urine et de l'urée augmente. L'eau est aussi diaphorétique. Refroidie, cette eau devient laxative, et à la dose de 0,7 à 1 litre, elle purge. Le poids du corps diminue à la longue par disparition de la graisse. Les bains doivent à leur tem-pérature élevée une action excitante, résolutive, favo-rable pour la disparition des exsudats, engorgements, etc.

Indications. — *Usage interne.* L'eau modifie l'état gé-néral du malade en même temps qu'elle exerce une action tonique. Affections catarrhales des diverses mu-queuses, respiratoire, gastrique, intestinale ; congestion et engorgement du foie, pléthore abdominale. Scrofule, goutte. Cystite. *Bains :* rhumatisme articulaire chronique, déformant ; goutte, paralysies et névralgies, sciatique. Scrofule et affections chirurgicales. La goutte atonique, le rhumatisme chronique forment le principal contingent des affections soignées à Wiesbaden.

Contre-indications. — Affections cardiaques, tendance à la congestion cérébrale.

Transport. — Cette eau est transportée.

Wildbad (Wurtemberg, cercle de la Forêt-Noire).
Eaux thermales simples.

ITINÉRAIRE. — Station de ch. de fer, embranchement de Pforzheim, ligne de Carlsruhe à Stuttgart. — ALTITUDE : 430 mètres. — SAISON : 1er mai au 30 septembre.

DESC. — Petite ville dans la partie septentrionale de la chaîne de la Forêt-Noire, dans la vallée étroite et pittoresque de l'Enz; les maisons sont échelonnées le long des rives ce torrent. Environs pittoresques, forêts dans le voisinage, nombreuses excursions.

CLIMAT. — Tempéré, vents rares; air pur, mais il doit à l'altitude, au voisinage des forêts et du ruisseau une certaine âpreté et humidité, surtout le soir et le matin.

ÉTABL. BALN. — Trois.

SOURCES. — Nombreuses, avec un débit total de 1200 mètres cubes par jour; température 32-37°. Principales sources : *Trinkquelle, Hauptquelle.*

PROPR. PHYS. — Eau limpide, sans saveur ni odeur.

COMP. CHIM. — Source *Trinkquelle* : Minéralisation totale 0,56.

Chlorure de sodium	0.25
Sulfate de soude..........................	0.04
Bicarbonates de chaux, soude..............	0.19

MODE D'EMPLOI. — En bains surtout. La plupart des bains se prennent dans des piscines à eau courante, au fond desquelles jaillissent les griffons.

ACT. PHYSIOL. — Ces bains ont sur le système nerveux une influence tonique et reconstituante, ils redonnent des forces aux épuisés, aux vieillards, etc.

INDICATIONS. — Avant tout, affections nerveuses, névralgies, paralysies (paraplégies notamment) rhumatismales, traumatiques ou conséquences d'exsudats; hémiplégies anciennes, névroses, hystérie, hypocondrie. Rhumatismes, déformations et raideurs articulaires rhumatismales; affections chirurgicales. Enfin les propriétés vivifiantes de ces eaux y conduisent (nombre de sujets fatigués, usés par l'âge, l'abus du travail ou des plaisirs, impuissants.

Wildegg (Suisse, canton d'Argovie).
Eau chlorurée sodique bromo-iodurée.

DESC. — L'eau de Wildegg jaillit par un forage artésien à 4 kilomètres au sud de *Schinznach* (voir ce nom).

SOURCE. COMP. CHIM. — Elle a un débit de 200 litres par jour, à 11.6°. Analyse sommaire : Minéralisation totale 14,3.

Chlorure de sodium......................	10.0
— de magnésium................	1.6
— de calcium....................	0.25
Sulfate de chaux.......................	1.8
Iodure de sodium.......................	0.028
Bromure de sodium.....................	0.013

D'après une autre analyse, l'eau contiendrait 3 centigrammes d'iode et 8 milligrammes de brome.

MODE D'EMPLOI. — Cette eau, qui est fort employée aux bains de Schinznach, est bue à la dose de 2 à 3 verrées (adultes), ou 3-4 cuillerées à bouche (enfants).

INDICATIONS. — Scrofule, ozène, induration non scrofuleuse des organes glandulaires ; goitre, affections osseuses, carie, syphilis secondaire et tertiaire ; affections de la peau.

TRANSPORT. — Cette eau est transportée.

TROISIÈME PARTIE

APPLICATIONS THÉRAPEUTIQUES DES EAUX MINÉRALES ET DE L'HYDROTHÉRAPIE.

Albuminurie.

Symptôme d'affections de divers genres. Si elle se complique d'anémie, de faiblesse, eaux ferrugineuses ; d'anorexie, de dyspepsie, *Royat*. Au début d'une albuminurie, les bains chauds prolongés si possible, et suivis de sudation. On utilisera aussi les bains de vapeur, d'air chaud, de sable, dans la mesure où l'effet énergique de ces bains sur la circulation permettra de les conseiller. Hydrothérapie, sudations à la lampe, suivies de frictions froides, du drap mouillé ou de douches tempérées ; douches écossaises.

Anémie, chlorose.

ANÉMIE POST-HÉMORRAGIQUE ET ANÉMIE GLOBULAIRE OU CHLOROSE. — L'administration du fer par les eaux minérales est un puissant moyen de reconstitution du sang. On emploie en général les eaux ferrugineuses bicarbonatées, chargées d'acide carbonique, telles que celles de *Bussang, Lamalou, Montrond, Renlaigue, Orezza, Spa, Saint-Moritz, Pyrmont, Schwalbach*, dont quelques-unes ont l'avantage de pouvoir être employées en bains d'eau carbo-gazeuse.

Si l'estomac ne supporte pas l'acide carbonique dont ces eaux sont chargées, ou leur basse température, on prescrira les eaux de *La Bauche, Forges, Luxeuil, Rennes*.

ANÉMIES POST-HÉMORRAGIQUES. — Quand l'hémorragie provient d'hémorroïdes ou d'affections utérines : eaux ferrugineuses contenant du sulfate de soude, ou du chlorure de magnésium, laxatives, *Franzensbad, Marienbad* ou du chlorure de sodium : *Châtel-Guyon, Kissingen, Hombourg.*

ANÉMIES REBELLES. — Eaux arsenicales, *La Bourboule,* ferro-arsenicales, *Vals* (Saint-Louis et Dominique), *Levico, Roncegno.* Ces dernières, fortement sulfatées et astringentes, conviennent dans les anémies compliquées de diarrhée chronique. Eaux ferrugineuses jaillissant à une altitude élevée, comme celle de *Saint-Moritz,* le climat d'altitude ayant par lui-même une action globuligène efficace.

ANÉMIE LIÉE AU LYMPHATISME ET A LA SCROFULE. — Eaux chlorurées sodiques, bains de mer, eaux chlorurées soques gazeuses (*Nauheim, Salins-Moutiers*), chlorurées arsenicales, *La Bourboule.* Les bains de mer seront réservés aux sujets assez forts pour réagir vis-à-vis du bain froid, de la lame et du climat maritime, surtout s'il s'agit des plages du nord de la France ; celles du centre et du midi ont des propriétés moins excitantes, et conviendront aux sujets délicats, éréthiques.

ANÉMIE AVEC CATARRHE CHRONIQUE DE L'ESTOMAC ET DE L'INTESTIN. — Eaux à la fois chlorurées et ferrugineuses, *Châtel-Guyon, Kissingen, Soden, Hombourg.*

ANÉMIE SUCCÉDANT AUX HÉMORRAGIES GASTRIQUES (ulcère rond). — Éviter les eaux ferrugineuses au commencement, et s'adresser aux eaux alcalines de *Vichy* ou de *Carlsbad ;* plus tard seulement essayer les eaux ferrugineuses.

ANÉMIE AVEC DYSPEPSIE, GASTRALGIES. — *Pougues, Vichy, Vals* ou *Royat, Ems.*

Les jeunes filles atteintes de chloro-anémie, à tempérament mou et lymphatique, et réclamant une stimulation énergique, seront dirigées sur *Saint-Moritz* ou sur des stations où elles pourront prendre des bains d'eau carbo-gazeuse, *Châteauneuf, Châtel-Guyon, Lamalou, Spa, Marienbad.*

Les chloro-anémiques à système nerveux très excitable choisiront les eaux thermales simples dans un climat et une altitude favorables à leur état nerveux : *Bigorre, Bagnoles, Luxeuil, Néris, Plombières, Ragatz, Gastein, Schlangenbad, Wildbad,* etc.

Les eaux sulfurées sodiques des Pyrénées sont efficaces dans les chloroses des lymphatiques ou liées à la suppression ou à l'irrégularité des règles (Astrié) : *Ax, Luchon, le Vernet, Eaux-Chaudes, Cauterets, la Preste, Molitg,* etc. Il faut, pour plusieurs de ces eaux, faire une large part au facteur *climat d'altitude. Saint-Sauveur* et *Barzun-Barèges* conviennent aux femmes nerveuses.

Les chlorotiques à menstruation profuse prendront les bains de boue tourbeuse de *Spa, Franzensbad, Marienbad,* ou boiront les eaux ferrugineuses sulfatées.

L'hydrothérapie froide est à sa place chez les malades qui ont assez de vitalité pour faire une réaction normale ; les douches écossaises pourront être employées chez les sujets moins robustes ou comme préparation aux douches froides. Drap mouillé. Bains de siège, pédiluves, dans le cas d'anomalies menstruelles. Combinée avec l'administration interne des eaux ferrugineuses, l'hydrothérapie a une action très énergique.

Les eaux ferrugineuses peuvent enfin être prescrites avec avantage dans les anémies des cardiaques, des tuberculeux.

Asthme nerveux.

L'asthme nerveux pur, cette névrose indépendante de la bronchite chronique, trouve du soulagement auprès des eaux sulfureuses où le malade fait des inhalations d'hydrogène sulfuré, *Allevard, Marlioz, Schinznach,* etc. Durand-Fardel fait remarquer que ces inhalations sont aussi des inhalations d'acide carbonique et d'azote. Inhalations et traitement général du *Mont-Dore* (Emond). Inhalations d'acide carbonique pur (*Saint-Alban, Royat, Saint-Nectaire,* etc.)

L'arsenic étant spécialement utile dans cette maladie quand elle est greffée sur une constitution herpétique, on a recommandé les eaux de la *Bourboule,* en boisson et inhalations, et les eaux arsenicales de *Levico, Roncegno.* Chez les asthmatiques goutteux, il faut avant tout traiter cette diathèse (voir *Goutte*). L'utilité de l'iodure de potassium a fait aussi proposer l'emploi des eaux iodurées, *Saxon, Heilbrunn,* etc.

Ataxie locomotrice.

Affection rebelle qui trouve cependant souvent une amélioration, un temps d'arrêt sous l'influence des cures hydrominérales. Le tabétique est très sensible aux procédés balnéaires ; il lui faut des bains très voisins du point d'indifférence thermique et courts ; il doit éviter toute cure forte et tout procédé violent. C'est la période initiale de l'ataxie qui a le plus de chances d'amélioration par les eaux minérales ; plus la période ataxique se prononce, moins le succès est probable.

Les eaux le plus en faveur pour le traitement du tabes sont avant tout les eaux carbo-gazeuses faibles de *Lamalou* (*Lamalou-le-Bas* surtout) ; puis les oligo-métalliques chaudes telles que *Néris* (qui calme les phénomènes douloureux, les douleurs fulgurantes, l'état d'éréthisme), *Plombières, Bains, Dax, Ragatz, Gastein, Wildbad, Schlangenbad*.

L'hypothèse de la nature syphilitique du tabes a fait conseiller les eaux sulfureuses d'*Aix-la-Chapelle* (avec traitement mercuriel).

Dans une période plus avancée, les eaux chlorurées sodiques seront d'autant plus utiles que les phénomènes d'excitation douloureuse auront fait place à une période plus calme : *Balaruc, Bourbon-Lancy, Bourbon-l'Archambault, Uriage, Gréoulx*. On vante aussi les eaux à la fois chlorurées sodiques et carbo-gazeuses (*Nauheim, Salins-Moutiers*).

L'hydrothérapie ne peut s'appliquer à l'ataxie qu'avec les plus grands ménagements et en usant des procédés les plus doux : lavages avec de l'eau tempérée, douches tempérées faibles, demi-bains de 23 à 28°, maillot humide ou compresses sur le tronc. On évitera tout procédé excitant, frictions, douches froides, bain froid.

Bronchite chronique.

Eaux alcalines chlorurées et eaux sulfurées.

Bronchite chronique à exacerbations aiguës, chez des sujets excitables, éréthiques, arthritiques, goutteux. *Royat, Mont-Dore, La Bourboule* (chlorurée arsenicale), *Ems, Weissenbourg* (sulfatée calcique). Les trois premières ont de l'arsenic, dans une proportion bien différente, il est vrai. On y pratique l'inhalation sur une large échelle. *La Bourboule* convient aux bronchitiques scrofuleux, lymphatiques, herpétiques. Le *Mont-Dore* doit à son altitude et à ses eaux oligo-métalliques un tout autre caractère; il convient aux catarrhes accidentels, aux catarrhes avec sécrétion profuse, aux bronchorrhées, au catarrhe des goutteux (Durand-Fardel). *Royat* est destiné aux sujets nerveux, arthritiques, *Weissenbourg* a un climat exceptionnellement sédatif et doux, dans une altitude moyenne; convient aux malades éréthiques.

Les eaux alcalines bicarbonatées sodiques sont utiles aussi dans la bronchite chronique.

Les eaux sulfurées sont véritablement électives des voies respiratoires et des maladies qui y ont leur siège (Durand-Fardel), mais elles ne sont à leur place que chez les sujets lymphatiques, scrofuleux, herpétiques, qui ont des catarrhes torpides, avec abondante sécrétion. En première ligne, les sulfurées sodiques des Pyrénées, *Cauterets, Eaux-Bonnes, Luchon, Ax, le Vernet, Amélie*, etc.; puis les eaux hydrosulfurées telles que *Enghien, Allevard, Pierrefonds, Saint-Honoré, Schinznach, Heustrich, Aix-la-Chapelle*, etc. De bonnes installations pour l'inhalation gazeuse ou la pulvérisation se trouvent dans toutes ces stations. Contre-indications de la médication sulfurée : tempérament excitable, éréthique, sanguin, goutteux.

Les eaux chlorurées sodiques faibles sont employées aussi dans le catarrhe chronique des bronches, spécialement chez les scrofuleux qui peuvent prendre avec avantage des bains chlorurés sodiques.

Enfin, certaines bronchites chroniques sont l'expression de la stase veineuse, conséquence de l'obésité avec pléthore abdominale. Ici, les eaux purgatives de *Marienbad, Tarasp, Brides, Châtel-Guyon* se montrent efficaces. On a conseillé aussi en pareil cas les eaux sulfureuses.

Cachexie paludéenne.

Eaux alcalines, *Vichy, Vals* (eaux alcalines ferrugineuses). S'il y a constipation, stase veineuse abdominale.

eaux purgatives de *Brides*, *Châtel-Guyon*, *Marienbad*, *Tarasp*.

Anémie paludéenne: eaux ferrugineuses et bains d'eau carbo-gazeuse, *Spa*, *Pyrmont*, *Schwalbach*, et spécialement *Saint-Moritz*; arsenicales, *La Bourboule*, *Levico*, *Roncegno*. Hydrothérapie (douches froides).

Cardiaques (affections).

Le traitement hydrominéral peut être fort utile; il faut seulement que les particularités spéciales du cas soient bien examinées, que le sujet ne soit pas trop âgé et que l'affection cardiaque ne soit pas entrée dans la phase d'asystolie, de compensation insuffisante ou de cachexie. Il est à désirer que l'on profite davantage qu'on ne le fait de la médication hydrominérale au début des affections valvulaires, quand les dépôts valvulaires sont encore jeunes, ou plus tard, quand l'hypertrophie de compensation ne se développe pas comme elle le devrait par suite de faiblesse générale.

HYPERTROPHIE ET DILATATION. — Dilatation produite par la stase veineuse dans le poumon ou les organes abdominaux : eaux purgatives, débarrassées, s'il le faut, de tout excès d'acide carbonique (Kisch), *Marienbad*, *Tarasp* *Brides*, *Châtel-Guyon*.

HYPERTROPHIE CARDIAQUE SUITE D'IRRITABILITÉ NERVEUSE JOINTE A UNE FAIBLESSE DU COEUR (*weakened heart*). — Bains carbo-gazeux simples *Châtel-Guyon*, *Châteauneuf*, *Saint-Alban*, *Royat*, etc., ou chlorurés sodiques (*Nauheim*, *Salins-Moutiers*).

LÉSIONS VALVULAIRES. — On emploie les bains chlorurés sodiques purs ou carbo-gazeux, dont on dose avec soin la teneur en gaz, les eaux thermales simples, les eaux sulfureuses chaudes. Quand la lésion est récente, on peut espérer la résorption des dépôts endocarditiques par l'emploi des eaux chlorurées, ainsi qu'on l'a observé à *Nauheim* (Schott). Il en est de même à *Dax*, *Bagnols*, *Aix-les-Bains*. Cette dernière station convient aux cardiaques qui ont sans cesse des récidives de rhumatisme.

Quand la maladie n'est plus dans la période de début, et que le malade est affaibli, anémique, que son système nerveux est épuisé, on emploie les bains d'eaux carbo-gazeuses simples. Ces eaux sont utiles aussi quand il se manifeste des troubles légers de la compensation.

SURCHARGE GRAISSEUSE DU CŒUR. — Même thérapeutique que l'obésité (voir ce mot). Les eaux purgatives de *Brides*, *Châtel-Guyon*, purgatives et alcalines de *Marienbad*, *Tarasp*, conviennent surtout aux sujets encore robustes. Chez les malades affaiblis, on préfère les eaux chlorurées purgatives de *Kissingen*, *Hombourg*. Enfin, les eaux alcalines pures, *Vichy*, *Vals*, peuvent être fort utiles.

PALPITATIONS NERVEUSES. — Elles se présentent souvent sans lésion organique, chez les anémiques, les chlorotiques, les hystériques, les sujets épuisés. Ailleurs elles sont sous l'influence d'une intoxication (tabac). Eaux ferrugineuses à l'intérieur, et en bains carbo-gazeux : *Saint-Moritz*, *Spa*, *Pyrmont*, *Schwalbach* ; bains carbo-gazeux de *Saint-Alban*, *Châteauneuf*, *Châtel-Guyon*, *Montrond*, etc.

Si les palpitations sont sous la dépendance d'un état de pléthore, on prescrit les eaux alcalines purgatives ou chlorurées sulfatées (*Marienbad*, *Tarasp*, *Brides*, *Châtel-Guyon*).

Dans la neurasthénie cardiaque, on ne saurait être assez prudent dans le choix d'un traitement balnéaire ; Eaux thermales simples, chlorurées sodiques faibles, chlorurées sodiques carbo-gazeuses mitigées ou débarrassées de leur gaz.

MALADIE DE BASEDOW. — Dans cette affection, l'état de chloro-anémie réclame souvent une médication hydro-minérale : eaux ferrugineuses avec bains carbo-gazeux. *Spa*, *Saint-Moritz*, *Pyrmont*, *Schwalbach*. Hydrothérapie, douche froide ou écossaise. Vu l'utilité du climat d'altitude, qui s'affirme chaque jour davantage, on conseillera l'hydrothérapie pratiquée dans les stations d'altitude : *Saint-Moritz* (1769 m.), *Rigi-Kaltbad* (1444 m.), *Louèche* (1411 m.), *Tarasp-Schuls* (1270 m.)

Catarrhe des voies urinaires et de la vessie.

Eaux alcalines, *Vichy*, *Vals* ou eaux faiblement alcalines, absorbées en grande quantité : *Contrexéville*, *Villet*,

Capvern, Pougues, La Presle, Evian. Les eaux sulfurées sodiques des Pyrénées ne sont indiquées que dans les cas sans inflammation, ni douleurs. Les eaux bicarbonatées sodiques fortes ne sont souvent pas supportées.

Ces dernières sont contre-indiquées aussi en cas d'urine neutre ou alcaline; les eaux calcaires et sulfatées calciques de *Contrexéville, Vittel*, ont l'avantage de rétablir en pareil cas l'acidité de l'urine.

S'il y a des symptômes d'irritation vésicale, de dysurie, eaux thermales simples, *Plombières, Lureuil, Dax*, etc.

S'il y a de la pléthore abdominale, de la congestion dans le petit bassin, des hémorroïdes, on prescrira les eaux purgatives alcalines ou chlorurées : *Brides, Châtel-Guyon, Aulus, Vittel (source Salée), Carlsbad, Marienbad, Tarasp*, etc.

Cystite du col : *Evian*.

Catarrhe de la vessie avec névralgie, névrose du col : *Néris, Evian*.

Dans le catarrhe de la vessie dépendant d'une affection générale, d'une diathèse, d'une névrose, l'hydrothérapie est souvent fort utile (Beni-Barde).

Chirurgicales (affections).

Affections chroniques des membres, des articulations, conséquence de luxations, fractures, traumatismes, plaies par armes à feu; ces affections revêtent la forme de contractures, ankyloses, raideurs articulaires, atrophies et paralysies, plaies, fistules, etc. En pareil cas, les eaux sulfureuses chaudes sont indiquées : *Barèges* (renommée ancienne pour la guérison des plaies par armes à feu), *Amélie, Luchon, Ax, Cauterets*. Eaux hydrosulfurées, *Aix-les-Bains, Baden*, etc. Eaux chlorurées sodiques, *Balaruc, Bourbonne, Bourbon-l'Archambault*. Eaux thermales de *Dax* et ses boues. Boues de *Saint-Amand, Barbotan, Acqui*.

Aix-les-Bains a acquis par la perfection de la douche et du massage une spécialité dans le traitement des raideurs articulaires, des suites de fracture, des arthrites chroniques. Les eaux thermales simples sont fort utiles aussi : *Plombières*, *Luxeuil*, *Bains*, *Aix-en-Provence*, *Ragatz*, *Teplitz*.

Chorée.

Le traitement hydrominéral de cette maladie s'adresse tantôt à l'hyperkinésie elle-même, tantôt à l'anémie, au rhumatisme, à la scrofule qui l'accompagnent.

Traitement de l'hyperkinésie : bains d'eaux thermales simples, les plus calmantes étant celles qui sont administrées à une température voisine du point d'indifférence : *Bagnoles*, *Luxeuil*, *Ussat*, *Aix*, *Evaux*, *Ragatz*, *Schlangenbad*, *Wildbad*. Bains d'eaux sulfatées calciques, *Bagnères-de-Bigorre*, *Louèche*. Eaux arsenicales à l'intérieur, *La Bourboule*, *Levico*, *Roncegno*.

Hydrothérapie : procédés calmants, bains et demi-bains tempérés, maillots humides, douches tempérées.

Anémie de la chorée, eaux ferrugineuses.

Chez les choréiques scrofuleux, les eaux chlorurées sodiques et les bains de mer (ces derniers spécialement conseillés dans la convalescence de la chorée).

Les choréiques rhumatisants seront dirigés sur une eau thermale sulfureuse, comme celles des Pyrénées, *Saint-Honoré*, *Aix-les-Bains*, *Baden* (Suisse), etc.

L'état du cœur chez le choréique donne, le cas échéant, d'importantes contre-indications ; mais on aura soin de ne pas confondre un souffle fonctionnel et anémique avec un souffle organique.

Constipation chronique.

Eaux sulfatées magnésiennes, *Miers*, *Montmirail*, *Carabaña*, *Villacabras*, *Huniady-Janos*, etc. Ces eaux sont surtout transportées. Les cures auprès des sources elles-mêmes se font principalement à *Marienbad*, *Tarasp* ; en France à *Brides*, *Châtel-Guyon*, *Aulus*. Les eaux chlorurées froides et carbo-gazeuses de *Kissingen*, *Hombourg* sont aussi fort efficaces. Si la constipation chronique se présente chez des anémiés débilités, bains carbo-gazeux ; chez des sujets nerveux, neurasthéniques, hystériques, bains chlorurés sodiques.

Dermatoses.

Acné. — Eaux alcalines, *Vichy*, *Royat*, *Ems*. Eaux thermales simples. Eaux sulfureuses en pulvérisation, vaporisation, *Luchon*, *Barèges*, *Ax*, *Schinznach*. Chez les scrofuleux, eaux chlorurées sodiques; chez les anémiques, eaux ferrugineuses.

Acné rosacée. — *Barèges*, *Bagnères-de-Bigorre*; *La Bourboule*. Chez les arthritiques, *Royat*, *Vichy*; chez les sujets constipés avec pléthore abdominale, *Brides*, *Châtel-Guyon*, *Marienbad*, *Tarasp*.

Eczéma. — L'eczéma aigu ne doit pas être soumis aux eaux minérales. Une fois les phénomènes d'acuité passés, on prescrira les eaux de *Saint-Gervais*, les eaux sulfurées douces de *Molitg*, *Saint-Sauveur* (Hardy). S'il existe du nervosisme, de l'irritation, du grattage, *Néris*, *Plombières*, *Luxeuil*, *Bagnoles*, *Ragatz*, *Gastein*, *Schlangenbad*, du rhumatisme, de l'arthritisme, *Royat*.

Plus tard, dans l'eczéma chronique, on prescrit les eaux sulfurées des Pyrénées : *Ax*, *Luchon*, *Cauterets*. *Barèges*, les sulfurées calciques, *Allevard*, *Enghien*, *Schinznach*, les sulfurées chlorurées, *Uriage*, *Aix-la-Chapelle*, *Acqui*, *Gréoulx*, enfin l'eau arsenicale de *La Bourboule*. Les sulfurées calciques sont plus excitantes pour la peau, plus énergiques que les sulfurées sodiques.

Eczéma scrofuleux, *La Bourboule*; eaux chlorurées sodiques, *Salins-Jura*. *Salins-Moutiers*, *Salies*, *Kreuznac...*, *Saint-Christau*. Eaux sulfurées sodiques.

Les eczémas secs chroniques et rebelles sont fort souvent améliorés par la cure de bains prolongés telle qu'on la pratique à *Louèche* (l'état aigu est une contre-indication formelle).

Eczéma des diabétiques, diabétides : *Royat*, *Vichy*, *La Bourboule*; des arthritiques, *Royat*.

Eczéma des ongles : *Louèche*.

D'une façon générale, *La Bourboule* convient à l'eczéma, sans doute par son arsenic; la guérison y serait la règle, d'après Nicolas.

Le bain de mer est contre-indiqué dans l'eczéma.

Furoncles. — Eaux sulfureuses fortes, à hydrogène sulfuré libre (propriétés microbicides) : *Enghien*, *Schinz-*

nach, *La Lenk*, *La Bourboule*. Chez les scrofuleux, eaux chlorurées sodiques, intus et extra ; chlorurées sulfureuses, *Uriage*, *Aix-la-Chapelle* ; chez les pléthoriques, les constipés, eaux purgatives, *Brides*, *Marienbad*, *Tarasp* : eaux sulfatées magnésiennes.

ICHTHYOSE. — Balnéation prolongée dans les eaux sulfureuses thermales, *Luchon* ; *Schlangenbad* (Hardy) ; eaux sulfatées calciques, *Louèche*.

IMPÉTIGO. — Arthritique : *Royat*, *Saint-Gervais* ; lymphatique : eaux sulfurées sodiques, *Barèges*, *Luchon*, *Ax* ; scrofuleux : eaux chlorurées sodiques, arsenicales. Impétigo chronique, *Louèche*.

LICHEN (Hardy). — Lichen agrius scrofuleux, *Uriage*, *La Bourboule*, *Luchon*, *Ax*, *Barèges*, *Aix-la-Chapelle* ; *Louèche* s'il est invétéré ; parfois *Salies-de-Béarn*, *Salins*, *Kreuznach*. Dans le lichen simple, eaux alcalines ; *Saint-Gervais*, *Royat*, *Bagnères-de-Bigorre* ; chez les sujets nerveux, *Néris*, *Ragatz*, *Schlangenbad*.

PITYRIASIS. — Arthritique, *Plombières*, *Royat* : lymphatique, scrofuleux, *Schinznach*, *Luchon*, *Ax*, *Saint-Honoré*, *Aix-la-Chapelle*. *Saint-Gervais* convient dans les cas où la peau est irritée facilement par l'action des topiques (Hardy).

PRURIGO. — Le prurit, point de départ initial, amène par le grattage des éruptions polymorphes pénibles et douloureuses. Eaux sédatives en première ligne : *Néris*, *Bagnères-de-Bigorre*, *Plombières*, *Ussat*, *Luxeuil*, *Bains*, *Ragatz*, *Gastein*, etc. Bains prolongés de *Louèche*. Eaux alcalines, *Royat*, *Mont-Dore*, *La Bourboule*.

PSORIASIS. — Maladie rebelle que le traitement hydrominéral nettoie pour un temps plus ou moins long. Traitement énergique : eaux sulfurées sodiques chaudes, *Barèges*, *Luchon*, *Ax* ; eaux thermales simples ; bains prolongés de *Louèche*. Eaux arsenicales : *La Bourboule*, *Levico*, *Roncegno*. Psoriasis lingual, *La Bourboule*, *Saint-Christau*.

URTICAIRE. — Chez les arthritiques, rhumatisants, dyspeptiques, *Vichy*, *Vals*, *Royat* ; chez les nerveux, *Néris*, *Plombières*, *Ussat*, *Bains*, *Ragatz*, *Schlangenbad*, *Gastein*. *Louèche* et *Lavey* ont aussi des succès.

Zona. — Eaux sédatives comme pour l'urticaire. Les névralgies rebelles du zona demandent souvent un traitement hydrominéral longtemps après la disparition des effervescences primitives.

Diabète.

La médication par les eaux alcalines a une importance de premier ordre : les eaux bicarbonatées sodiques diminuent et font même disparaître le sucre, non seulement pendant la cure, mais souvent aussi pendant une période plus ou moins longue après celle-ci. En outre, les autres manifestations du diabète s'amendent, le poids du corps s'élève. Ces résultats sont acquis par l'observation auprès des eaux alcalines, bien que des expériences faites dans les hôpitaux n'aient pas été aussi favorables à cette médication (influence des facteurs hygiéniques de la cure balnéaire). Ce sont donc les eaux de *Vichy* surtout, puis celles de *Vals*, *Carlsbad*, *Neuenahr* en Allemagne, qui sont recommandées aux diabétiques. La cure doit durer au minimum cinq semaines, au maximum huit (Kisch). Les eaux alcalines conviennent au diabète sans complications, au diabète gras chez des sujets encore en bon état de nutrition. Plus les diabétiques sont anémiques, cachectiques, plus ils doivent s'abstenir de la médication hydrominérale alcaline. *Carlsbad* convient par son sulfate de soude aux sujets atteints de constipation habituelle.

Dans le diabète avec tendance à l'anémie, eaux calcaires et gypseuses de *Contrexéville*, *Vittel*, *Capvern* ; conviennent tout spécialement aux sujets goutteux.

Diabète avec azoturie, amaigrissement, faiblesse, diabète scrofuleux, *La Bourboule*, *Royat*.

Périodes de début du diabète, avec phénomènes nerveux, amaigrissement : *Baden-Baden*.

Pour diminuer la soif et agir en même temps favorablement sur l'estomac, on fera prendre comme boisson ordinaire les eaux gazeuses simples ou faiblement bicarbonatées : *Condillac*, *Châteldon*, *Pougues*, *Renaison*, *Saint-Galmier*, *Sail-sous-Couzan*, *Giesshübl*, *Apollinaris*, etc.

On peut conseiller une cure d'eau ferrugineuse après

la cure alcaline, surtout si le diabétique a une tendance
à l'anémie : eaux ferrugineuses pures *Bussang, Forges,
Spa, Schwalbach*, eaux ferrugineuses sulfatées sodiques,
Franzensbad.

Les diabétiques affaiblis sont fortifiés par le climat
d'altitude ; ils trouvent à ce point de vue en Suisse trois
stations d'altitude différente, ayant chacune des eaux utiles
pour eux : *Passugg* (829 m.), eaux alcalines fortes et
ferrugineuses ; *Tarasp* (1200 m.), eaux alcalines sulfatées
sodiques et eaux ferrugineuses ; *Saint-Moritz* (1769 m.),
eaux ferrugineuses. Dans les trois, bains d'eau carbo-
gazeuse.

Le bain convient au diabétique ; à *Vichy*, à *Carlsbad*,
on donne des bains alcalins ; à *Spa, Marienbad, Franzensbad*, des bains de boue tourbeuse ferrugineuse,
moins diurétiques, d'après Kisch, que les bains ordinaires
et en même temps beaucoup plus fortifiants.

Les bains de mer ont été conseillés aux diabétiques
robustes, pouvant faire une bonne réaction. Il vaut
mieux s'en abstenir, vu les dangers de leur administration, le plus souvent irrationnelle, et se borner au séjour
au bord de la mer (Mœller).

L'hydrothérapie froide, sous forme de douche, peut
être employée dans le diabète sans complications organiques.

Diarrhée chronique.

Eaux alcalines, *Vichy* (boisson, bains) ; *Carlsbad* (eau
du *Sprudel* à petites doses). Eaux ferrugineuses bicarbonatées : *Bussang, Orezza, Spa, Pyrmont, Schwalbach*, et
surtout les sulfatées qui sont astringentes : *Auteuil,
Levico, Roncegno*. Eaux sulfatées calciques à petites
doses. *Plombières* a une réputation ancienne pour la guérison des diarrhées chroniques arthritiques, nerveuses,
paludéennes. Hydrothérapie, maillot sec ; maillot abdominal humide ; douche écossaise ; étuve.

Empoisonnements métalliques.

SATURNISME. — Eaux sulfureuses chaudes à l'intérieur
et en bains : *Aix-la-Chapelle, Aix-les-Bains, Baden*,

Schinznach. Inhalations d'eaux sulfureuses. Partant de l'idée que l'iodure de potassium est utile par sa base alcaline qui rend solubles les combinaisons insolubles du métal, Husemann a proposé de remplacer les eaux sulfureuses par les chlorurées sodiques à l'intérieur et en bains.

Eaux thermales simples (voir *Paralysie saturnine*).

Les eaux purgatives sulfatées sodiques et magnésiennes sont, d'après Leichtenstern, les meilleures à conseiller dans l'empoisonnement aigu, subaigu et même chronique : d'une part elles purgent, de l'autre, elles changent les sels de plomb, dans le tube digestif, en sulfures insolubles.

MERCURIALISME. — Il est parfois thérapeutique et conséquence du traitement antisyphilitique. Eaux sulfureuses, comme pour le saturnisme. L'élimination du mercure par l'urine sous l'influence de l'eau sulfureuse a été démontrée à *Aix-la-Chapelle* (Güntz). Les eaux sulfureuses sont doublement utiles si le sujet mercurialisé est syphilitique (voir *Syphilis*).

En second lieu, eaux thermales simples très chaudes : *Dax*, *Néris*, *Plombières*, *Luxeuil*, ou toniques par leur altitude, *Louèche*, *Bormio*, *Wildbad*, *Gastein*.

Dans le cas d'anémie prononcée, eaux ferrugineuses.

Hydrothérapie, sudations au maillot sec, étuve à la lampe ; frictions, douches chaudes, froides dans l'anémie cachectique.

Entéralgie.

Plombières et autres eaux thermales simples : *Mont-Dore*, *Néris*, *Bains*, *Ussat*, *Dax*, etc.

Hydrothérapie : applications chaudes et froides, maillot sec, étuve à la lampe, douche écossaise (Beni-Barde).

Estomac (affections de l').

DYSPEPSIE. — Dans la dyspepsie simple, dans la digestion difficile et laborieuse, il suffit souvent d'employer les eaux dites de table, c'est-à-dire fortement chargées d'acide carbonique : *Saint-Galmier*, *Renaison*, *Sail-sous-*

Couzan, Montrond, Saint-Pardoux, Châteldon, Condillac, etc.

Dyspepsie avec hyperchlorhydrie, avec sécrétion de mucus en quantité moyenne : eaux alcalines, *Vichy* en première ligne, dont les sources chaudes et fortement bicarbonatées sodiques sont sans égales; *Vals,* eaux froides, mais plus ferrugineuses et plus toniques parfois que Vichy, *Le Boulou, Passugg, Bilin, Neuenahr*; eaux bicarbonatées mixtes, *Pougues, Saint-Alban.* Pour les estomacs qui ne tolèrent pas l'acide carbonique, *Bagnoles-de-l'Orne, Alet, Evian.* Ces dernières eaux, ainsi que celle de *Pougues,* conviennent dans la dyspepsie douloureuse.

Dyspepsie acide avec production de beaucoup de mucus évacué par le vomissement ou ramené par la sonde : eaux bicarbonatées et chlorurées sodiques, *Ems, Royat, Saint-Nectaire, Vic-le-Comte, Vic-sur-Cère, Châtel-Guyon.* Eaux chlorurées sodiques, utiles aussi dans les cas où le suc gastrique est sécrété en faible quantité.

Quand le catarrhe gastrique est joint à l'obésité, à la pléthore abdominale, qu'il est une conséquence de la stase veineuse abdominale, l'indication des eaux purgatives alcalines est très claire : *Carlsbad,* la plus chaude et la moins purgative, *Franzensbad, Marienbad, Tarasp.* En France, ces eaux sont remplacées par *Châtel-Guyon, Brides, Miers* et aussi *Saint-Gervais, Aulus, Sermaize, Vittel* (Source Salée), *Saint-Nectaire.*

Dyspepsie atonique, avec peu de sécrétion du suc gastrique, constipation, pléthore abdominale : eaux chlorurées sodiques gazeuses telles que *Kissingen, Soden, Nauheim* ou, pour les estomacs délicats, les eaux plus faibles de *Wiesbaden, Baden-Baden.* En France, *Salins-Moûtiers.* Ces eaux salées sont aussi utilisées quand le sujet est scrofuleux, faible, atonique.

Dyspepsies où l'on craint les eaux alcalines fortes, ou compliquées de goutte, diabète, d'accidents du côté du système urinaire : eaux sulfatées calciques du groupe des Vosges, *Contrexéville, Vittel,* etc.

Les dyspepsies flatulentes sont souvent aussi nerveuses que gastriques, et c'est à tort, d'après Durand-

Fardel, que l'on prendrait les symptômes gastriques pour objectif du traitement; l'acide carbonique est nuisible, et c'est le traitement externe qui réussit mieux que le traitement interne : *Plombières, Luxeuil, Bourbon-Lancy, Ussat, Bagnères-de-Bigorre, Lamalou, Saint-Sauveur.*

S'il existe une dilatation considérable de l'estomac, il faut s'abstenir de faire boire de grandes quantités d'eaux minérales. On les emploie en revanche pour le lavage de l'estomac à eau courante à *Vichy, Châtel-Guyon.*

Le traitement balnéaire sera fait, suivant les cas, auprès des eaux thermales simples, chlorurées sodiques, carbo-gazeuses simples ou chlorurées. L'hydrothérapie met en œuvre ses maillots humides, ses compresses locales sur l'abdomen, ses frictions et affusions froides ; si le malade est anémique, les douches froides et le drap mouillé.

La dyspepsie jointe à l'anémie, à la chlorose exige d'ailleurs un traitement spécial : eaux ferrugineuses (souvent avec bains d'eau carbo-gazeuse), *Spa, Pyrmont, Schwalbach, Saint-Moritz, Tarasp* (pour ces deux stations, climat d'altitude). Si l'estomac ne supporte pas ces eaux ferrugineuses très gazeuses, on essayera celles de *La Bauche, Forges, Luxeuil, Bigorre.*

Il existe une dyspepsie nerveuse, où la digestion est troublée malgré l'état normal de l'estomac, dyspepsie neurasthénique, hystérique, hypocondriaque. Ici, il faut agir avant tout sur le système nerveux (voir *Neurasthénie*). Bains du *Mont-Dore, La Bourboule, Royat, Wildbad, Schlangenbad, Baden-Baden, Saint-Moritz.* Hydrothérapie.

Ewald résume comme suit l'application des eaux minérales : pour stimuler l'action gastrique, eaux chlorurées sodiques ; pour combattre l'hyperacidité et l'hypersécrétion, eaux alcalines, ou alcalines sulfatées ; celles-ci conviennent, de même que les eaux sulfatées magnésiennes, quand il y a constipation. Cependant ces eaux purgatives sont contre-indiquées quand la dyspepsie est jointe à un état de dépression nerveuse. En pareil cas, il faut s'en tenir aux chlorurées et aux alcalines, surtout aux alcalines ferrugineuses.

GASTRALGIE. — Si elle est caractérisée par des accès francs, elle guérit par les eaux de *Vichy*. Est-elle sub-continue ou permanente, Vichy est contre-indiqué et doit être remplacé par les bicarbonatées mixtes, *Saint-Alban*, *Pougues*, et surtout par le traitement balnéaire de *Néris*, *Plombières*, *Chaudesaigues*, *Bigorre* (Durand-Fardel). Eau de *Saint-Gervais* en *bains*.

ULCÈRE DE L'ESTOMAC. — Médication alcaline par les eaux chaudes, *Vichy* (Hôpital), *Neuenahr*, *Ems*, *Carlsbad* (Mühlbrunnen) : cette dernière eau a l'avantage d'être laxative.

Foie (affections du).

CALCULS BILIAIRES. — Appartenant à la famille des maladies arthritiques ou par ralentissement de la nutrition (Bouchard), ils relèvent de la médication bicarbonatée sodique. *Vichy* et *Carlsbad* ont la spécialité de cette affection. A *Vichy*, c'est la source de l'*Hôpital* qui est conseillée par Durand-Fardel, la *Grande-Grille* ayant le défaut de faire renaître les coliques hépatiques. A *Carlsbad*, on boit le *Schlossbrunnen*, puis le *Sprudel*. Les autres eaux alcalines pures, *Vals*, *Neuenahr*, *Ems*, ou purgatives, *Marienbad*, *Tarasp*, sont utiles aussi.

Quand l'irritabilité de l'appareil biliaire, la tendance à l'anémie font déconseiller les eaux bicarbonatées sodiques, on choisit les eaux de *Contrexéville*, *Vittel*, *Martigny*, *Sermaize*, *Pougues*.

DÉGÉNÉRESCENCE GRAISSEUSE DU FOIE. — *Carlsbad*. Si elle est accompagnée d'adiposité généralisée et de surcharge graisseuse du cœur, *Marienbad*.

HYPERÉMIE (ENGORGEMENT) DU FOIE.

Eaux alcalines bicarbonatées sodiques. L'engorgement provenant de dyspepsie, d'une alimentation trop abondante ou trop délicate trouvera un remède dans les eaux de *Vichy*, *Carlsbad*. *Vals* et autres bicarbonatées sodiques sont moins efficaces à cause de leur manque de thermalité. S'il existe de la constipation, de la pléthore abdominale, on prescrira les eaux de *Marienbad*, *Tarasp* ou celles de *Brides*, *Châtel-Guyon*, *Vittel*, *Kissingen*, *Hombourg*. Il faut parfois même s'adresser aux eaux purgatives magnésiennes, parmi lesquelles celle de *Friedrichs-hall* se fait avantageusement remarquer par sa teneur en chlorure de sodium.

Chez les sujets faibles ou anémiés, il faut renoncer à une médication aussi énergique, et recourir aux bicarbonatées mixtes ou sulfatées calciques : *Pougues, Contrexéville, Vittel, Martigny, Sermaize;* aux bains d'eaux thermales simples, d'eau carbo-gazeuse ou chlorurée sodique.

L'hydrothérapie est utile par les douches locales sur le foie, les maillots humides locaux, les demi-bains, les bains de siège.

L'engorgement d'origine cardiaque est considéré comme une contre-indication à l'emploi des eaux minérales.

Goitre.
Eaux iodurées, *Challes, Saxon.*

Goutte.
La goutte franche, caractérisée par des accès douloureux faisant place à une période de repos complet, relève de la médication alcaline, et les eaux minérales jouent un rôle fort important dans son traitement. L'absorption de grandes quantités d'eau à elle seule agit comme diurétique et augmente l'excrétion de l'urée. Le goutteux doit attendre pour le traitement hydrominéral la période sans douleurs qui suit l'accès. D'une façon générale, les eaux sulfureuses sont contre-indiquées.

Les eaux bicarbonatées sodiques sont conseillées dans la goutte franche; elles transforment l'acide urique en un sel soluble et s'attaquent à la diathèse arthritique elle-même. *Vichy, Vals, Le Boulou, Passugg, Neuenahr, Bilin.* L'indication de *Vichy* est d'autant plus nette que la goutte est plus normale et que la santé est meilleure dans l'intervalle des accès.

L'importance souvent exagérée que l'on a accordée aux petites quantités de lithine des eaux minérales a fait recommander les eaux suivantes : *Salvator, Obersalzbrunn* (bicarbonatées sodiques), *Santenay, Baden-Baden* (chlorurées sodiques) ; *Royal*, *Saint-Nectaire* (bicarbonatées chlorurées).

Dans les cas avec tendance à l'anémie, à la cachexie goutteuse, les eaux bicarbonatées sodiques seront remplacées par les eaux diurétiques bicarbonatées et sulfatées calciques et magnésiennes : *Contrexéville*, *Villel*, *Martigny*, *Sermaize*, *Evian*.

Goutte avec dyspepsie et gastralgie : *Royal* (*Saint-Mart*), qui convient aussi aux sujets affaiblis, anémiés.

Goutte avec pléthore abdominale, obésité, constipation : eaux bicarbonatées chlorurées sulfatées, *Carlsbad*, *Marienbad*, *Tarasp*. Ces eaux agissent par leur bicarbonate de soude et leur chlorure de sodium sur la nutrition, et en même temps par leur sulfate de soude elles diminuent l'obésité. *Carlsbad* est la moins purgative des trois, *Marienbad* franchement purgative, *Tarasp* très bicarbonatée. *Carlsbad* est congestionnante par sa haute température ; les deux autres sont très froides et fortement gazeuses.

Chez les goutteux affaiblis, eaux chlorurées sodiques, qui sont toniques et agissent sur l'intestin : *Bourbon-l'Archambault*, *Bourbonne*, *Hombourg*, *Kissingen*, *Soden*, *Nauheim*, *Wiesbaden*.

Dans la goutte atonique, chronique, les eaux alcalines ne sont plus à leur place ; on prescrit les eaux chlorurées bicarbonatées de *Royal*, *Saint-Nectaire*, *La Bourboule*.

Goutteux névropathes au système nerveux excitable : *Néris*, *Evian*. Eaux thermales simples ou sulfatées calciques : *Bains*, *Luxeuil*, *Plombières*, *Mont-Dore*, *Royal*, *Schlangenbad*, *Wildbad*, *Bath*, *Louèche*. Les eaux thermales très chaudes, *Dax*, *Plombières*, *Teplitz*, les bains de boue (*Dax*, *Saint-Amand*, *Barbotan*, *Acqui*), de tourbe (*Spa*, *Franzensbad*, *Marienbad*) favorisent la résorption d'anciens exsudats péri-articulaires.

Pour les goutteux très affaiblis, *Royal* et les eaux ferrugineuses, *Luxeuil*, *Rennes*, *Spa*, *Schwalbach*.

En Allemagne, les bains de *Wiesbaden* ont une grande renommée pour le traitement de la goutte franche. Les eaux sulfurées chlorurées d'*Aix-la-Chapelle* sont très appréciées dans la goutte viscérale chronique.

D'ailleurs, la goutte chronique et atonique semble faire exception à la règle indiquée plus haut au sujet des eaux sulfureuses : les goutteux de cette catégorie se font du bien auprès des stations pyrénéennes et à *Aix-les-Bains, Baden, Schinznach*, etc.

On emploie aussi avec succès dans la goutte les bains d'eaux chlorurées carbo-gazeuses (*Soden, Nauheim :* en France, *Salins-Moutiers*), et alcalines *Vichy, Royat, Ems*.

D'une façon générale, le traitement hydrothérapique froid, les bains froids, les bains de mer ne conviennent pas dans la goutte. Les douches chaudes, les maillots, les compresses de Priessnitz locales, la douche écossaise, les bains de vapeur, le massage sont des moyens efficaces.

Quand la goutte s'accompagne d'artério-sclérose, de complications rénales, il faut être très prudent dans la prescription des cures hydrominérales ; seules les plus douces d'entre elles, par exemple les bains d'eaux thermales simples, doivent encore être conseillées.

Gravelle.

GRAVELLE URIQUE. — Souvent jointe à la goutte et dérivant des mêmes causes constitutionnelles.

La gravelle urique avec coliques néphrétiques franches est traitée avant tout par les eaux bicarbonatées sodiques : *Vichy, Vals, Le Boulou, Passugg, Neuenahr, Bilin*, et aussi *Carlsbad*. Pour les sujets anémiés, débilités, on choisit les bicarbonatées chlorurées : *Royat, Ems*. Parmi les sources de Vichy, ce sont celles de la *Grande-Grille* ou de l'*Hôpital* qui doivent êtres préférées aux *Célestins*, dont l'action est excitante et irritante sur le système urinaire (Durand-Fardel).

Si les accès francs de coliques néphrétiques sont remplacés par des douleurs permanentes, s'il y a des urines purulentes, hémorragiques, signe de pyélite, les eaux de *Vichy* sont contre-indiquées et l'on s'adresse aux eaux de *Saint-Alban, Sail, Pougues, La Preste, Olette, Capvern. Evian* et surtout aux eaux sulfatées et bicarbonatées calciques, excellentes en pareil cas : *Contrexéville, Vittel* (Durand-Fardel).

Les eaux lithinées sont souvent administrées : *Royal, Santenay, Salvator*, etc. Toutefois, l'action des minimes quantités de lithine est inférieure a celle des sels sodiques.

Gravelle avec obésité, pléthore abdominale, chez un sujet d'ailleurs robuste ; eaux purgatives chlorurées et surtout sulfatées : *Brides, Châtel-Guyon, Carlsbad, Tarasp, Marienbad.*

GRAVELLE PHOSPHATIQUE. — L'urine est alcaline, les bicarbonatées sodiques sont contre-indiquées. En revanche, l'action des eaux bicarbonatées et sulfatées calciques est excellente : *Contrexéville, Vittel, Martigny, Sermaize ;* elles rétablissent l'acidité de l'urine. Eaux alcalines faibles, *Evian, Saint-Alban, Sail-sous-Couzan, Condillac*, à titre de diurétique, de lavage urinaire ; ferrugineuses, *Bussang, Orezza*, si la faiblesse est grande.

Hémiplégie.

Dans l'hémiplégie, on doit redouter au début tout procédé balnéaire qui pourrait exciter, hyperémier le foyer central. Le traitement balnéaire n'est admis que plusieurs mois (trois à cinq) après l'accident initial. A *Bourbon-l'Archambault*, il est vrai, on a conseillé l'emploi des eaux aussitôt que possible après l'apoplexie. Mais d'une façon générale, on admet qu'il faut éviter les bains trop chauds, trop longs ou trop fréquents. On conseille les eaux thermales tièdes les moins excitantes, *Ussat, Aix* (Provence), *Bains, Luxeuil, Ragatz, Wildbad, Schlangenbad*. Plus tard, on pourra essayer les eaux plus chaudes de *Plombières, Néris, Gastein, Teplitz.*

On emploie aussi beaucoup pendant la période de réparation les eaux chlorurées sodiques, *Balaruc, Bourbonne, Bourbon-l'Archambault, Lamotte.*

S'il persiste une tendance congestive, on la traitera par les eaux purgatives (Voir *Hyperémie cérébrale*).

Pour l'hydrothérapie, voir *Hyperémie cérébrale*.

Hyperémie cérébrale.

Tantôt active et rapide, tantôt chronique et souvent

sous la dépendance de la pléthore abdominale avec constipation. Eaux purgatives, magnésiennes ou sodiques, *Montmirail, Miers, Carabana, Villacabras, Birmenstorf*, eaux hongroises ; alcalines et sulfatées de *Marienbad, Tarasp* ; chlorurées de *Brides, Châtel-Guyon, Kissingen, Vittel.*

Hydrothérapie : procédés dérivatifs et révulsifs sur les extrémités inférieures ; compresses de Priessnitz sur les mollets, pédiluves chauds ou écossais, bains de siége écossais.

Hystérie.

L'hystérie convulsive, avec excitation du système nerveux, trouve un remède dans les eaux thermales simples, surtout à *Néris* (bains prolongés) ; *Luxeuil, Dax, Bains, Ussat, Plombières, Bagnères-de-Bigorre, Ragatz, Louëche*, (bains prolongés), *Schlangenbad.*

Hystérie combinée avec l'anémie ; eaux ferrugineuses, *Spa, Forges, Schwalbach, Pyrmont*, etc. Mais les bains d'eau carbo-gazeuse (dits ferrugineux) devront être déconseillés aux hystériques excitables. En revanche ces bains, ainsi que l'eau ferrugineuse à l'intérieur, sont prescrits en cas d'anesthésie, de paralysie hystérique : *Lamalou, Châteauneuf, Saint-Alban, Saint-Moritz, Spa.*

Les bains de mer, le séjour au bord de la mer, les procédés hydrothérapiques à l'eau froide ne conviennent dans l'hystérie que si l'excitabilité nerveuse est nulle ou très faible. Les procédés sédatifs ou décongestionnants de l'hydrothérapie (drap mouillé, affusions, demi-bains, bains de siége, pédiluves) peuvent être employés avec prudence dans la période d'excitabilité anormale pour calmer le système nerveux.

Hystérie combinée avec des affections de l'utérus et de ses annexes : eaux sulfurées sodiques de *Saint-Sauveur*, thermes de *Néris, Ussat, Schlangenbad* et *Ragatz*, bains d'eau carbo-gazeuse, eaux chlorurées sodiques faibles à l'intérieur en même temps que les bains chlorurés sodiques (*Bourbon-Lancy, Lamotte, Uriage*, etc.) ; bicarbonatées chlorurées, *Royat, Evian.* Bains de tourbe.

Impuissance.

Il ne peut être question que des sujets à organes génitaux normaux, élaborant un sperme normal. Les uns
souffrent d'une faiblesse de l'érection, fréquemment présente chez des sujets épuisés, anémiques : hydrothérapie
froide, douches, bains de siège froids à eau courante,
bains d'eau carbo-gazeuse. D'autres malades sont dans
un état d'excitabilité morbide qui précipite l'éjaculation
et empêche la fécondation : les procédés sédatifs de l'hydrothérapie, les bains d'eau thermale simple sont ici à
leur place ; à l'intérieur, les eaux ferrugineuses. Dans les
deux cas, l'hydrothérapie compte de beaux succès. On
recommandera le séjour au bord de la mer ou dans les
altitudes aux malades qui ont besoin d'être tonifiés.

Laryngite chronique.

La laryngite chronique, l'angine chronique des orateurs est guérie, si elle est sans complications, s'il n'y a
pas ulcération de la muqueuse, par une cure à *Royat,
Ems*. Ces eaux conviennent aux sujets à tempérament
arthritique, excitable.

Chez les sujets scrofuleux, la laryngite a un caractère
torpide, atonique, souvent avec une abondante production
de granulations sur la muqueuse du pharynx : eaux sulfurées sodiques, *Cauterets (La Raillère), Luchon, Eaux-
Bonnes, Saint-Honoré, Marlioz* ; hydrosulfurées calciques
*Enghien, Pierrefonds, Allevard, Challes, Gazost, Heustrich,
Schinznach*.

Les arthritiques se rendront à *Royat*, au *Mont-Dore*, à
La Bourboule.

Le catarrhe du larynx est-il l'expression d'une congestion chronique passive, conséquence elle-même de troubles vasculaires de l'abdomen (hémorroïdes, pléthore
abdominale), on prescrira les eaux de *Brides, Châtel-
Guyon, Vittel, Marienbad, Tarasp*.

Un changement de climat est souvent indispensable
en hiver (*Amélie, le Vernet*).

Leucémie.

Eaux arsenicales de *La Bourboule* ; ferrugineuses et arsenicales : *Auteuil, Vals, Levico, Roncegno*. Hydrothérapie, douches locales sur la région splénique.

Menstruation (Anomalies de la).

AMÉNORRHÉE. — Symptôme de l'anémie, ou conséquence d'une action nerveuse réflexe. Bains d'eau carbo-gazeuse, chlorurés sodiques, simples ou carbo-gazeux, de tourbe, d'eau thermale simple (*Néris, Ussat, Luxeuil, Bains*, etc.). Bains de mer sur les plages de l'Océan et de la Manche à forte lame et à climat excitant, tonique. Hydrothérapie, douches locales et générales, bains de siège froids.

Dans l'aménorrhée liée à l'obésité, il faut, outre un régime rationnellement établi, conseiller les eaux de *Marienbad, Tarasp* ou de *Brides, Châtel-Guyon, Kissingen*.

MÉNORRAGIE. — Causée par l'anémie, la faiblesse générale, une involution défectueuse après l'accouchement. Eaux ferrugineuses bicarbonatées ou sulfatées dans le cas où l'on craindrait l'influence excitante de l'acide carbonique. S'il existe un état congestif des organes du petit bassin, eaux purgatives pures ou alcalines purgatives.

Dans la *ménopause*, les ménorragies sont fréquentes et se relient alors soit à l'anémie, soit à l'hyperémie passive des organes génitaux, conséquence d'obésité, de constipation chronique. Dans ces derniers cas, les eaux froides et purgatives de *Marienbad, Tarasp*, et ferrugineuses de *Franzensbad*, les eaux chlorurées purgatives *Kissingen, Brides, Châtel-Guyon*), sont indiquées.

Ménopause avec phénomènes nerveux ayant l'excitation comme caractère : *Néris, Plombières, Luxeuil, Louèche, Wildbad, Gastein* (ces trois dernières stations ont, outre leurs eaux chaudes, une altitude élevée dont le climat est souvent favorable en cette période critique). Kisch déconseille l'usage des bains carbo-gazeux, chlorurés sodiques, des bains froids et des procédés hydrothérapiques froids.

DYSMÉNORRHÉE. — Dysménorrhée nerveuse : bains d'eau thermale simple, d'eau sulfureuse, d'eau chlorurée sodique (*Uriage*). Les eaux de *Néris* sont spécialement efficaces. Bains de tourbe, bains de siège chauds.

Myélite chronique.

Bains plus ou moins tempérés suivant le degré de chronicité, de subacuité de l'affection. Dans les cas subaigus, eaux thermales d'*Aix* (Provence), *Luxeuil*, *Saillles-Bains*, *Ragatz*, *Wildbad*, *Schlangenbad*; dans les cas chroniques, *Néris*, *Plombières*, *Dax*, *Pfaefers*, *Teplitz*.

Dans la myélite chronique sans signes d'irritation, bains d'eaux carbo-gazeuses, *Lamalou*, *Saint-Alban*, *Châteauneuf*, *Royat*, *Spa*, *Pyrmont*, *Schwalbach*. Les eaux fortement gazeuses exerçant une excitation énergique sur le système nerveux seront contre-indiquées s'il subsiste des signes d'irritation. Les chlorurées sodiques-gazeuses comme *Nauheim*, *Salins-Moutiers* (qui est plus faible), seront aussi réservées aux cas torpides et lents. Chlorurées sodiques simples, *Bourbonne*, *Bourbon-l'Archambault*, *Balaruc*.

Les bains de boue de *Barbotan*, *Dax*, *Saint-Amand*, de boue tourbeuse de *Spa*, *Franzensbad*, *Marienbad*, ont une action décongestionnante et énergiquement reconstituante.

L'hydrothérapie, maniée avec prudence, en évitant les douches froides et l'eau froide en général, peut être fort utile: bains et demi-bains tempérés, frictions à l'eau tempérée.

Neurasthénie.

Devant les manifestations si nombreuses de la neurasthénie, il faut avoir en vue deux buts principaux : calmer l'excitation morbide du système nerveux et en relever les forces, en tonifiant l'organisme en général.

Le premier but sera rempli par les eaux thermales simples : *Néris*, *Aix-en-Provence*, *Bagnoles-de-l'Orne*, *Bains*, *Luxeuil*, *Plombières*, *Ussat*, *Ragatz*, *Schlangenbad*, *Wildbad*, *Gastein*, *Louèche*, *Bormio* (ces quatre dernières ont une altitude élevée). Ces eaux sont d'autant plus sédatives que leur température est plus voisine du point d'indifférence thermique et que leur altitude est plus faible. Les bains prolongés (*Louèche*, *Néris*) ont une action sédative considérable.

Procédés sédatifs de l'hydrothérapie : drap mouillé

à 25° au début) avec ou sans frictions ; compresses froides maillot humide, demi-bain tempéré, bain de siège, bain de pieds, sac de Chapman. Les douches froides seront rarement employées. Les bains froids aussi sont en général mal supportés et doivent être déconseillés ; la piscine est utile dans la neurasthénie torpide (Muller).

Pour remonter l'état général de la neurasthénie compliquée d'anémie, chlorose, scrofule, quand l'appétit manque et que la nutrition laisse à désirer, quand elle s'accompagne de troubles cardiaques, de faiblesse sexuelle, de troubles digestifs, on s'adressera aux bains chlorurés sodiques : *Bourbonne, Salins-Jura, La Mouillère, Lons-le-Saunier, Salies, Bourbon-Lancy, Bourbon-l'Archambault, Bex, Rheinfelden, Baden-Baden*, aux chlorurées carbogazeuses, *Salins-Moutiers, Nauheim, Soden*. Les eaux arsenicales de *Royat, Mont-Dore, La Bourboule* surtout, ont aussi une action favorable.

Les bains de mer sont considérés en général comme contre-indiqués chez les sujets très délicats qui ne peuvent faire la réaction que demande le bain ou le simple séjour au bord de la mer, et chez les sujets excitables. Cependant, d'après Lahusen (qui considère le climat maritime comme calmant), le bain de mer convient à la neurasthénie, sauf dans les cas suivants : neurasthénie touchant à l'aliénation, neurasthénie gastrique, sexuelle. Lahusen recommande aussi les voyages sur mer.

Neurasthénie avec anémie, dyspepsie nerveuse : eaux ferrugineuses, *Bussang, Spa, Pyrmont, Schwalbach, Saint-Moritz*. Cette dernière station est souvent, à cause de son altitude élevée, la station par excellence pour le neurasthénique anémique ; il y trouve aussi des bains d'eau carbo-gazeuse. Ces derniers se pratiquent aussi à *Saint-Alban, Châteauneuf, Lamalou, Royat, Spa, Fideris, Passugg, Tarasp*, etc. Ils sont en somme excitants, aussi seront-ils contre-indiqués quand l'affection a un caractère d'excitabilité nerveuse prononcé et quand il y a tendance à la congestion cérébrale.

Névralgies.

La névralgie ne doit être soumise au traitement hydrominéral que dans sa forme chronique, et entre les exacerbations douloureuses. On conseillera les eaux thermales simples, surtout dans les névralgies sans base diathésique ou hystériques : *Néris, Plombières, Dax, Bains, Luxeuil, Ussat, Ragatz, Schlangenbad*, etc. Névralgies dépendant d'une affection de l'utérus et de ses annexes : *Néris, Ussat, Saint-Sauveur, Ragatz, Schlangenbad*.

Névralgie avec chlorose ou anémie : eaux arsenicales, *Royat, Mont-Dore, la Bourboule*; ferrugineuses arsenicales, *Vals-Saint-Louis, Levico, Roncegno*; ces mêmes eaux seront utiles dans les névralgies greffées sur le paludisme.

Névralgies avec rhumatismes : eaux thermales sulfureuses, bains de boue, tourbe, sable.

Névralgie avec arthritisme : *Vichy, Vals, Royat*.

Les bains d'eau carbo-gazeuse prolongés, les douches et bains d'acide carbonique prolongés aussi sont utiles dans les névralgies superficielles, celles des organes génitaux de la femme (*Saint-Alban, Vichy, Pougues, Royat, Saint-Nectaire*, etc.).

Hydrothérapie, procédés unissant l'action du chaud et du froid : douche écossaise, maillot humide, étuve sèche.

SCIATIQUE. — De toutes les névralgies celle que l'on voit le plus souvent dans les stations balnéaires, ce qui est dû aussi bien à son caractère très douloureux qu'à la gêne qu'elle apporte dans la marche. D'une façon générale, les remarques faites ci-dessus à propos de la névralgie en général s'appliquent à la sciatique. Mais il est des cas en outre où elle est la conséquence de la stase veineuse abdominale, de la constipation opiniâtre ; en pareil cas, on prescrit les eaux purgatives, soit les chlorurées telles que *Brides, Châtel-Guyon, Kissingen*, soit les sulfatées bicarbonatées telles que *Marienbad, Tarasp*, ou les sulfatées magnésiennes.

Parmi les eaux thermales simples, on choisira les eaux les plus chaudes, *Dax, Plombières, Mont-Dore, Néris, Teplitz*, et, comme eaux moins chaudes et plus sédatives, *Ragatz, Wildbad, Gastein*.

Sciatique greffée sur le rhumatisme, la goutte, la

syphilis : eaux sulfureuses, *Aix-les-Bains*, *Baden*, eaux des Pyrénées, *Ax*, *Luchon*, *Eaux-Chaudes*, etc.

Enfin on utilise aussi les eaux chlorurées sodiques chaudes : *Bourbonne*, les deux *Bourbon*, *Balaruc*, *Lamotte*, *Salins-Moutiers*, *Abano*, *Baden-Baden*, *Wiesbaden*, etc.

Hydrothérapie (douche écossaise surtout, maillots humides, sudations), bains de boue (*Dax*, *Barbotan*, *Saint-Amand*, *Acqui*, *Balaruc*), de tourbe (*Spa*, *Marienbad*, *Franzensbad*), de sable (*Lavey*), de vapeur.

Obésité.

La base du traitement de l'obésité, aux eaux minérales comme à la maison, c'est la prescription d'un régime rationnel, point auquel on attache la plus grande importance dans les stations de la Bohême, *Carlsbad*, *Marienbad*.

Les eaux les plus actives dans cette maladie sont en premier lieu les eaux bicarbonatées chlorurées sulfatées. *Carlsbad*, *Marienbad*, *Tarasp*; ces deux dernières sont préférables à *Carlsbad*, étant plus purgatives et moins congestionnantes. *Marienbad* a pour spécialité le traitement des obèses. En second lieu, l'eau chlorurée sulfatée de *Brides*, bicarbonatée chlorurée de *Châtel-Guyon*, toutes deux franchement purgatives. Enfin, les eaux de *Vichy*.

Chez les sujets où l'obésité se complique d'anémie, de débilité, les eaux sulfatées sodiques sont trop affaiblissantes et l'on prescrit les eaux chlorurées sodiques de *Kissingen*, *Hombourg*, *Soden*, *Nauheim*, *Wiesbaden*, eaux recommandables aussi dans les degrés faibles de l'obésité. L'eau ferrugineuse et sulfatée de *Franzensbad* offre aussi des éléments favorables pour lutter contre l'anémie.

On a conseillé aussi dans l'obésité les eaux iodurées. *Saxon*, *Heilbrunn*, etc.

La sudation provoquée par les bains chauds, les bains de vapeur, et les étuves (*Brides*), l'hydrothérapie (douches froides), le massage, l'exercice sont des moyens adjuvants très utiles.

Paralysies.

PARALYSIE PAR ANÉMIE OU CONSÉCUTIVE AUX MALADIES

AIGUES GRAVES. — Eaux chlorurées sodiques, *Balaruc*, *Bourbonne*, *Bourbon-l'Archambault*, *Lamotte*, *Uriage*; bains de mer; eaux chlorurées sodiques carbo-gazeuses, *Nauheim*, *Salins-Moutiers*. Chez les sujets très excitables, on devra recourir aux eaux thermales simples, *Néris*, *Plombières*, *Mont-Dore*. On emploie aussi avec succès les eaux sulfurées sodiques ou calciques, *Barèges*, *Cauterets*, *Molitg*, *Ax*, *Aix-les-Bains*, *Baden*, *Aix-la-Chapelle*.

PARALYSIE ESSENTIELLE DE L'ENFANCE. — Bains chlorurés sodiques, soit auprès des eaux chlorurées simples (*Balaruc*, *Bourbon-Lancy*, etc.), soit auprès des chlorurées carbo-gazeuses (*Salins-Moutiers*, *Nauheim*), ou des chlorurées arsenicales, *La Bourboule*, sulfurées, *Uriage*. S'il y a anémie, eaux ferrugineuses, bains d'eau carbo-gazeuse, Eaux thermales simples. Hydrothérapie.

PARALYSIE HYSTÉRIQUE. — En général, bains sédatifs: *Néris*, *Bains*, *Bagnères-de-Bigorre*, *Bagnoles*, *Plombières*, *Ussat*, *Saint-Sauveur*, *Gréoulx*, *Ragatz*, *Schlangenbad*. Chez les sujets peu excitables: eaux chlorurées sodiques simples ou carbo-gazeuses; eaux carbo-gazeuses pures. Bains de mer. Hydrothérapie.

PARALYSIE RHUMATISMALE ET GOUTTEUSE. — Ici, soit qu'il s'agisse d'un exsudat dans le nerf ou autour de lui, soit qu'on ait affaire avec la forme dite *a frigore*, on emploie les eaux chaudes simples à haute thermalité, *Dax*, *Chaudes-Aigues*, *Néris*, *Luxeuil*, *Plombières*, *Mont-Dore*, *Teplitz*, *Gastein*. Bains prolongés de *Louèche*, *Néris*, *Plombières*. On emploie aussi avec succès les bains d'eau chlorurée sodique simple (spécialement *Bourbon-l'Archambault* ou carbo-gazeuse (*Nauheim*), et les termes sulfureux: *Ax*, *Barèges*, *Cauterets*, *Luchon*, *Aix-les-Bains*, *Baden*.

Bains de vapeur, de sable (*Lavey*), de boue (*Dax*, *Barbotan*, *Saint-Amand*, *Acqui*), de tourbe (*Spa*, *Marienbad*, *Franzensbad*), de gaz acide carbonique.

PARALYSIE SATURNINE. — Eaux sulfurées sodiques thermales: *Ax*, *Cauterets*, *Vernet*, etc.; hydrosulfurées calciques, *Aix-les-Bains*, *Baden*, *Schinznach*; iodurées, *Saxon*, *Heilbrunn*. Eaux chlorurées sodiques chaudes. *Balaruc*, *Bourbonne*, *Salins-Moutiers*. Hydrothérapie froide.

PARALYSIE TRAUMATIQUE. — Par exemple, suite d'un

accouchement laborieux : eaux thermales simples, *Néris, Plombières, Luxeuil, Teplitz*.

Pharyngite chronique.

Affection rebelle, fréquemment l'objet d'un traitement hydrominéral. Les influences nocives de l'air froid, de la fumée de tabac, de la parole chez les orateurs, amènent de perpétuelles récidives.

Cas légers sans complications : *Royat, Mont-Dore* (ces eaux conviennent aux malades arthritiques). Pharyngite chez les sujets lymphatiques, scrofuleux : eaux sulfurées sodiques, *Cauterets (La Raillère), Eaux-Bonnes, Vernet, Luchon, Ax, Amélie, Saint-Honoré*; sulfurées calciques, *Enghien, Pierrefonds, Allevard, Schinznach*; arsenicales, iodurées, *La Bourboule, Challes*. Les eaux sulfureuses sont aussi les meilleures dans les cas chroniques avec catarrhe sec, muqueuse vernissée, granulée. Des installations pour douches pharyngiennes, inhalations et pulvérisations, existent dans toutes ces stations.

Pharyngite chronique liée au catarrhe gastrique et intestinal avec constipation et pléthore abdominale : eaux chlorurées sodiques faibles pures ou gazeuses à l'intérieur (*Kissingen, Hombourg, Soden*), alcalines sulfatées (*Marienbad, Tarasp*), chlorurées purgatives (*Brides, Châtel-Guyon*).

Pharyngite scrofuleuse de l'enfance avec grosses amygdales, écoulement purulent des fosses nasales, glandes engorgées : *Luchon* et surtout *Challes*. Dans l'angine scrofuleuse avec coloration intense lie de vin de la muqueuse et granulations, *Luchon* aux enfants lymphatiques, *la Bourboule* aux enfants avec dermatose concomitante, *Challes* s'il y a ulcération de la muqueuse nasale (Cadier). On n'oubliera pas en outre les eaux chlorurées fortes, *Salies, Salins-Jura, Lons-le-Saunier, La Mouillère, Kreuznach, Bex, Rheinfelden*, etc; les eaux iodurées, *Sacon, Wildegg, Heilbrunn* (voir *Scrofule*).

Pharyngite syphilitique tardive tertiaire : *Luchon, Challes, La Bourboule*.

Phtisie pulmonaire.

Ce terme comprend les modifications diverses qui accompagnent la tuberculose du poumon, bronchite, pneumonie, congestions, etc. Le traitement hydrominéral s'adresse en effet bien plus à ces lésions concomitantes qu'à la cause de la maladie, puisqu'il est incapable d'agir sur le bacille lui-même.

Au point de vue prophylactique, la thérapeutique balnéaire doit avoir pour but de fortifier l'organisme du sujet menacé de phtisie et de guérir les inflammations accidentelles des organes respiratoires qui pourraient ouvrir la porte à l'infection bacillaire. Dans la scrofule, on prescrit les eaux chlorurées sodiques, dans l'anémie les eaux ferrugineuses, les eaux chlorurées arsenicales, l'hydrothérapie; dans les catarrhes et bronchites, les eaux alcalines chlorurées de *Royat*, *Ems*, les bains d'altitude élevée du *Mont-Dore*, des Pyrénées.

PHTISIE CONFIRMÉE. — Le traitement climatique a pris aujourd'hui une importance bien plus considérable que le traitement hydrominéral.

Les phtisiques à tempérament scrofuleux, torpide, choisiront les eaux sulfurées sodiques des Pyrénées, *Cauterets*, *Eaux-Bonnes*, *Le Vernet*, *Luchon*, *Amélie* (station d'hiver), ainsi que les eaux sulfurées calciques d'*Enghien*, *Allevard* (inhalations). Les eaux sulfurées sont contre-indiquées, et nuisibles même, dans les cas de tempérament excitable, éréthique, dans la phtisie à marche rapide.

Les eaux bicarbonatées chlorurées de *Royat*, *Ems*, s'adressent surtout aux symptômes de catarrhe, de bronchite, dans la tuberculose lente ou dans une période d'arrêt ; ces deux stations sont contre-indiquées chez les sujets à tempérament éréthique, avec tendance congestive, hémoptysies faciles, quand la phtisie a une marche rapide et fébrile.

Les eaux sulfatées calciques ont été fort recommandées : en Allemagne *Lippspringe* avec ses inhalations d'azote, en Suisse, *Weissenbourg* (cette dernière station dans les cas de phtisie éréthique au début et dans la bronchite avec sécrétion abondante).

La Bourboule, chlorurée sodique fortement arsenicale, est utile aux sujets torpides, scrofuleux, à phtisie lente. Le *Mont-Dore* chez les phtisiques rhumatisants, arthritiques, à tempérament excitable; ses eaux s'adressent à l'élément catarrhal et congestif. Dans ces deux stations, surtout dans la dernière, le climat d'altitude joue un rôle important.

Dans la période afébrile d'une phtisie lente chez un anémique, on peut administrer avec bons résultats les eaux ferrugineuses; les moins gazeuses sont les meilleures; on a conseillé les ferrugineuses sulfatées, notamment celles de *Levico*, *Roncegno*, qui sont en même temps fortement arsenicales.

L'hydrothérapie joue un rôle important dans la phtisie : frictions à l'eau tempérée, drap mouillé, maillots humides généraux ou partiels. Les douches froides, qui avaient été recommandées au début de la phtiséothérapie moderne par les altitudes (*Gœrbersdorf, Davos*), semblent être à peu près abandonnées. Elles sont en revanche utiles chez les sujets anémiques, prédisposés à la tuberculose.

Pléthore abdominale.

État des viscères abdominaux caractérisé par la constipation habituelle, les hémorroïdes, le ralentissement de la circulation veineuse, la stase veineuse dans le foie. En général, les malades sont obèses; cependant il y en a de maigres. De là, deux catégories d'indications. Les sujets pléthoriques gras seront dirigés sur les eaux purgatives, *Brides*, *Châtel-Guyon*, *Villel*, et surtout sur *Marienbad*, *Tarasp*, ou encore sur les eaux chlorurées sodiques de *Kissingen*, *Hombourg*. Les sujets amaigris se garderont de ces eaux qui les affaibliraient, et choisiront celles de *Royat*, *Saint-Nectaire*, *Ems*, *Franzensbad*.

Chez les sujets herpétiques on a conseillé les eaux sulfureuses, *Saint-Gervais*, *Schinznach*.

Hydrothérapie, douche générale, et locale sur l'abdomen; maillot abdominal excitant, bains de siège tempérés, écossais, demi-bains.

Pneumonie et pleurésie chroniques.

Sous ce terme nous désignerons les reliquats et résidus divers que laissent après elles les pneumonies et broncho-pneumonies dont la résolution s'est imparfaitement opérée. La pleurésie chronique séreuse est la seule dont il puisse être question ici.

Les eaux employées dans ces cas sont avant tout les chlorurées sodiques en bains, dans les stations possédant un climat favorable, *Balaruc*, *Salies*, *Salins-Moutiers*, *Bex*, *Rheinfelden*, etc. ; les eaux bicarbonatées chlorurées de *Royat*, *Ems*, employées à l'intérieur et en bains ; les eaux du *Mont-Dore* et de *La Bourboule* (dans ces deux derniers cas, influence de l'altitude). *Weissenbourg* est très efficace aussi dans les reliquats de pneumonie, d'inflammations pulmonaires.

Les malades à constitution lymphatique et molle, que l'on ne craindra pas d'exciter par les eaux et le climat, seront dirigés sur les eaux sulfurées sodiques des Pyrénées, *Luchon*, *Eaux-Bonnes*, *Saint-Sauveur*, *Cauterets* et sur le *Gurnigel*, *Heustrich*, etc.

Dans les épanchements pleurétiques séreux rebelles, on emploie, chez les sujets lymphatiques et afébriles, les bains chlorurés sodiques avec de bons succès, et l'eau de *Weissenbourg* (à l'intérieur).

Hydrothérapie : frictions, maillots secs et humides, sudations (pleurésie).

Rate (Hypertrophie de la).

Se présente en général dans les affections paludéennes, fièvre intermittente, cachexie. Eaux ferrugineuses, notamment celle de *Saint-Moritz* qui agit non seulement par son eau, mais aussi par son climat d'altitude (1769 m.) ; en outre on peut y faire de l'hydrothérapie. Il en est de même de *Tarasp-Schuls* (1200m.), moins excitant.

Eaux arsenicales : *Royat*, *Mont-Dore* et surtout *La Bourboule* ; ces deux dernières stations ont aussi une altitude qui entre en ligne de compte dans les résultats. Eaux ferrugineuses arsenicales de *Levico*, *Roncegno*.

L'hypertrophie provenant de la stase veineuse abdominale sera traitée par les mêmes eaux que la pléthore abdominale.

Hypertrophie scrofuleuse : eaux chlorurées sodiques fortes, *Salies*, *Salins*, *La Mouillère*, *Lons-le-Saunier*, *Bex*, *Rheinfelden*, *Balaruc*, *Salins-Moutiers* ; bains de mer.

Hypertrophie de la syphilis héréditaire : eaux iodurées, *Challes*, *Saxon*, *Heilbrunn*, *Krankenheil*, *Wildegg* ; eaux sulfureuses.

Hydrothérapie : douches locales froides, écossaises.

Rhinite.

Affection particulièrement rebelle, ce qui tient à la forme accidentée des fosses nasales et à l'accès incessant de l'air.

Rhinite chez les scrofuleux : eaux chlorurées sodiques fortes, *Salies*, *Salins*, *Balaruc* ; eaux sulfurées, *Enghien*, *Cauterets*, *Luchon* ; eaux iodurées, *Challes*, *Saxon*, *Wildegg*. Ces dernières eaux, spécialement celles de *Challes*, sont fort utiles dans l'ozène. *Saint-Christau* a une spécialisation dans ce genre d'affections, surtout s'il y a ulcérations.

Rhinite chez les arthritiques : *Royat*, *Vichy* ; chez les syphilitiques, eaux sulfurées iodurées de *Challes*.

Rhumatisme articulaire chronique.

D'une façon générale, le traitement balnéaire du rhumatisme est basé sur la température élevée des eaux, de quelque nature qu'elles soient. Aussi toutes les eaux chaudes comprennent-elles le rhumatisme dans leurs indications.

Rhumatisants lymphatiques, mous, peu excitables : eaux sulfurées sodiques ou calciques, *Baréges*, *Luchon*, *Cauterets*, *Saint-Sauveur*, *Eaux-Chaudes*, *Vernet*, *Ax*, *Aix-les-Bains*, *Baden* (*Suisse*), *Schinznach*, etc.

Rhumatisants scrofuleux, ou ayant des exsudats périarticulaires à résorber : eaux chlorurées sodiques, *Balaruc*, *Bourbonne*, *Bourbon-Lancy*, *Bourbon-l'Archambault*, *La Bourboule*, *Lamotte*, *Salins-Moutiers*, *Uriage*, *Baden-Baden*, *Wiesbaden*, etc.

Rhumatisants névropathes, excités, à manifestations mobiles et vives : eaux thermales simples, eaux sulfatées calciques chaudes : *Néris, Mont-Dore, Plombières, Luxeuil, Bagnères-de-Bigorre, Dax, Bains, Ussat, Bath, Ragatz, Louèche, Teplitz, Wildbad* et eaux carbo-gazeuses : *Lamalou*.

Plusieurs de ces eaux s'administrent à l'intérieur, concurremment avec les bains. Les eaux de *Vichy* notamment conviennent en bains et boisson dans les rhumatismes mobiles, plus musculaires qu'articulaires, compliqués de dyspepsie.

Bains de vapeur, de boue (*Dax, Barbotan, Saint-Amand*), de tourbe (*Spa, Franzensbad, Marienbad*), de boue chlorurée (*Balaruc*), sulfurée chlorurée (*Acqui*), de sable (*Lareg*). Tous ces bains représentent une médication plus énergique encore que les bains chauds simples.

Hydrothérapie : étuve sèche, maillot sec ou humide, douches écossaises, douches chaudes.

Le rhumatisme noueux ou déformant, chronique d'emblée, dont le pronostic est mauvais, sera dirigé de bonne heure sur les eaux chlorurées sodiques de *Balaruc, Bourbonne, Bourbon-l'Archambault, Salies, Salins-Moutiers, Nauheim*, sur *Aix-les-Bains* ; on conseillera les bains de boue, de tourbe, de sable, les compresses locales de Priessnitz, les maillots, etc.

Scrofule.

Le traitement par excellence se fait par les eaux chlorurées sodiques, soit auprès des sources salées, soit aux bains de mer.

S'agit-il d'un lymphatisme précurseur de la scrofule elle-même, chez un sujet excitable, éréthique, on choisira les chlorurées faibles, *Bourbonne, Bourbon-Lancy, Bourbon-l'Archambault, Baden-Baden, Wiesbaden*. Les sujets plus forts et moins excitables seront dirigés sur un bain de mer ou sur un établissement hydrothérapique. (Les enfants au-dessous de cinq à six ans ne doivent pas prendre des bains de mer.)

Dans la scrofule confirmée, on choisira pour les malades gras, à constitution torpide, à circulation paresseuse, des eaux chlorurées fortes telles que *Balaruc, Salins-Jura, Lons-le-Saunier, La Mouillère, Salies, Bex, Rhein-*

felden, *Kreuznach*, ou chlorurées sodiques carbo-gazeuses, *Salins-Moutiers*, *Nauheim*, *Soden*. A ces sujets conviennent en outre les bains renforcés par les eaux mères, tels qu'on les prépare à *Salins-Jura*, *Bex*, *Lavey*, *Rheinfelden*, *Nauheim*, *Kreuznach*, et les bains de mer sur les plages du nord de la France, avec une lame forte et un climat tonique. Eaux chlorurées sulfureuses, *Uriage*.

Les sujets éréthiques, excitables ou faibles, maigres, mais à circulation active, seront dirigés sur les sources faibles mentionnées ci-dessus, sur les plages de la Méditerranée et sur *Arcachon*, *Biarritz*.

Il est clair qu'on ne peut mettre sur le même rang les eaux chlorurées et les bains de mer : ceux-ci demandent beaucoup de force de résistance vis-à-vis du bain froid et du climat maritime. Les bains d'eau de mer chauffée, pratiqués dans nombre de stations maritimes, permettent une heureuse combinaison de la balnéation chlorurée et du climat.

Scrofule avec engorgement glandulaire, épaississement du périoste, affections osseuses, eaux iodurées, *Challes*, *Saxon*, *Wildegg*, *Heilbrunn*.

L'administration interne de l'eau salée s'allie parfaitement à la balnéation chlorurée; les meilleures eaux sont celles qui contiennent aussi de l'acide carbonique, *Kissingen*, *Hombourg*, *Nauheim*, *Lons-le-Saunier* et la belle source de *Salins-Moutiers*, qu'on ne saurait trop rappeler.

Scrofule articulaire, périostique, bain de sable (*Lavey*).

Dans l'adolescence, s'il y a scrofule avec anémie, les eaux ferrugineuses, peut-être combinées avec les bains d'eau carbo-gazeuse, seront fort utiles. C'est aussi à cette période de l'affection que *La Bourboule* est le plus efficace. Plus tard, chez l'adulte, les manifestations semblent avoir moins d'acuité, ce sont souvent d'anciens reliquats des années précédentes, catarrhes, dermatoses, fistules, etc., qui reprennent à un moment donné une activité nouvelle. Là, ce sont les eaux sulfurées qui doivent être préférées, les plus actives et les plus chaudes d'entre elles (Durand-Fardel) : *Luchon*, *Ax*, *Cauterets*, *Amélie*, *Olette*, *le Vernet* pour les dermatoses et les catarrhes; *Eaux-Bonnes*, *Saint-Honoré*, *Allevard* pour les affections respiratoires, *Barèges* pour les maladies des os et des articulations. Les eaux sulfurées chlorurées, *Uriage* *Gréoulx*, les sulfurées calciques, *Enghien*, *Cambo*, conviennent aux manifestations plus aiguës, d'un caractère plus inflammatoire.

En résumé, eaux chlorurées sodiques pour les jeunes enfants, eaux chlorurées et bains de mer pour la seconde enfance et l'adolescence, eaux sulfurées pour l'adulte.

Les conditions climatiques de la station choisie sont d'une grande importance : les sujets torpides bénéficieront du climat du bord de la mer ou du climat d'altitude ; les malades délicats, éréthiques, à circulation active, doivent rechercher des stations d'altitude moyenne avec un bon air de forêt, pas trop sec, et peu de vent.

Les eaux thermales simples conviendront aux malades très délicats et très irritables ou porteurs de dermatoses, qui ne supporteraient pas les eaux chlorurées : *Plombières*, *Bains*, *Luxeuil*, *Ragatz*, *Wildbad*, *Gastein*, *Louèche*, etc.

L'hydrothérapie est réservée pour les jeunes gens et les adultes : douches froides surtout, écossaises, sudations, drap mouillé, etc.

Spermatorrhée.

Dans cette affection, le malade est souvent débilité, anémique, le système nerveux est affaibli : eaux ferrugineuses ; hydrothérapie avant tout, si le malade réagit bien après les applications d'eau tempérée. On donne plus tard les douches locales, les bains de siège froids.

Dans la spermatorrhée où le système nerveux est excité, on conseille les eaux thermales simples, *Plombières*, *Luxeuil*, *Bains*, *Néris*, *Louèche*, *Wildbad*, *Gastein* (altitude pour ces trois derniers). L'hydrothérapie met en œuvre ses procédés sédatifs : affusions, bains de siège tempérés, application du sac de Chapman sur la colonne vertébrale.

Flechsig conseille de prescrire successivement, à mesure que le sujet se sera fortifié, les bains de tourbe, carbogazeux, chlorurés sodiques, enfin les bains de mer.

Stérilité.

Stérilité reposant sur l'anémie, la faiblesse générale, l'atonie locale : eaux ferrugineuses, bains carbogazeux.

Stérilité due au catarrhe utérin, à l'acidité du mucus vaginal : bains alcalins, douches locales alcalines (*Vichy*, *Ems*).

Eaux thermales (*Néris*).

Stérilité due à l'obésité, voir *Obésité*.

Surmenage intellectuel.

Eaux thermales simples, spécialement celles d'altitude élevée. Bains de mer, Hydrothérapie dans une station d'altitude, *Gérardmer*, *Louëche*, *Tarasp*, *Rigi-Kaltbad*, *Saint-Moritz*.

Syphilis.

Eaux sulfureuses surtout : sulfurées sodiques des Pyrénées, *Cauterets*, *Luchon*, *Ax*, *Barèges*, *Olette*, etc. ; eaux chlorurées sulfurées, *Acqui*, *Aix-la-Chapelle*, *Uriage* ; eaux hydrosulfurées calciques, *Aix-les-Bains*, *Baden* (Suisse), *Schinznach*. Ces eaux sont administrées soit comme adjuvant du traitement mercuriel, soit comme modificatrices des lésions cutanées ou muqueuses, soit comme traitement révélateur d'une syphilis que l'on suppose guérie.

Dans la syphilo-scrofule, eaux chlorurées sodiques fortes (voir *Scrofule*).

Paralysie syphilitique, cachexie syphilitique chez des sujets ne supportant pas les eaux sulfureuses : eaux thermales simples très chaudes et d'altitude élevée : *Néris*, *Plombières*, *Mont-Dore*, *Teplitz*, *Gastein*.

Les eaux d'*Aulus* sont efficaces dans les manifestations ulcéreuses.

Syphilis chez les scrofuleux, syphilis tertiaire périostique, osseuse : eaux iodurées, *Challes*, *Saxon*, *Heilbrunn*, *Wildegg*, *Krankenheil*.

Affections du système nerveux, syphilis chez les goutteux, cachexie syphilitique : eaux arsenicales, spécialement *La Bourboule*, utile aussi dans la syphilis héréditaire (Nicolas).

Anémie syphilitique, souvent d'importance majeure : eaux ferrugineuses, hydrothérapie, eaux arsenicales (*La Bourboule*), ferrugineuses arsenicales (*Levico, Roncegno*).

L'hydrothérapie peut être employée soit par ses procédés toniques (douches, drap mouillé, etc.), soit en combinant les sudations par les maillots secs avec les applications froides (surtout dans la cachexie syphilitique, l'hydrargyrisme).

Utérus (affections de l').

EXSUDATS PÉRI-UTÉRINS. — Les diverses modalités de l'inflammation du tissu cellulaire péri-utérin, telles que les périmétrites, paramétrites, etc., laissent souvent après elles des exsudats chroniques qui empâtent plus ou moins la région utérine. On les traite par les eaux applicables à la métrite chronique (voir ce mot), en insistant sur les bains d'eaux chlorurées sodiques ou d'eau mère comme résolutifs, sur les applications locales d'eau mère, sur les bains de tourbe. Il est parfois nécessaire de faire une dérivation sur le canal intestinal par l'emploi des eaux purgatives alcalines sulfatées ou des eaux chlorurées sodiques.

FIBROMES. — Eaux chlorurées sodiques fortes : *Balaruc* (douches vaginales), *Lamotte, Salins, Salies, Rex, Rheinfelden, Kreuznach, Ischl,* etc. Si ces eaux n'amènent pas la disparition de la tumeur, elle la font souvent diminuer de volume et soulagent les malades. Elles sont contre-indiquées quand il existe des métrorragies abondantes. Les eaux de *Vichy* ont, d'après Durand-Fardel, une action résolutive sur ces tumeurs et modèrent en même temps les hémorragies.

S'il existe un état d'anémie et d'épuisement causé par les hémorragies, les eaux ferrugineuses se trouvent indiquées.

S'il se manifeste des symptômes de congestion dans la région du petit bassin, on aura recours aux eaux purgatives et dérivantes : *Brides, Châtel-Guyon, Tarasp, Marienbad.*

MÉTRITE CHRONIQUE. — Sous ce chef nous classerons l'inflammation du corps et du col de l'utérus, l'endométrite, les ulcérations du col, etc.

Métrite chronique à caractère lent, torpide, chez les scrofuleuses, les lymphatiques : bains chlorurés sodiques faibles, *Bourbonne, Bourbon-Lancy, Saint-Nectaire, La Bourboule, Baden-Baden, Wiesbaden.* Si l'affection est plus grave, plus ancienne et que l'utérus ne présente pas (sensibilité, qu'il n'y a pas de métrorragies, on s'adressera aux chlorurées sodiques fortes : *Salins-Jura, Salies, Bex, Rheinfelden, Kreuznach, Nauheim.* Les eaux mères de *Salies, Kreuznach, Salins, Bex,* ont une action encore plus énergique que les eaux d'où elles proviennent. On fait aussi usage à l'intérieur en pareil cas des eaux iodurées, *Challes, Saxon, Wildegg, Heilbrunn, Krankenheil.* Les bains de mer, de même que les procédés de l'hydrothérapie froide, seront déconseillés. De toute façon, on pensera en prescrivant les eaux chlorurées sodiques qu'elles sont excitantes et contre-indiquées quand il y a disposition aux hémorragies.

Les eaux sulfureuses conviennent dans les cas où domine l'état catarrhal, caractère saillant de la métrite chez les lymphatiques et les herpétiques (Durand-Fardel). Elles exposent aussi à des exacerbations douloureuses, et réveillent les douleurs névralgiques ; aussi a-t-on recours aux plus douces d'entre elles : *Saint-Sauveur, Eaux-Chaudes, Luchon, Ax, Amélie, Vernet ;* eaux hydrosulfurées calciques, *Saint-Honoré, Enghien, Bagnols, Pierrefonds, Allevard.*

Métrites chez les femmes à constitution arthritique rhumatismale : *Vichy, Vals ;* s'il y a en outre de l'anémie, un état d'irritabilité, *Royat, Pougues, Ems.*

Si cette irritabilité est très marquée, et qu'une véritable névrose s'est développée, partant de l'utérus, on prescrit les eaux thermales simples ou sulfatées calciques, avant tout *Néris,* puis *Bigorre, Alet, Plombières, Bains, Luxeuil, Ussat, Aix* (Provence), *Bagnoles-de-l'Orne, Evian, Ragatz, Schlangenbad, Wildbad, Louèche* (bains prolongés). Cette médication sédative est une des meilleures de la métrite.

Si l'anémie, la faiblesse dominent, on s'adresse aux bains d'eau carbo-gazeuse, qui peuvent être combinés, cas échéant, avec la boisson de l'eau ferrugineuse : *Lamalou, Montrond, Spa, Schwalbach, Pyrmont, Passugg, Tarasp, Saint-Moritz* (ces deux dernières, stations d'altitude).

Les bains très astringents d'eaux sulfatées ferrugineuses de *Levico, Roncegno* ont une action favorable sur la leucorrhée.

L'usage interne des eaux se combine avec la plupart des traitements balnéaires qui viennent d'être énumérés. Dans la métrite avec pléthore abdominale, constipation, obésité et état congestif du petit bassin, on a recours avec le plus grand succès aux eaux purgatives alcalines de *Marienbad* spécialement, de *Tarasp*, et aux eaux chlorurées de *Châtel-Guyon, Brides, Kissingen*.

Les bains de tourbe (*Spa, Marienbad*) sont aussi un moyen dérivatif et fortifiant recommandable dans la métrite combinée avec l'anémie.

L'hydrothérapie froide ne peut guère être conseillée dans cette affection; on fait usage en revanche des douches locales, des maillots humides sur l'abdomen, du bain de siège écossais ou tempéré.

ERRATUM

Page 76, en tête, avant le tableau, rétablir ces deux lignes qui ont été omises :

Analyse sommaire de la source de la *Reine* : Minéralisation totale, 0,26.

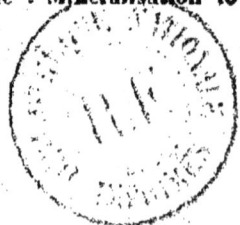

LISTE DES MÉDECINS

DES STATIONS THERMALES ET MARITIMES

Abano. — De Giovanni, Salvagnini.

Acqui. — Alessandri, Motura, Ottolenghi.

Aix-en-Provence. — Aude, Bourguet, Castellan, Dargelos, Latil, Vadon.

Aix-la-Chapelle. — Alexander, Goldstein, Lauffs, Schuster, Strater.

Aix-les-Bains. — Bertier, Blanc, Brachet, Cazalis, Chaboud, Folliet, Guilland, Forestier, Francon, Gaston, Humbert, Maximin Legrand, Macé, Petit, Vidal, Linn, Monard, Puistienne, Stanley.

Alet. — Cordes, Gorgnos.

Allevard. — Chataing, Isoard, Niepce, Réville.

Amélie-les-Bains. — Arnal, Genieys, Lamarchand, Picard, Pujade.

Amphion. — Dumur, Million, Rocque.

Andabre. — Martin.

Arcachon. — Bonnal, Bourdier, Deschamps, Festal, Geay, Hameau, And. Hameau, Lalesque.

Argelès-Gazost. — Labit, Thermes, Trelauon.

Aulus. — Alriq, Bordes-Pagès.

Ax-les-Thermes. — Auphan, Bonnans, Dresch, Fugairon, Palenc, Pujol.

Baden (Suisse). — Borsinger, Keller, Minnich, Roethlisberger, Schmid, Schneebeli, Strähl, Zehnder.

Baden-Baden. — Baumgartner, Corval, Dreyfus, Hoffmann, Keller, Salzer, Schneider.

Bagnères-de-Bigorre. — Bagnell, Candelle, Cazalas, Chabbert, Collongues, Cougombles, Daudirac, Dejeanne, A. De Lagarde, Gandy, Lagleize, de Lachés.

Bagnères-de-Luchon. — Audubert, Azemar, Doit-Lambron, Estradère, Ferras, Fontan, Garrigou, De Lavarenne, Le Juge de Segrais, R. Serrand, Carlos Valdès, Vignaux.

Bagnoles-de-l'Orne. — Censier.

Bagnols. — Bourrillon.

Bains. — Bailly, Pommageot.

Balaruc. — Planche.

Barbotan. — Druillet, Dupouy.

Barèges. — Bétous, Grimaud.

Barzun. — Vergé-Sarrat.

Bath. — Johnston.

Battaglia. — Pezzolo, Rossi.

Banche (la). — James, Liénard.

Berck-sur-Mer. — Bourette, Calot, Cartier, Ménard.

Bex. — Decker, Exchaquet, Hunerwadel, Testaz.

Biarritz. — Adema, Aujey, Ellevy, Gibolteau, Jaulerry, Laborde, De Lestalot-Bachoué, Toussaint.

Bilin. — Von Reuss.

Blankenberghe. — Butoye Cosyn, Van Mullen.

Bormio. — Reali.

Boulogne-sur-Mer. — Aigre, Dutertre, Gros, Houzel, Lejeune, Loppe, Patin.

Boulou (le). — Massena, Massol.

Bourbon-Lancy. — Favre, Goede, Pain.

Bourbon-l'Archambault. — Carnat, Prévost, Paul Regnault.

Bourbonne. — Balley, Bougard,

Cabasse, Causard, Pierre-J. Mercier, Prudon.

Bourboule (la). — Dauzat, Eyméry, Heulz, Madeuf, Ed. Michel, Morin, Ad. Nicolas, Noir, Ollivier, Riberolles, Soyer, Vérité, Veyrrière.

Brides-les-Bains. — L. Desprez, Laissus, Philbert.

Bussang. — Zeller.

Cadéac. — Ferras, Ribes, Sans.

Cabourg-Dives. — Millée.

Cambo. — Dolézac.

Capvern. — Claverie, Delfau, Sanceny.

Carlsbad. — Czapek, Freund, Gans, Hasserwicz, Hochberger, Hofmeister, London.

Cauterets. — Bordenave, Achille Bouyer, Jules Bouyer, Duhourcau, Dalton, Farges, Flurin, Guinier, Labillone, Lamarque de Larbès, E. Michel, Moinet, Robert, Rozier, Senac-Lagrange.

Challes. — Raugé, Royer.

Champel. — Glatz.

Châteauneuf. — Boudet, Depoux, Meunier, Parot.

Châtel-Guyon. — Baraduc, Deschamps, Groslier, Jacq.

Chaudesaigues. — Brémond, Dejean, Delmas.

Contrexéville. — Aymé, Boichox, Boursier, Debout, Graux, Mabbour, Thiéry.

Court-Saint-Étienne. — Lecouturier, Molder, Stierner.

Cransac. — Lathicule.

Cusset. — Coignard, Giraud, Nouet, Perrin.

Dax. — Bonnefière, Dimulle, Labatut, Larauza, Lavielle, Mora, Raillard,

Dieppe. — Caron, Cressent, Delarue, Delcroix, Hurpy, Lallemand, Pernel.

Dinard. — Bernard, Dugourlay, Lecovec.

Divonne. — Bottey, Rolland, Ed. Vidart.

Eaux-Bonnes. — Andral, Cazaux, Dewalz, Leudet, Madaune, V. Meunier.

Eaux-Chaudes. — Hery, Verdenal.

Ems. — Apt, Aronsohn, Dœring, Geisse, Goltz, Von Ibell, Reuter, Vogler.

Enghien. — Callias, Feugier, Japhet, de Saint-Avid, Weill.

Étretat. — De Miramont.

Évaux. — Cazy, Darchis, Diacre.

Évian. — Bordet, Chiais, Dumur, Million, Rocque (de Chartres), Taberlet.

Fécamp. — Dufour, Fauvel, Valin, Vandaele.

Fidéris. — Schmidt.

Forges-les-Eaux. — Cavé, Mathon.

Franzensbad. — Bubert, Cattellieri, Dembicki, Egger, Fellner, Loimann, Muller, Profanter, Reinl, Steinbach, Strasesnow.

Gastein. — Bunzel, Härdtl, Proell.

Gérardmer. — Greuell.

Granville. — Benoist, Lemenicier, Letourneur, Touzé.

Gréoulx. — Lescalmels.

Gurnigel. — Verdat.

Hammam R'irha. — Foucher de Pérignon.

Havre (le). — Bottard, Boulan, Derrecagaix, Dugardin, Fauvel, Gibert, Gouy, Lecène, Leroy, Muselier, Sorel, Valentin.

Heilbrunn. — Max Grundler.

Henniez. — Borel.

Heustrich. — Neukomm.

Hombourg. — Becker, Hœber, Will.

Ischl. — Furstenberg, Hertzka, Kaan, Kottowitz, Stieger.

Kissingen. — Bach, Glaser, Rosenthal.

Kreuznach. — Badt, Max Markwald, Edouard Stabel, Strahl, Trautwein.

Lamalou. — Belugou, Boissier, Cavalier, Félix Cros, Donnadieu, Ménard, Privat.

Lamotte-les-Bains. — Gubian, Langenhagen.

Lamouillère-Besançon. — Baudin, Coutenot, Druhen, Mercier, Toubin, Verrette.

Lavey. — Suchard.

Lenk (la). — Jonquière.

Levico. — Avenini, Paslini.

Lion-sur-Mer. — Gauthier.

Lippspringe. — Dammann, Kœniger.

Lons-le-Saunier. — Baille, Chapuis, Contesse, Guichard, Tresoret.

Lourche. — Brunner, De La Harpe, Mengis, de Werra.

Luxeuil. — Barbaud, Bilschiné, Gauthier, Héraud, Mossmann, Paris, Tillot.

Marienbad. — Basch, Herzig, Kisch, Opitz, Schindler, Sterk.

Martigny-les-Bains. — Gillet, Lasauce.

Middelkerke. — Casse.

Miers. — Fraysse.

Molitg. — Cantié, Massia.

Mont-Dore. — Alvin, de Brixon, Cazalis, Félix Chabory, Léon Chabory, Cohadon, Emoud, Geay, Jeannel, Joal, Madeuf, Mascarel, Moncorgé, Nicolas, Percepied, Schlemmer, Tardieu.

Monte-Catini. — Fedeli.

Montmirail. — Cavaillon, Desplans, Feraud, Millet.

Montrond. — Dulac, Dupré, Menard, Odin, Rigodon.

Nauheim. — Abee, Bode, Groedel, Schott.

Néris. — Caternault, Faure, de Grandmaison, Morice, Peyrot, De Ranse.

Neuenahr. — Lenné, Niessen, Schmitz.

Niederbronn. — Klein, Meyer.

Obersalzbrunn. — Langer, Straehler, Valentiner.

Olette. — Puig.

Orezza. — Codaccioni.

Ostende. — Demey, Goffin, Lejeune, Melis, Van Oye.

Paramé. — Rondet, Ronsin.

Passug. — Bernhard, Gamser.

Penticouse. — Arnus.

Pfœfers. — Kundig.

Pierrefonds. — Bourgarel.

Plombières. — Bottentuit, Fayseler, Liétard, Malebran, Morel.

Pornic. — Jacquier, Du Mouza.

Pougues. — Bovet, Janicot, Mignot, Rougon.

Preste (La). — Berny.

Pyrmont. — Gruner, Marcus, Menke, Weitz.

Ragatz. — Bally, Dormann, Jäger, Norström.

Reichenhall. — Harl, Liebig.

Rennes-les-Bains. — Canal, Durand, Plagnol.

Rheinfelden. — Bossart, Keller, Muller, Wieland.

Roncegno. — Pachner, Stancher.

Royan. — Audouin, Bourguet, Roux, Salmon.

Royat. — Bouchinet, Boucomont, Brandt, Chauvet, Fredet, Lausselat, Levillain, Le Marchand, Petit, Puy le Blanc.

Sables-d'Olonne. — Billiotte, Canteleau, Gaudin, Godet, Petiteau.

Sail-les-Bains. — Greffier, Jays.

Sail-sous-Couzan. — Bertrand.

Saint-Alban. — Achard, Galland-Gleize.

Saint-Amand. — Gardillon, Isnard, Lecœuvre.

Saint-Christau. — Paul Bénard.

Saint-Galmier. — Commarmond.

Saint-Gervais. — Guyenot.

Saint-Honoré. — Binet, Breuillard, E. Collin, Comoy, Marius, Odin.

Saint-Malo. — Ernoul, Ferrand, Nourry, Sorre.

Saint-Moritz. — Berry, Christeller, Hœssli, Holland, Nolda, Veraguth.

Saint-Nectaire. — Courbeyre, Porge, Prosper.

Saint-Sauveur. — Caulet, Sabail.

Salies-de-Béarn. — Dufourcq, Dupourqué, Lacoarret, Lavergne, Lissonde, Marcadé, De Musgrave-Clay, Petit, Vignault.

Salins. — Bourny, Compagnon, Germain, Guyenot.

Salins-Moutiers. — Delastre, L. Desprez, Gonthier, C. Laissus, Philbert.

Santenay. — Lhuillier, Thomas-Carsanan.

Saxon. — Dénériaz.

Schinznach. — Amsler, Hemmann, De Tymowski.

Schlangenbad. — Baumann, Wolf.

Schœnbrunn. — Hegglin.

Schwalbach. — Böhm, Frickhœfer, Genth, Oberstadt.

Sermaize. — Guillemard.

Soden. — Fresenius, Haupt, Hughes, Stoltzing.

Spa. — Cafferata, Damseaux, Everaerts, Poskin, Scheuer.

Sylvanès. — Martrin.

Tarasp. — Andry, Dorta, Lewa, Vogelsang.

Teplitz-Schœnau. — Heller, Hirsch, Lieblein.

Thonon. — Blanchart, Denarié, Dubouloz, Genoud, Vaultier.

Tréport. — Lemaître, Lemarchand, Viard.

Trouville. — Bouloi, Collet, Couturier, Le Goupil, Leneveu.

Uriage. — Doyon, Teulon.

Ussat. — Chabert, Cénac.

Vals. — Chabanne, Charvet, Gaucherand, Lafosse, Lagarde, Ollier.

Vernet. — Massina, Sabourin.

Vic-sur-Cère. — Degoul, Vialette.

Vichy. — Audhoui, Aurillac, Barudel, Beaume, Berthomier, Biernawski, Bignon, Carles, Champagnat, Charnaux, Choppart, Cohadon, Coignard, Collongues, Raym. Conet, Cornillon, Deléage, Dufourt, Durand-Fardel, Durozier, Faucher, Fournier, Frémont, Glénard, Grellety, Gruzu, Halbron, Jacquemart, Jardet, Kœnig, Lagrange, De La Mallera, de Lalaubie, Lejeune, Linossier, Mac Cormack, Millet Lacombe, Navault, Nicolas, Nivière, Passaquay, Peyraud, Poncet, Puistienne, Reignier, Souligoux, Therre, Veillon, Versepuy, Voury, Wuillemin.

Villers-sur-Mer. — Calvet.

Vittel. — Bouloumié, Mar, Pletezon, Rodet.

Weissenbourg. — Enderlin, Huguenin.

Wiesbaden. — Ahrens, Dierterweg, Hoffmann, Lustig, Pagenstecher.

Wildbad. — Denk, Hausmann, Renz.

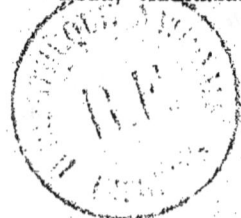

TABLE ALPHABÉTIQUE

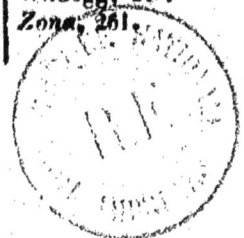

TABLE DES MATIÈRES

DEUXIÈME PARTIE

(Voir la *Table alphabétique.*)

TROISIÈME PARTIE

(Voir la *Table alphabétique.*)

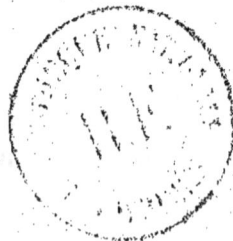

9741-94. — Corbeil. Imprimerie Crété.

HENNIEZ-LES-BAINS

(VAUD) SUISSE

EAUX BICARBONATÉES, ALCALINES, LITHINÉES & ACIDULES

Employées avec grand succès dans les maladies de l'estomac, des intestins, du foie, des reins et des voies urinaires, ainsi que pour combattre le *rhumatisme* et la *goutte*.

L'Etablissement au milieu de magnifiques forêts, est dans une situation aussi pittoresque que salubre.

Pour tous renseignements s'adresser au Dr BOREL, à Henniez-les-Bains.

VALS SOURCE LA REINE

ALCALINE MIXTE, FERRUGINEUSE

Spéciale dans les gastro-entérites, maladies du foie et de la vessie,

Héroïque dans la diarrhée infantile.

S'adresser à *M. CHAMPETIER*, à Vals (Ardèche)

SCHOENBRUNN

Près ZOUG (Suisse). Position abritée à 700 mètres

ÉTABLISSEMENT HYDROTHÉRAPIQUE

Affections spécialement traitées :

MALADIES DU SYSTÈME NERVEUX ET DES ORGANES DE LA DIGESTION, TROUBLES DE LA CIRCULATION DOUCHES A TEMPÉRATURE GRADUÉE SOUS LA SURVEILLANCE DU MÉDECIN
ÉLECTROTHÉRAPIE, MASSAGE, GYMNASTIQUE

Eclairage électrique — Téléphone — Télégraphe

SAISON : 15 MAI — 15 OCTOBRE

Le Médecin : Docteur Ch. HEGGLIN

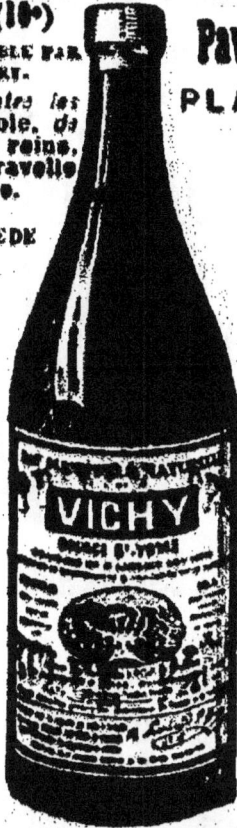

LA MOTTE-LES-BAINS (ISÈRE)

Ligne de St-Georges-de-Commiers à La Mure

Eaux Bromo-Chlorurées Sodiques

TEMPÉRATURE 60°

AFFECTIONS UTÉRINES. — RHUMATISMES ARTICULAIRES, MUSCULAIRES, GOUTTEUX, NERVEUX.

SCIATIQUE, SCROFULES, SCLÉROSES, PARALYSIE, ETC., ETC.

650 mètres d'altitude. — Lumière électrique.

S'adresser à M. l'Ingénieur-Directeur des Thermes.

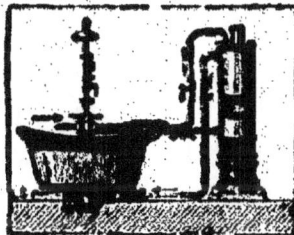

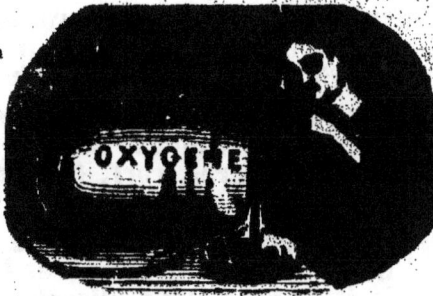

LIBRAIRIE J.-B. BAILLIÈRE ET FILS
19, RUE HAUTEFEUILLE, 19

LAMALOU-LES-BAINS

(HÉRAULT)

Lamalou l'Ancien, dit le Bas.

La station de *Lamalou-les-Bains* (Hérault) a pris un grand développement depuis quelques années. L'ouverture de la ligne de Montpellier à Castres lui a donné des facilités nouvelles.

Son site agréable, surtout ses eaux thermales NATUREL- LEMENT chaudes, attirent les malades, dont le nombre s'accroît chaque année dans des proportions considérables, puisqu'à *Lamalou l'Ancien, dit le Bas* seulement, l'Établissement thermal donne chaque année de 60 à 70 000 bains ou douches.

Le propriétaire de ces thermes consacre chaque année une somme importante à l'amélioration de son établissement et de ses dépendances ; dix piscines, quelques-unes pouvant contenir plus de cinquante personnes, d'autres beaucoup moins grandes en marbre et ornées de céramique, dont les eaux émergent directement des sources sans passer par aucun bassin de refroidissement ; des douches perfectionnées, des étuves vaporarium avec salles de massage et de repos, etc.

Les buvettes sont au milieu d'un parc charmant, sur une promenade que tous les baigneurs fréquentent matin et soir.

A *Lamalou l'Ancien, dit le Bas*, l'Établissement thermal n'est point en contre-bas du sol, les Bains sont de niveau avec l'hôtel des Bains, les salons de conversation ; le malade peut donc, sans quitter son fauteuil, être transporté ou aller au bain, à l'étuve, à sa chambre, à la salle à manger, au salon, etc.

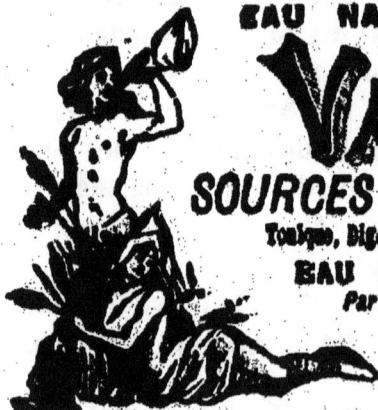

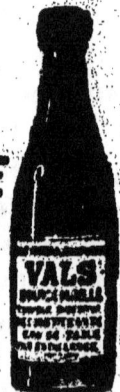

GÉRARDMER (Vosges).

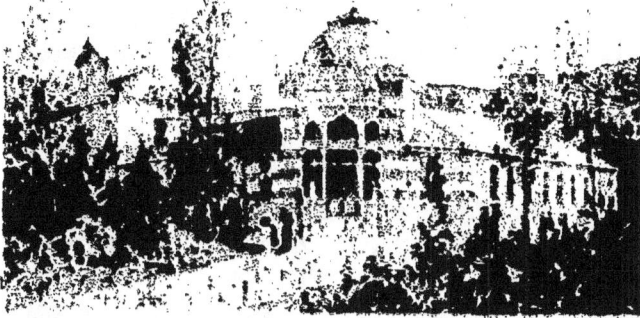

Établissement hydrothérapique de 1er ordre.

DANS LA PARTIE LA PLUS PITTORESQUE DES VOSGES

Directeur Dr GREUELL

Saison du 15 Mai au 1er Octobre.

MONT-DORE — (PUY-DE-DOME) —

J. CHABAUD, Concessionnaire.

Saison du 1er Juin au 1er Octobre.

Maladies des voies respiratoires, maux de gorge, laryngites, bronchites, asthmes, emphysème et phthisie pulmonaires, affections oculaires externes, rhumatismales, cutanées. L'eau du Mont-Dore est arsenicale. Grand Casino dans le parc. Salles d'hydrothérapie. Salons de lecture. Représentation théâtrale tous les jours. Deux concerts par jour dans le parc. Grand café glacier. Cercle. **Trois Millions** ont été dépensés en grandes améliorations. L'Établissement des bains a été complètement transformé. Les grands travaux qui ont été exécutés en 1890-1892 et complètement terminés pour la saison 1893 le mettent sans contredit au premier rang des édifices thermaux.

INDICATION DES EAUX DE BAGNÈRES-DE-BIGORRE

DANS LES NÉVROPATHIES

Et les maladies accompagnées d'excitabilité nerveuse

Par le Dr A. DE LA GARDE

MÉDECIN CONSULTANT, EX-INSPECTEUR DE BAGNÈRES-DE-BIGORRE

PROFESSEUR A L'ÉCOLE DE MÉDECINE DE POITIERS

In-8, 48 pages........... 1 fr. 50

L'auteur, habile thérapeutiste, précise les applications de ces eaux dont Bordeu célèbre les mérites et qu'on est trop disposé à oublier. Le livre très clinique de M. de la Garde est l'œuvre d'une longue expérience et d'une pratique éprouvée.

(Revue générale de clinique et de thérapeutique.)

NOUVELLE BIBLIOTHÈQUE MÉDICALE

Nouveaux éléments de Pathologie et de clinique chirurgicales, par Fr. Gross, professeur de clinique chirurgicale à la Faculté de médecine de Nancy, J. Rohmer et A. Vautrin, professeurs agrégés à la Faculté de médecine de Nancy.

Ouvrage complet, 3 vol. in-8................. 36 fr.

Cet ouvrage se recommande par la façon claire et concise de ses descriptions, les auteurs sont familiers avec la littérature étrangère et en font bénéficier le lecteur ; les *Nouveaux éléments de pathologie et de clinique chirurgicales* auront leur place marquée dans toutes les bibliothèques. (A. Routier, chirurgien des hôpitaux de Paris.)
La médecine moderne (22 décembre 1889).

Ce n'est pas un simple manuel que les professeurs de Nancy livrent aujourd'hui au public médical. C'est presque un traité de pathologie chirurgicale; leur livre s'adresse à la fois à l'étudiant et au praticien qui désire savoir où en sont arrivées les connaissances scientifiques sur tel ou tel point de la chirurgie. Les opérations les plus récentes, l'état actuel de la thérapeutique ont été résumées d'une façon aussi complète que possible, et en parcourant l'ouvrage, on reconnaît que les auteurs ont puisé aux sources les plus récentes, et que leurs indications bibliographiques, soigneusement vérifiées, peuvent servir de guide à ceux qui désireront approfondir les questions qui les intéressent.

Cette œuvre nouvelle a une haute valeur et tient certainement une des meilleures places parmi nos livres de chirurgie française.
(*Gazette des Hôpitaux*, 7 janvier 1890.)

Nouveaux éléments de Pathologie médicale, par A. Laveran, professeur à l'École de médecine militaire du Val-de-Grâce, et J. Teissier, professeur à la Faculté de médecine de Lyon. 3e *édition*. Deux vol. in-8 avec fig.................................... 20 fr.

Traité élémentaire de Pathologie générale, comprenant la pathogénie et la physiologie pathologique, par H. Hallopeau, professeur agrégé à la Faculté de médecine de Paris, médecin de l'hôpital Saint-Louis. 3e *édition*. Un vol. in-8, 1100 pages avec 180 fig. 13 fr.

Précis d'opérations de chirurgie, par J. CHAUVEL, professeur à l'École du Val-de-Grâce. 2e *édition*, 1 vol. in-18 jésus de 792 pages avec 300 fig............ 9 fr.

Précis de médecine opératoire. Aide-mémoire de l'élève et du praticien, par le Dr Ed. LEBEC, prosecteur de l'amphithéâtre des hôpitaux de Paris. 1 vol. in-18 jésus, de 468 p., avec 110 fig. .... 6 fr.

Précis des maladies de l'oreille, comprenant l'anatomie, la physiologie, la pathologie, la thérapeutique, la prothèse, l'hygiène, la médecine légale, la surdité et la surdi-mutité par le Dr GELLÉ. 1 vol. in-18 jésus, de 708 p., avec 157 fig............ 9 fr.

Précis d'ophthalmologie chirurgicale, par le Dr MASSELON, chef de clinique de M. de Wecker. 1 vol. in-18 jésus avec figures.............. 6 fr.

Pratique de la chirurgie des voies urinaires, par le Dr DELEFOSSE, 2e *édition*, 1887. 1 vol. in-18 jésus de 585 p., avec 142 figures.............. 7 fr.

Procédés pratiques pour l'analyse des urines, des dépôts et des calculs urinaires, par le Dr DELEFOSSE. 3e *édition*, 1886, 1 vol. in-18 jésus, 176 p., avec 25 pl. comprenant 99 figures.............. 3 fr.

Urine, dépôts, sédiments, calculs, applications de l'analyse urologique à la séméiologie médicale, par E. GAUTRELET, secrétaire de la Société de médecine pratique, etc. Avec une préface de M. le Dr LÉCORCHÉ, professeur agrégé à la Faculté de médecine de Paris, 1889. Un vol. in-18 jésus, avec 80 figures...... 6 fr.

De l'Urine, des dépôts urinaires et des calculs, de leur composition chimique, de leurs caractères physiologiques et pathologiques et des indications thérapeutiques qu'ils fournissent dans les traitements des maladies, par le Dr Lionel BEALE, professeur à King's college. 1 vol. in-18 jésus, avec 136 fig........ 7 fr.

Manuel de la sage-femme et de l'élève sage-femme, par E. GALLOIS, professeur à l'École de médecine de Grenoble. 1886, 1 vol. in-18 jés., 640 p., avec fig. 6 fr.

Manuel d'asepsie. Stérilisation et désinfection par la chaleur. Applications à la médecine, à la chirurgie, à l'obstétrique et à l'hygiène, par VINAY, médecin des hôpitaux de Lyon. 1 vol. in-18 jésus de 512 pages, avec 74 fig., cartonné................................ 8 fr.

La pratique de l'antisepsie dans les maladies contagieuses, par le Dr Ch. BURLUREAUX 1 vol. in-16, 276 pages, avec fig. Cartonné.................. 5 fr.

Traité de chirurgie d'armée, par L. LEGOUEST, inspecteur général du service de santé de l'armée. 2e édition, 1 vol. in-8, IIX-802 pages, avec 149 fig.... 14 fr.

Arsenal de la chirurgie contemporaine, par G. GAUJOT, directeur de l'École du Val-de-Grâce, et E. SPILLMANN, professeur à l'École de médecine d'Alger. 2 vol. in-8 de chacun de 800 p., avec 1855 fig. 32 fr.

Traité des maladies du Larynx, du pharynx et des fosses nasales, par le Dr LENNOX BROWNE. Préface par par le Dr Gouguenheim, médecin de Lariboisière. 1891, 1 vol. in-8, de 630 pages, avec 242 fig. et 2 planches coloriées.. 12 fr.

Clinique chirurgicale de l'Hôtel-Dieu de Lyon, par A.-D. VALETTE, professeur à la Faculté de médecine de Lyon. 1 vol. in-8 de 720 pages avec fig....... 12 fr.

Traité des sections nerveuses, par E. LETIÉVANT, chirurgien en chef de l'Hôtel-Dieu de Lyon. 1 vol. in-8 de 548 pages, avec fig......................... 8 fr.

Pathogénie des diverses ostéites, par le Dr René CONDAMIN, professeur agrégé à la Faculté de médecine de Lyon. 1 vol. gr. in-8, 167 pages............. 4 fr.

ENVOI FRANCO CONTRE UN MANDAT POSTAL.

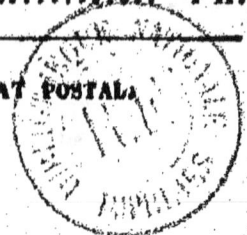

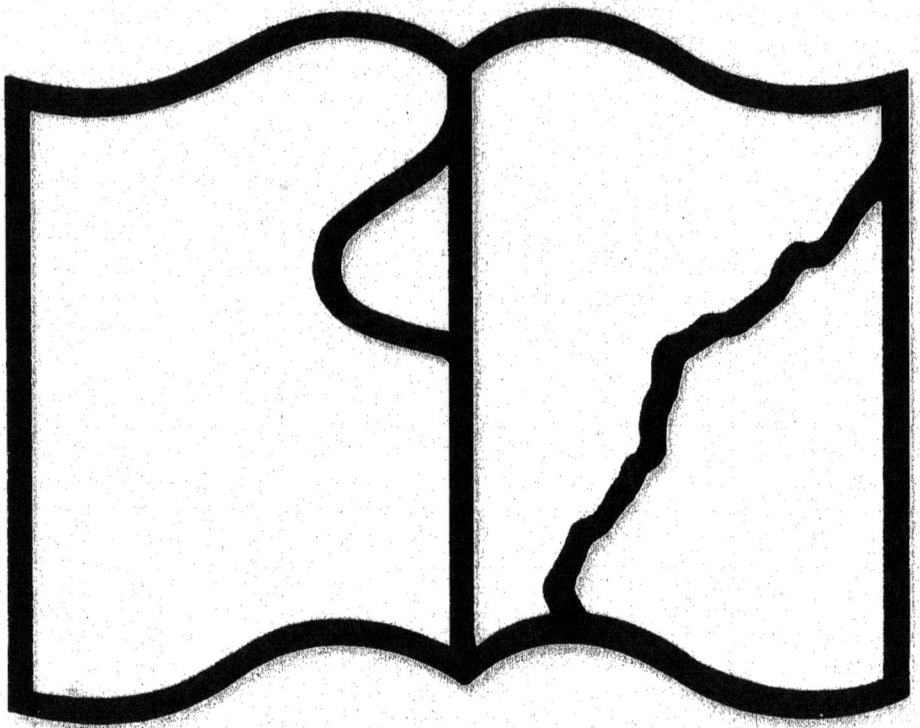

Texte détérioré — reliure défectueuse

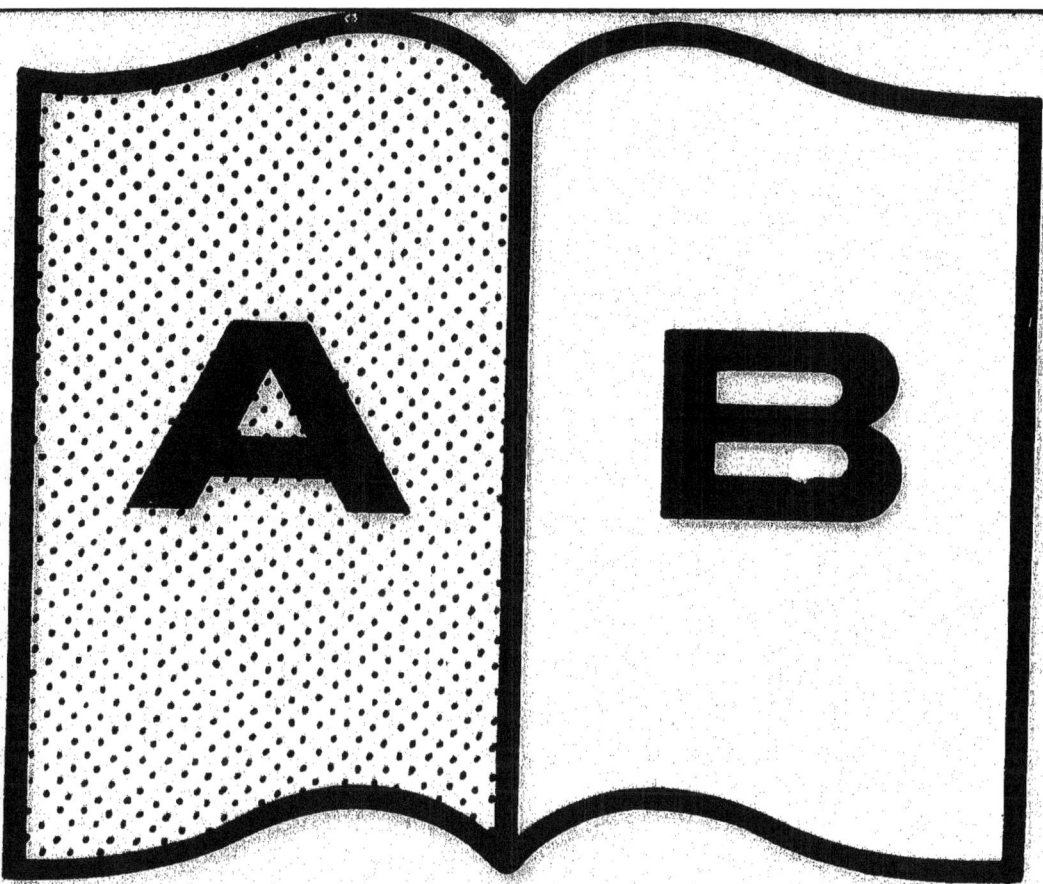

Contraste insuffisant